ハヤカワ文庫 NF

〈NF426〉

色のない島へ

脳神経科医のミクロネシア探訪記

オリヴァー・サックス

大庭紀雄監訳／春日井晶子訳

HAYAKAWA NONFICTION

JN267245

早川書房

7527

THE ISLAND OF THE COLORBLIND

by

Oliver Sacks

Translated by
Norio Oba and Akiko Kasugai
Published 2015 in Japan by
HAYAKAWA PUBLISHING, INC.
This book is published in Japan by
arrangement with
THE WYLIE AGENCY (UK) LTD.
through THE SAKAI AGENCY.

エリックへ

目次

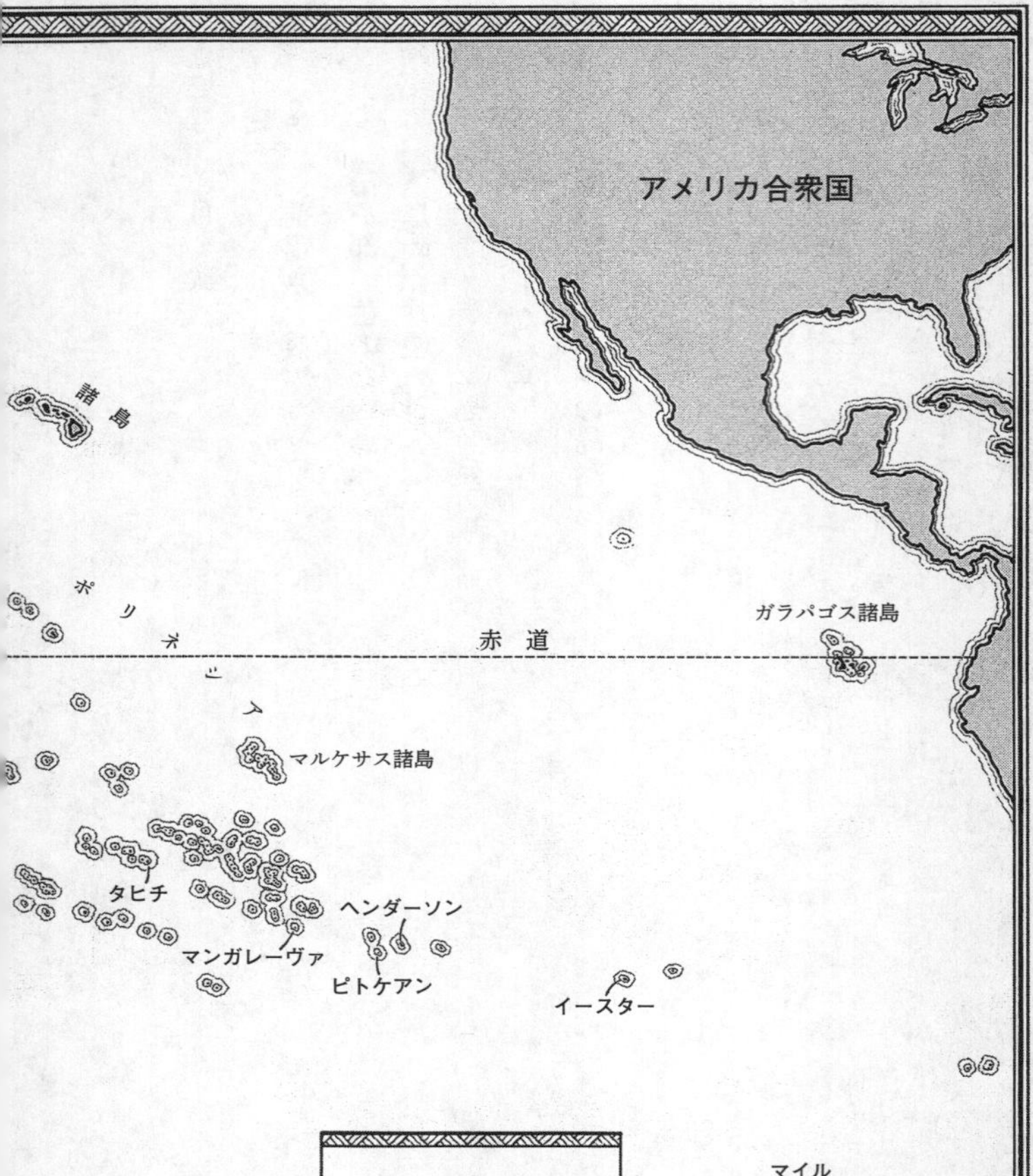

アメリカ合衆国
諸島
ポリネシア
赤道
ガラパゴス諸島
マルケサス諸島
タヒチ
ヘンダーソン
マンガレーヴァ
ピトケアン
イースター
太平洋
マイル
0
1000
0
1000
キロメートル
©1996 A·Karl/J·Kemp

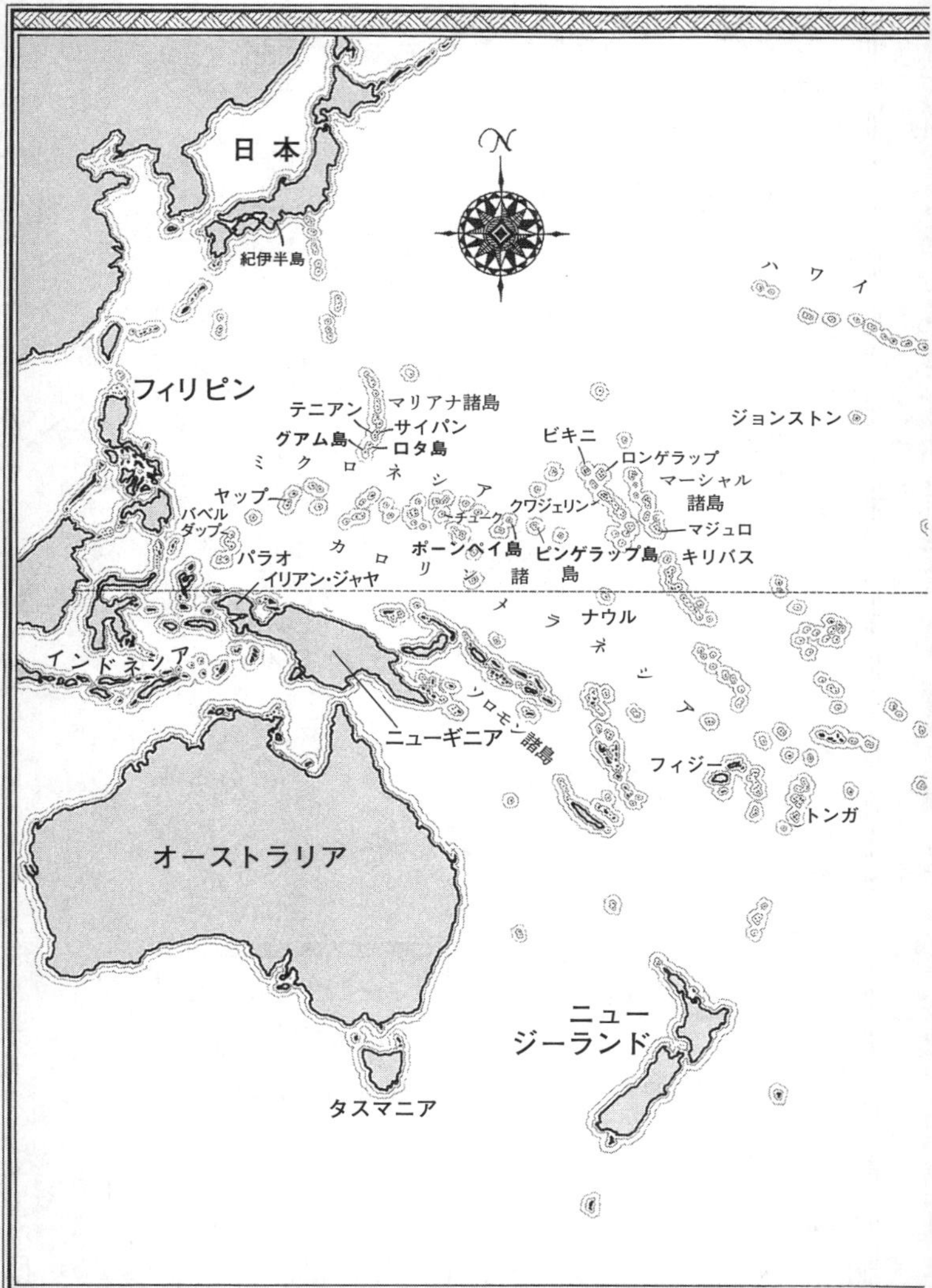
N
日本
紀伊半島
ハワイ
フィリピン
マリアナ諸島
テニアン
サイパン
グアム島
ロタ島
ジョンストン
ビキニ
ロンゲラップ
ミクロネシア
マーシャル
諸島
ヤップ
クワジェリン
チューク
マジュロ
バベル
ダップ
パラオ
カロリン諸島
ポーンペイ島
ピンゲラップ島
キリバス
イリアン・ジャヤ
メラネシア
ナウル
インドネシア
ソロモン諸島
ニューギニア
フィジー
トンガ
オーストラリア
ニュー
ジーランド
タスマニア

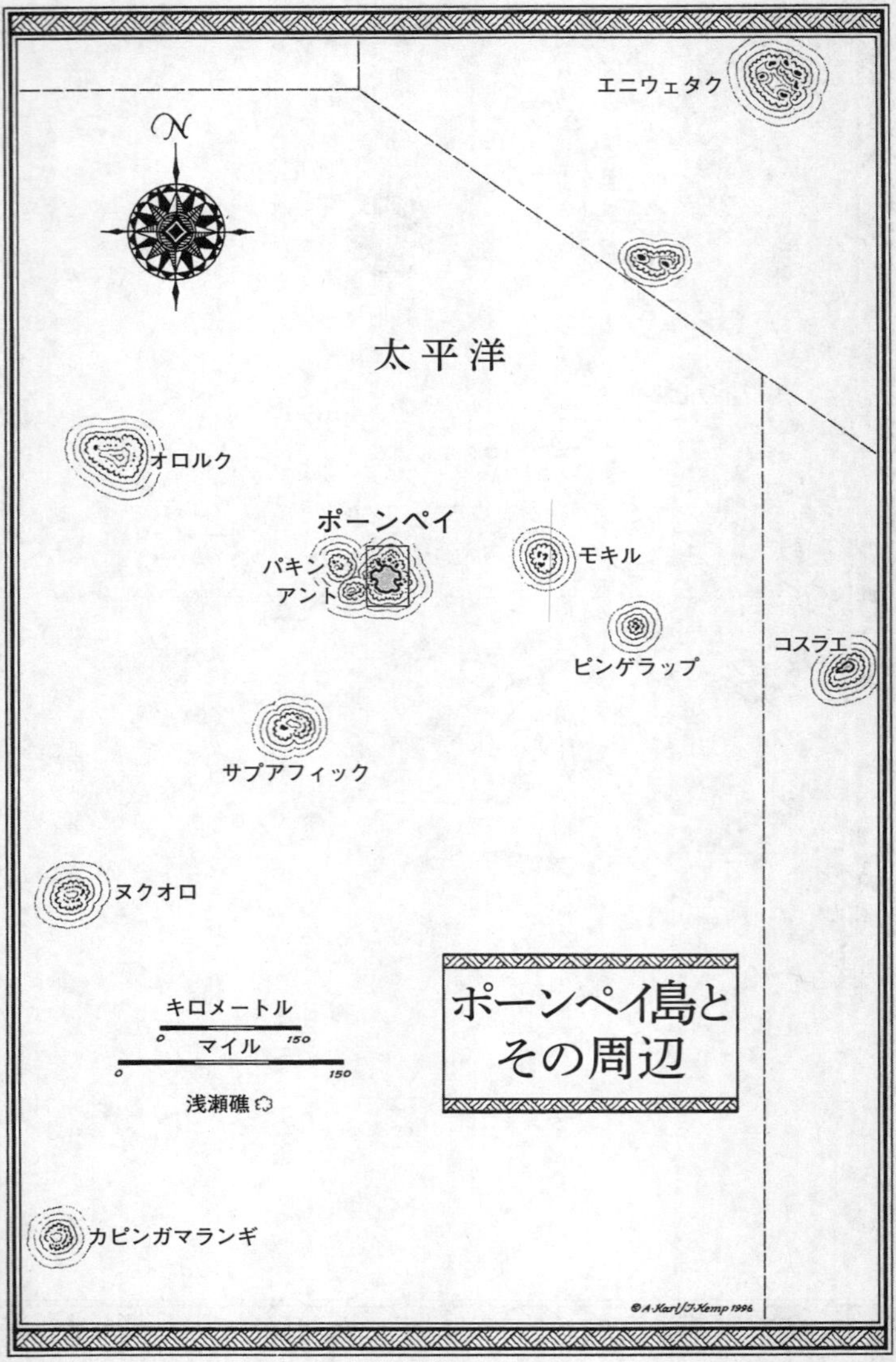
ポーンペイ島とその周辺
エニウェタク
N
太平洋
オロルク
ポーンペイ
パキン
アント
モキル
ピンゲラップ
コスラエ
サプアフィック
ヌクオロ
キロメートル
0
150
マイル
0
150
浅瀬礁
カピンガマランギ
© A·Karl/J·Kemp 1996

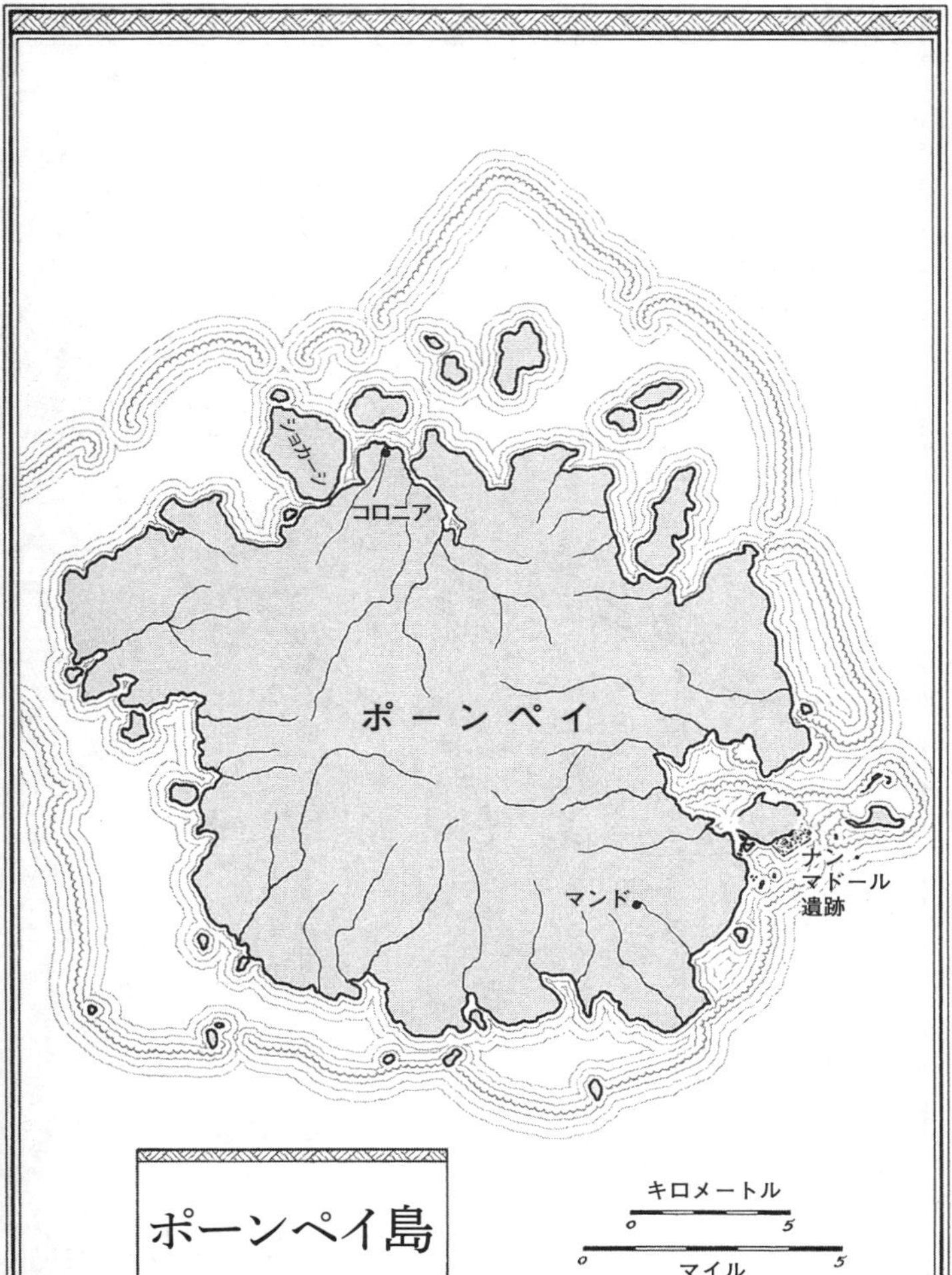
ジョカージ
コロニア
ポーンペイ
ナン・マドール遺跡
マンド
ポーンペイ島
キロメートル
0 5
0 5
マイル

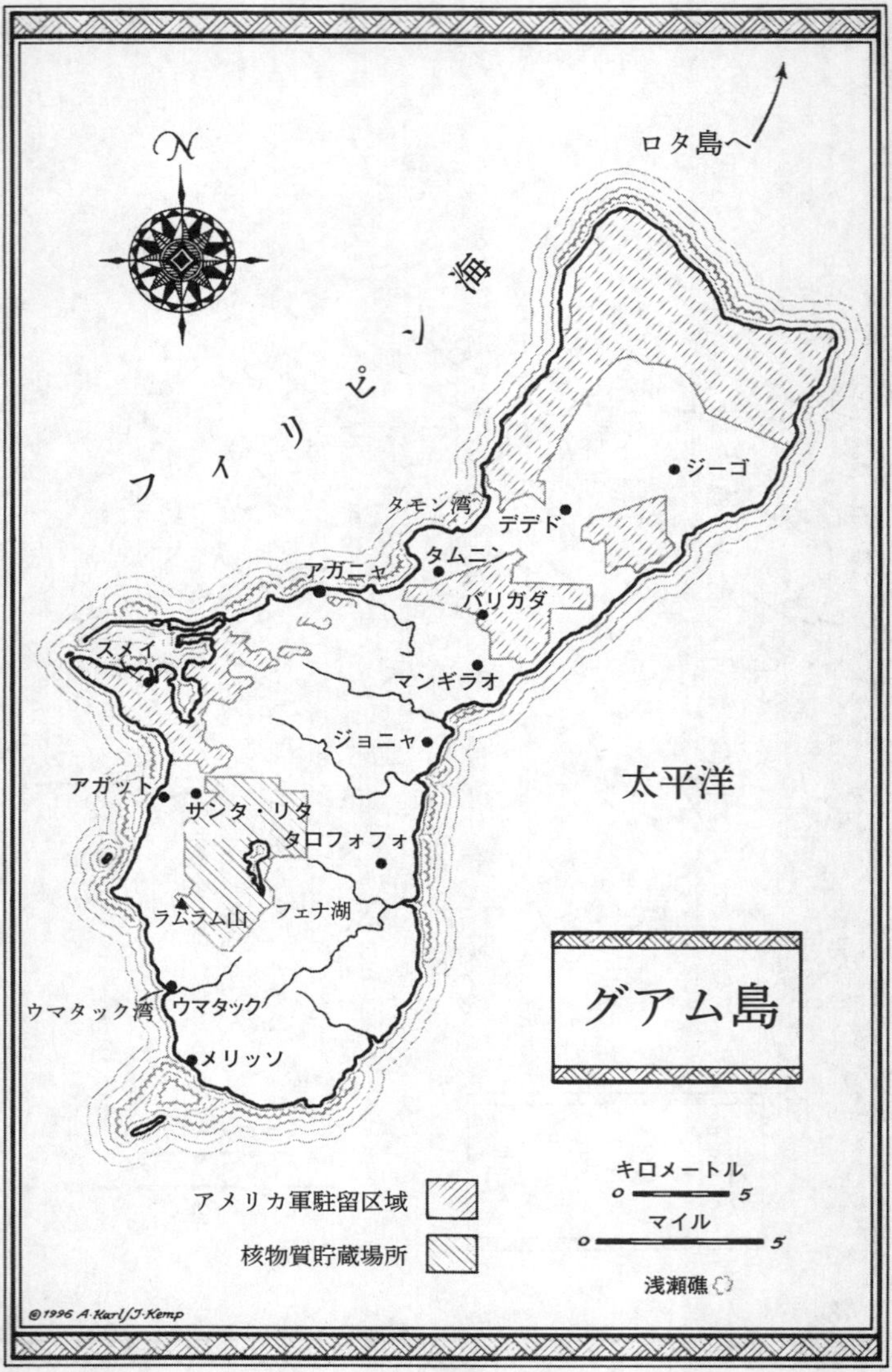

N
ロタ島へ
フィリピン海
タモン湾
ジーゴ
デデド
タムニン
アガニャ
バリガダ
スメイ
マンギラオ
ジョニャ
太平洋
アガット
サンタ・リタ
タロフォフォ
フェナ湖
ラムラム山
グアム島
ウマタック湾
ウマタック
メリッソ
キロメートル
0 5
マイル
0 5
アメリカ軍駐留区域
核物質貯蔵場所
浅瀬礁
©1996 A·Karl/J·Kemp

色のない島へ

脳神経科医のミクロネシア探訪記

前書き

この本は本来二冊の別々の本から構成してある。ミクロネシアへの二度にわたる旅は、異なる目的でなされたものである。私がこれらの島々を訪れた期間は短く、そのための事前準備もしていなかった。特定の研究のためではなく、何かの仮説を証明するためでもなく、単に調査のための旅だったからだ。しかし、衝動的で成り行きまかせの旅だっただけに、数々の強烈かつ意義深い体験をすることができた。それらはさまざまな方向に枝別れしていき、驚きの連続だった。

ミクロネシアへ旅したとき、私は脳神経科医そして神経人類学者として、地域の人々や社会が特異な風土病にどのように対応しているのかを調査しようと計画していた。その風土病とは、ピンゲラップ島とポーンペイ島においては遺伝的な全色盲であり、グアム島とロタ島では進行性かつ最終的には死にいたる神経疾患《しっかん》である。しかし実際にこれらの島々を訪れると、私の心はその生活、文化や歴史、植物や動物、そして他に類を見ない地質学的な成り立ちなどに釘付けになってしまった。風土病の患者の診察や遺跡の見学、熱帯雨林の散歩、珊瑚礁《さんごしょう》でのシュノーケリングなどは、始めは相互に何の関連性も見あたらなかったとしても、やがてすべてが一つの分かちがたい体験に溶け合い、島の生活そのものになっていった。

しかし、実際にそれらのつながりや意味、もしくは意味の一部が明らかになってきたのは、旅から帰って自分の経験を何度も繰り返し考え直してからのことだった。そうして初めて、私はペンを取ってこの経験を書こうという衝動に駆られたのである。その後の何ヵ月かの間、書くという行為によって記憶の中の島々を再訪することが可能になり、それは同時に私の義務となった。エーデルマンが言うように、記憶とは事象の単なる記録や再生ではなく、個人の価値観や視点による再編、再建の作業なのである。したがって、私はもう一度島に旅し、自分が生涯培《つちか》ってきた島や植物への想いにも助けられ、きわめて個人的で風変わりな、もしかすると偏《かたよ》った視点で島を見つめ直すことができた。

私は幼い頃から動植物が大好きだった。この動植物好きはまず母と叔母に、それから学校の先生や同じ趣味を持つ仲間のエリック・コーン、ジョナサン・ミラー、ディック・リンデンボームらによってますます高まっていった。私たちは一緒に篭《かご》を背負って植物採集に出かけたり、夜明けから川下りをしたり、毎年春には二週間の海洋生物学の講義を聴きにミルポートまで行ったりしたものだ。そしていろいろな本を探しては互いに貸し借りしていた。私は一九四八年にジョナサンから借りたストラスバーガーの『植物学』（表紙は破れてなくなっていた）が大好きだったし、その頃すでに蔵書家だったエリックからは数えきれないほどの本を借りて読んだ。私たちはロンドン動物園やキュー王立植物園で何時間も過ごしたものだし、自然史博物館へ行けば自分もすっかり博物学者気取りであった。実際にはリージェントパークやキュー、サウスケンジントンを離れることなく、空想の中で自分の好きな島に旅することができたものだった。

それから何年も経ち、文筆家になったジョナサンはそのころの情熱を振り返って、そこにヴィクトリア朝的な性格を見出している。「私はセピア色に染まったあの頃に強い郷愁《きょうしゅう》を覚える。現在、自分の周囲の人間や家具の色彩があまりにも鮮やかで、そのうえ、ぴかぴかに磨きあげられているのは残念なことだ。すべてのものが一瞬にしてあの単調でほこりだらけの一八七六年に戻ればどんなにいいだろう、と私はいつも考えている」

エリックもまた同じように考えていた。彼が生物に関する本を執筆するばかりでなく収集し、売買するようになった理由の一つは、その想いだった。今や彼はダーウィン、生物学、自然科学全体についての莫大な知識を持つ稀覯《きこう》本収集家である。つまるところ、私たちは三人とも心の中ではいまだにヴィクトリア朝の博物学者のままなのだろう。

ミクロネシアへの旅について執筆する間、私は古い本を読み返したのだが、それと同時に四〇年もの間抱いてきた子どもの頃の興味や情熱が沸き上がってきて、医学という現在の情熱と結びつくのを感じた。というのも、植物学と医学は相互にかなり深い関係を築いてきているからだ。私はイギリスの神経学の父と呼ばれているW・R・ゴワーズが苔に関する植物学の研究論文を書いていたことを最近知って、とても嬉しく感じた。ゴワーズの伝記を書いたマクドナルド・クリッチリーはこう書いている。ゴワーズは「自然史家として持てる知識をすべて患者の枕元に運び込んだ。彼にとって神経的な疾患とは熱帯のジャングルに生える植物のようなものだった……」

この本を執筆しながら、私は自分ばかりでなくいろいろな人の心の世界へ旅することができた。特にミクロネシアのグアム島、ロタ島、ピンゲラップ島、そしてポーンペイ島の人々にお世話になった。患者、科学者、医師、植物学者、皆この旅で出合った人たちだ。そして誰よりも、クヌート・ノルドビー、ジョン・スティール、ボブ・ワッサーマンとは一緒に旅をしたばかりでなく、いろいろなことを分かち合った。現地で私を迎えてくれたウラ・クレイグ、グレッグ・ディーヴァー、デリーダ・アイザック、メイ・オカヒロ、ビル・ペック、フィル・ロベルト、ジュリア・スティール、アルマ・ファンデルフェルテ、そしてマージョリー・ホワイティングにお礼を言わなければならない。そして、全色盲やピンゲラップ島についていろいろと教示いただいたマーク・フッターマン、ジェーン・ハード、キャサリン・デローラ、アイリーン・モーメニー、ジョン・モロン、ブリット・ノルドビー、シュワルツ一家、それからアーウィン・シーゲルにも。特にフランシス・フッターマンはクヌートと私を引き合わせてくれただけでなく、ピンゲラップ島へ出発する私たちにサングラスや検査器具の面で貴重な助言をしてくれ、その他にも全色盲である彼女自身の経験をいろいろと語ってくれた。

それから、グアム島の病気に関して長年研究を続けている研究者たち、スー・ダニエル、ラルフ・ガルート、カールトン・ガイデュシェック、平野朝雄、レナード・カーランド、アンドリュー・リース、ドナルド・マルダー、ピーター・スペンサー、バート・ウィダーホルト、ハリー・ジマーマンにも感謝している。そして、他にもいろいろな面で助けてくれた友人や同僚たちがいる。ケヴィン・カーヒルには島で感染したアメーバ赤痢を治療してもらった。他に、エリザベス・チェース、ジョン・クレイ、アレン・ファーベック、スティーヴン・ジェイ・グールド、G・A・ホランド、イザベル・ラパン、ゲイ・サックス、ハーブ・ショーンバーグ、ラルフ・シーゲル、パトリック・スチュアート、そしてポール・セローにお礼する。

一九九四年のミクロネシアへの旅は、同行したドキュメンタリー・フィルムの撮影チームのおかげでとても充実したものになった。私たちは一緒にさまざまな経験をし、悪条件にもかかわらずその多くが映像に残った。まず、島や島民についての調査をしてくれたエマ・クライトン・ミラー、素晴らしい感性と知性でドキュメンタリーの撮影と監督をしてくれたクリス・ローレンス、それから撮影チームのみんな――クリスにエマ、デイヴィッド・バーカー、グレッグ・ベイリー、ソフィー・ガーディナー、ロビン・プロビン――が技術と連帯感で、それ以上に友情で、私たちの冒険をさらに活気あるものにしてくれた。

この本の執筆と出版にあたり、特にニコラス・ブレイク、スーザン・グラック、ジャッキー・グラハム、シェリー・ヘーガン、キャロル・ハーベイ、クローディーン・オハーン、そしてヘザー・シュローダーに感謝している。それからもちろんファン・マルティネスにはいろいろなことを手際良くまとめてもらった。

この本は一九九五年七月に一気呵成に書き上げられ、その後手に負えないソテツの木のようにあちらに枝分かれしたかと思うとこちらに芽を出し、最初の何倍もの量に膨らんでいった。結局、これらの枝は数も多く、本文の流れにも沿っていることもあり、何よりも私の思考の展開を途切れさせないことが大切だという結論に達したので、巻末に註としてまとめた。私が書き散らした文章の何を残して何を取り去るか、また全部で五つの文章をどう並べるかは、クノップ社で私の本の編集をしてくれているダン・フランク、そしてケイト・エドガーの感性と判断に多くを負っている。

トバイアス・ピッカーの『魔の群島』には大いに助けられた。ピッカーの音楽、メルヴィルの文章、そして朗読するゲルグードの声が渾然となって、私に不思議な感覚をもたらすのだ。執筆中、記憶を呼び戻せないことがあると、私はこの作品に耳を傾けた。すると、プルーストが紅茶をマドレーヌに染み込ませて過去を思い出したように、私は記憶の中のマリアナ諸島やカロリン諸島へと戻って行くことができるのだった。

植物、特にシダやソテツに対する専門意見を聞かせてくれ、情熱を共有してくれたミクロネシアのビル・レイノー、リン・ローラーソン、アグネス・ラインハート、マイアミにあるフェアチャイルド熱帯植物園のチャック・ハバック、ニューヨーク植物園のジョン・ミッケルとデニス・スティーヴンソンにも感謝している。そして最後に、私の原稿を忍耐強くそして注意深く読んでくれたスティーヴン・ジェイ・グールドとエリック・コーンにお礼を言う。私の最も古く親しい友人であるとともに長年の科学への情熱を共有してきたエリックに本書を捧げる。

O・W・S

ニューヨークにて　一九九六年八月

第一部　色のない島へ

島めぐり便

私は常に島に魅せられてきた。きっと島はあらゆる人を魅了するのだろう。私の記憶にある最初の夏休みはワイト島へ旅行したときのもので、私は三歳だった。とぎれとぎれにではあるが、さまざまな色どりの断崖や海などが記憶に残っている。生まれて初めて海を見た私は、その静けさ、ゆっくりと満ちてくる潮やその温《ぬく》もりにとりこにされてしまった。風が起こると波がうねり、その激しさにおびえもした。そして、私が生まれる前に父がワイト島を一周する水泳大会で優勝したことを聞かされると、父がとてつもなく偉大な英雄のように思えたのだった。

島や海、船、そして海の男たちの物語に、私はほんの小さなころから親しんできた。母はキャプテン・クックやマゼラン、タスマン、ダンピア、ブーゲンヴィルらの探検の話をしてくれた。そして、彼らが発見した数多くの島や人々のことも。それから母はそれらの島を地球儀の上で指し示してくれるのだった。このように、島は私にとって特別な存在だった。島は遠く離れていて、神秘的で、とても魅力的である一方で、また恐ろしい存在でもあった。子ども向けの百科事典で、海を向いて立つイースター島の虚ろな目の巨人像のさし絵を見たことがある。島人たちが舟を操る能力を失ったために外界との交流を絶たれ、絶海の孤島で死んでいく運命に陥ったという説明を読んだときに感じた恐怖は、今でもよく覚えている。(1)

難破した人の話、無人島、牢獄の島、ハンセン病患者を隔離した島についての本も読んだが、何といっても一番はコナン・ドイルの『失われた世界』だった。そこに描かれているのは、恐竜やその時代の生物が群れをなす南米の大地――つまり、時間の流れから取り残された陸の孤島だった。誇張ではなく、私はこの本を一字一句諳《そら》んじることもできるほどだった。そして、大人になったらチャレンジャー博士のような科学者になる、と夢見ていたものだ。

私は感受性が強く、他の人の想像の産物を苦もなく自分のものにすることができた。特にH・G・ウェルズの作品の影響は大きく、無人島という無人島はたちまち私にとってはエピオルニス島、夜ともなればモロー博士の島に変わるのだった。もっと大きくなってハーマン・メルヴィルやロバート・ルイス・スティーヴンソンの本を読むようになると、現実と想像とが私の頭の中でごちゃごちゃになってしまった。マルケサス諸島は実在するのだろうか？『オムー』と『南海物語』の冒険は本当のことだろうか？　そしてこのような疑問を最も強く抱かせたのがガラパゴス諸島だった。というのも、ダーウィンの本を読むずっと前に、メルヴィルの『魔の群島』の中に登場する「魔法にかけられた島」として親しんでいたからだった。

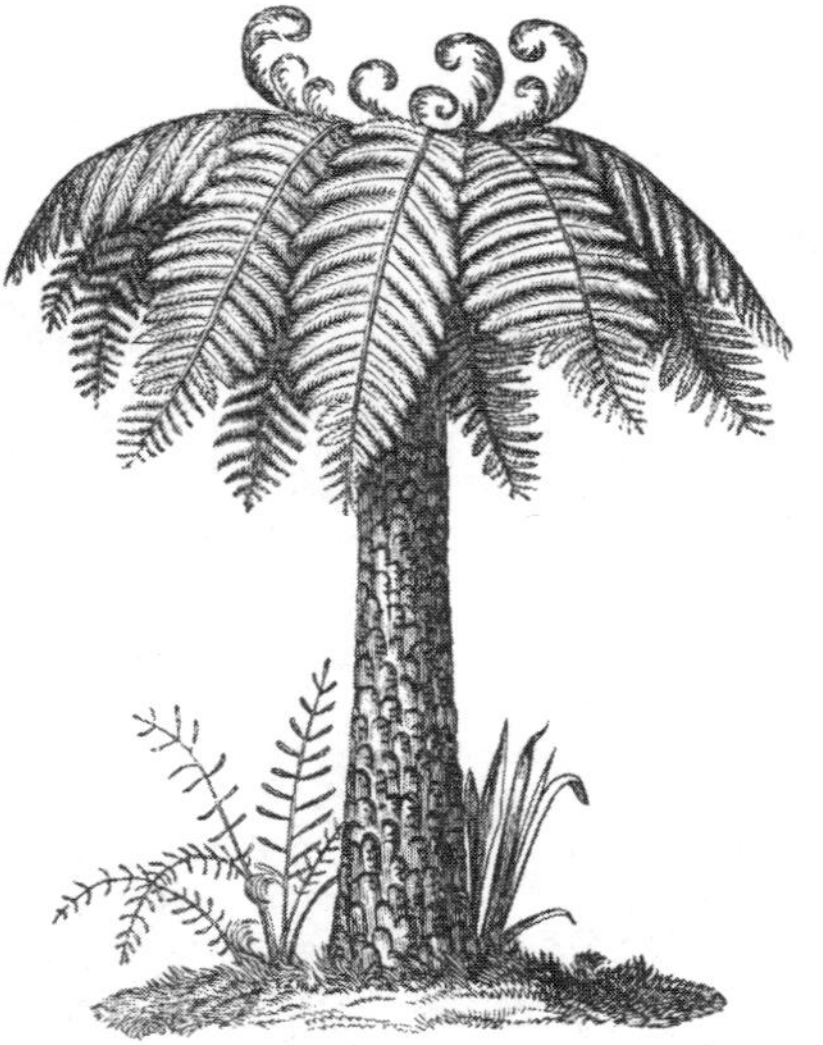

熱帯気候の木生シダ、J・S・ヘンズローの『植物学』より

もっと大きくなると、私はノンフィクションや科学的な読み物を読むようになった。ダーウィンの『ビーグル号航海記』やウォレスの『マレー諸島』、そして何よりもフンボルトの『南アメリカ旅行記』を読みふけった。中でも、テネリーフェ島に生えている樹齢六〇〇〇年の竜血樹の描写に夢中になった。この頃になると、幻想的で神秘的なものへの憧れは科学的な興味にその座を明け渡したのだった[2]。

科学的な見地から見れば、島は自然の実験場であり、地理的な特異性の恩恵、あるいは呪いを受けて地球の他の場所とは比べようもない生物を育んでいる。たとえば、マダガスカル島のアイアイやポト、ロリスやキツネザル、そしてガラパゴス諸島の巨大なゾウガメ、ニュージーランドの巨大な飛べない鳥などが良い例だ。このようにユニークな種は、孤立した環境で独自の進化を遂げてきた。(3)ダーウィンがオーストラリアでカンガルーを初めて目にした後、日記に次のような感想を記しているのを見つけて、私は不思議な感銘を受けた。カンガルーがあまりに特異な動物なので、もしかするとこれは神による第二の万物創造により創られたのではないかと思った、というのだ。(4)

子どもの頃、私には偏頭痛があった。偏頭痛が起こると視野の一部がピカピカと光り輝くばかりか、視界に入る色も変わって見える。しかしこのような症状は自然に軽くなり、数分後には消えてしまうので、おびえると同時に興味をひかれもした私は、こう考えたものだ。まったく色彩のない世界に、それも短時間ではなく一生暮らすということはどのような感じだろう、と。何年も経ってから、私はその答え、もしくは答えの一部を得ることができた。その当時、私の患者にジョナサン・Iという人がいた。画家だったが、自動車事故のために（そしておそらくその瞬間に起きた脳卒中の発作のために）色彩を完全に失ってしまった。色彩感覚を失った原因は、直接眼に受けたダメージではなく、脳の中で色彩の感覚を「組み立てる」役割を担う部分に受けた損傷のためと思われた。そしてこの患者は色を見分けるだけでなく、色彩をイメージしたり記憶したり、夢に見る能力までも失ってしまったらしいのだ。それまでは色であふれた世界に生きていたジョナサンは、色彩を失ったという事実だけは意識していて、今の世界が前よりも貧相で、グロテスクで、異常だと、ちょうど記憶喪失になった人がするように訴えるのだった。自分の芸術も、食べ物も、妻でさえもが「モノトーン」に見えてしまう、と。しかし、この症例も私の興味を満足させることはできなかった。私が知りたかったのは、この症状よりもさらに徹底した色彩の欠如についてだった。つまり、生まれてから一度も色を見ないということ、色が何かも知らず、私たちの生活の中で色がどのような役割をするかが分からないとはどういうことか、ということだったのだ。

通常の色盲は網膜《もうまく》視細胞の遺伝的な欠陥により引き起こされるが、ほとんどの場合色覚異常は比較的軽度で、いくつかのタイプがあるが、同じような性質である。このような普通にみられる赤緑色盲は約二〇人に一人の割合で男性に現われる（女性でははるかに少ない）。しかし、全色盲と呼ばれる完全な色盲は非常に珍しく、三万人から四万人に一人の割合で発生するだけだ。生まれたときから全色盲の人はいったいどのような視覚の世界に生きているのだろうか。光に対しては私たちと同じくらい緻密で敏感なので、何かが足りないという感覚はないかもしれない。ひょっとすると、彼らの方が視覚のトーンや質感、動きや奥行きを認識する能力を発達させていて、私たちよりもさらに緻密《ちみつ》で現実的な視覚の世界に生きているのかもしれない。そうした世界は、素晴らしい白黒の写真から私たちがかろうじて見分けることができる霧のように繊細なものなのかもしれない。そうだとすれば、むしろ私たちの方が退屈な視覚世界に生きていて、視覚が本質的に鈍感な変わった人間たちに見えるかもしれない。

私には想像することしかできなかった。なぜなら、生まれながら全色盲の人には会ったことがなかったのだから。

H・G・ウェルズの短篇小説は多くが幻想的であると共に、ある種の神経医学的、心理的な現実を表現しているといってもいいだろう。私は特に『盲人国』という作品が気に入っている。舞台は南米で、道に迷った旅人がさびしい谷間の村に迷い込む。旅人はちぐはぐな色に塗られた家々を見て驚き、こんな家を建てる村人はきっとコウモリのように目が見えないに違いない、と想像する。果たして村人は実際に盲目で、そこは盲人の社会なのだ。その原因は三〇〇年ほど前に村に持ち込まれた病気にあった。その後の時間の流れの中で、「見る」という概念そのものが朽ちていったのである。

一四世代の間ここの住民たちは盲目で、目の見える人々の世界から遮断されていた。目に見えるあらゆる物の名前がおぼろ気になり、変わってしまった。外《そと》の世界の話もおぼろ気になり、子どもの物語になってしまった。谷間を取り巻く塀の上の岩の多い山々の向こうの世界のことは、彼等にとって全く無関係なものになってしまった。やがて、盲目の天才達があらわれて、目が見える時代から伝わっていた信仰や伝統の切《き》れっ端《ぱし》を吟味して、それらを全部くだらない妄想として退《しりぞ》けてしまった。そして、代わりに新しく、合理的な説明を与えた。目が見えなくなるとともに、想像力はほとんど萎縮してしまった。それで、彼等の非常に鋭敏な耳と指先《さき》で自分達自身の想像の世界をつくりだした。（瀬尾裕訳『盲人国』、世界文学全集84〈ウェルズ／ハックスリー〉所収、講談社）

旅人は初め村人を蔑《さげす》んで、彼らのことをかわいそうな障害者だと思っていた。が、すぐに立場は逆転した。逆に村人のほうが旅人を、顔に付いたうるさく動き回る器官（村人の目はすでに退化していたので、目を幻覚の源としてしか認識していなかった）が作り出す幻覚のとりこになっている哀れな男だと考えた。やがて旅人は村の娘と恋に落ち、結婚して村に残りたいと願う。すると、村の長老たちは議論を重ねた末に、そのじれったい器官、つまり旅人の両目を取り除くなら、という条件でそれを認めたのだった。

この小説を読んでから四〇年もたって、私はノラ・エレン・グローシの本を読んだ。そこにはマーサズヴィニヤード島に住む聾者について書かれていた。この島には一六九〇年代にイギリスのケント州から来たらしい船長とその弟が住みついた。二人とも聴覚は正常だったが、劣性遺伝する聴覚障害を島に持ち込んだのである。その後、外部から孤立した島の、そのまたさらに孤立した社会で近親結婚が続いたため、彼らの子孫の大部分がこの遺伝子を受け継ぐことになってしまった。こうして一九世紀の半ばには、島の北部の村では新生児の実に四分の一以上が生まれつきの聾者であった。

ここでは耳の聞こえる人が聾者から差別されることはない。この音のない社会では、耳の聞こえる人も聞こえない人も同様に手話を使いこなすのだ。住民は手話でおしゃべりし（話し言葉よりもずっと役に立つ場合もある。たとえば釣舟の上で遠くの舟の人と話すときや、教会で噂話をするときなどには)、手話で議論し、手話で教え、手話で考え、手話で夢を見る。マーサズヴィニヤード島は誰もが手話で話す島、本物の聾者の国だったのだ。一八七〇年代にこの島を訪れたアレクサンダー・グラハム・ベルは、そのうち全世界に散らばっている聾者がすべてこの島に集まるのではないか、という感想を述べている。

この島の聾者と同様に、先天的な全色盲もまた遺伝的なものだと知ると、私はこの地球のどこかに色盲の村、色盲の谷、または色盲の島が存在するのではないかと考えずにはいられなかった。

一九九三年の初頭にグアム島を訪れたとき、私は何かに背中を押されるように、果たして色盲の島は存在するだろうか、と友人のジョン・スティールに尋ねた。ジョンはミクロネシアで神経病の専門医として働いている。驚いたことに、そのような島が実在する、とジョンは答えたのだ。「そういう孤立した集団は確かにあるよ。ピンゲラップ島という島で、ここからそう遠くはない。たったの一二〇〇マイルだよ」ジョンがグアムでほんの数日前に診察した男の子は全色盲で、両親に付き添われてピンゲラップ島からやって来ていたという。ジョンはこう続けた。「とても興味深い症例だった。先天性全色盲の典型で、眼振《がんしん》(目が一点に定まらないで常に振子様あるいはリズミカルに動く症状)があり、強い光に弱い。ピンゲラップ島での発病率はとても高くて、人口の一割近くにもなっている」その話に私はひどく興味をそそられた。そして、いつの日かまた南の海に来てピンゲラップ島を訪ねよう、と心に決めたのだった。

　しかし、ニューヨークへ帰った私は仕事に忙殺され、何カ月か後にフランシス・フッターマンから長い手紙が届くまで、そのことをすっかり忘れていた。フッターマンはカリフォルニア州のバークレーに住んでいて、生まれつき完全な色盲だった。色盲の画家についての私のエッセーを読んだ彼女は、自分の状況を画家のものと比べてみたのだそうだ。結論としては、彼女自身はまったく色彩を知らないものの、何かを失ったという意識はなく、自分に色彩的欠陥があるとも思わないということだった。しかし、先天性全色盲は、色彩だけの問題ではなく、もっと苦しいのは、光に過敏なことからくる痛みと、視力が鈍いことだという。彼女が育ったテキサスでは光を遮《さえぎ》るものがあまりなかったので、物を直視することができず、日が暮れてから外出するほうが楽だったそうだ。彼女は色盲の島という言葉にひかれた。太平洋にそのような島があるとは今まで聞いたことがなかったのだ。それは、全色盲の誰かが生み出した幻想か白昼夢、または神話なのだろうか。ただ、彼女は色盲に関するある本で、別の島の名前を目にしたことがあるそうだ。ユトランド・フィヨルドの沖にあるフール島という名の小さな島で、そこには先天性全色盲の人がたくさん住んでいるということだ。この『ナイト・ヴィジョン』という本を知っていますか、とフランシスは手紙の中で尋ねていた。「編者の一人は先天性色盲で、クヌート・ノルドビーという名前のノルウェーの科学者です。多分いろいろと教えてくれるでしょう」

　私はまったく驚いてしまった。こんな短期間に、全色盲の島が二つもあるという情報が得られるとは。そこでもっと調べてみた。クヌート・ノルドビー氏は生理学者であると共に心理物理学者でもあり、オスロ大学で視覚について研究しているということだった。そして、本人が先天性全色盲であることもあり、この問題についての専門家だった。これは個人的な体験と体系立った研究の非常にユニークで重要な組み合わせだ。また、『ナイト・ヴィジョン』で一章を割いている簡単な自伝的回想録を読んで、とても温かくオープンな人柄を感じた。そういうわけで、私はノルウェーに住むノルドビー氏に手紙を出した。「ぜひお会いしたいものです。そして、フール島を訪ねたい——理想を言えば、あなたと一緒に」一面識もない人に唐突にこのような手紙を書いたので、数日後に返事を受け取った私は驚くと同時にほっとした。手紙にはこう書かれていた。「何日間かでよろしければ是非ご一緒したいと思います」ただし、フール島での調査は一九四〇年代から五〇年代に行われたものなので、もう少し新しい情報を入手してみる、とのことだった。一カ月後、次のような手紙が届いた。

デンマークの全色盲の専門家に問い合わせたところ、フール島にはもう全色盲の人はいないそうです。前回の調査時の患者はみな亡くなったか、ずいぶん前に島の外へ移ってしまったようです。がっかりさせてしまい、申し訳ありません。私自身もフール島を訪ねてまだ生存している全色盲の人を調査してみたいと思っていただけに、残念です。

私もとても残念に思い、それでもフール島を訪ねるべきかどうか迷った。もしかして、ちぐはぐな色をした家や、単色の植物、記録、絵など、島に存在した全色盲の名残《なご》りが見つかるかもしれないし、かつて全色盲の人々を知っていた人から話が聞けるかもしれない。だが、ピンゲラップ島のこともある。ジョンによれば、その島にはまだ「たくさんの」全色盲の住民がいる。私は再度クヌート・ノルドビーに手紙を書き、私と一緒に旅に出る気はないか尋ねてみた。何万キロも遠くの、ピンゲラップ島へのいわば科学的冒険の旅だ。クヌートは行きたい、と答えてきた。八月には何週間かの休暇を取れるから、と。

全色盲はフール島とピンゲラップ島に何百年以上も存在してきた。両島ともに大規模な遺伝的調査の対象になりうるにもかかわらず、実際にそのような調査が行なわれたことはほとんどなかったのだ。全色盲の社会に全色盲として生きることはどういうことだろうか。必ずしも自分自身が全色盲でなくても、両親や祖父母、隣人や学校の先生に全色盲がよくある社会。そこでは色という概念自体が存在しない代わりに、他の形での知覚が格段に発達しているかもしれない。私たちのものとはまったく違う、独特の嗜好や芸術、料理、服装などを発達させた文化を想像してみた。「色」という言葉の持つ意味が完全に消滅し、色の名前も、色による何かの象徴も、色を表現する言葉も存在しない。その代わり、たとえば私たちが単に「灰色」で片付けてしまうような非常に繊細な質感や色合いを強調する言葉がちゃんとあるにちがいない。

私はわくわくしてピンゲラップ島への旅行の計画を立て始めた。手始めに、旧友のエリック・コーンに電話をかけた。エリックは作家で、動物学者で、おまけに稀覯本まで扱っている。私は彼に、ピンゲラップ島かカロリン諸島について何か知らないかと尋ねてみた。何週間かすると小包が届いた。中味は薄い革装本で、題名は『ニュー・オランダ及びカロリン諸島における一一年間の滞在記――ジェイムズ・F・オコネルの冒険』というものだった。一八三六年にボストンで出版された本で、あちこちに傷があり、おまけに染みだらけだったが、染みは太平洋の塩のせいだと思うことにした。その本によれば、オコネルはタスマニアのマクオーリータウンを起点にして太平洋の数々の島を回ったが、彼が乗ったジョン・ブル号はカロリン諸島の、オコネルがボナピーと呼ぶ島の近くで難破してしまったのだ。島でオコネルがどのように暮らしていたかを読むと、私の心は躍った。世界の文明から最も遠く離れ、知る人もほとんどいない島。現在でもきっとオコネルの頃からそれほど変わってはいないことだろう。

また、友人で同僚でもあるロバート（ボブ）・ワッサーマンにも声を掛けた。ボブは眼科医なので、赤緑色盲の人を数多く診察してきたが、私と同様、生まれながらの全色盲の人にはまだ会ったことがない。私たちは視覚に関する研究を何度か共同で行ってきた（色盲の画家、ジョナサン・I氏も私たちの患者の一人だ）。一九六〇年代、まだ若いインターンだった私たちは、同じ神経病理学の研究室にいた。その頃ボブから聞いた話をよく覚えている。当時四歳だった息子のエリックを連れてメイン州に車で出かけたとき、エリックが「あのきれいなオレンジの草を見て！」と言ったのだ。違うよ、とボブは言った。オレンジ色じゃない。「オレンジ」というのは果物のオレンジの色だよ。するとエリックはこう答えた。「だってそうなんだもん。オレンジみたいなオレンジ色なんだもん」こうしてボブは自分の息子が赤緑色盲だと悟ったという。その後、六歳になったエリックは「灰色岩の闘い」と名付けた絵を描いた。岩はピンク色に塗られていたそうだ。

私の予想通り、ボブはクヌートと一緒にピンゲラップ島へ行く計画に飛びついた。ウィンドサーフィンとヨットに目がないボブは海と島が大好きで、太平洋の海洋民族が使う安定浮材《アウトリガー》カヌーとプロア船の歴史にとても詳しく、実際に動くところを見たり操縦したりしたがっていた。私たちは三人でチームを組んで、カロリン諸島の全色盲の島へ、神経学的かつ科学的、そしてロマンあふれる旅をするのだ。

私たちはハワイで集合した。ボブが紫色の半ズボンと明るい色のトロピカルなTシャツを着てすっかりくつろいでいるというのに、クヌートの方はワイキキの眩《まぶ》しい光の下でかわいそうなくらいだった。普段の眼鏡の上に濃い色のついたクリップタイプのポラロイド・サングラスを二枚も重ねている。その上にさらに重ねられた色つきの大きなラップアラウンド・サングラスは、まるで白内障の患者が患部を覆う道具のようだ。それだけの重装備でもなお、クヌートは常にまばたきしたり目を細めたりしていて、濃いサングラスを通して見える彼の目は痙攣《けいれん》したかのように眼振を起こしていた。それで、裏通りの静かな（私の目にはかなり暗く感じられる）小さなカフェに入ると、クヌートはようやくほっとした様子だった。患部覆いのようなサングラスとクリップタイプの二枚のサングラスを外し、まばたきは止み、目を細めたりもしなくなった。室内が暗すぎてものが良く見えなかった私は、でたらめに歩いて椅子にぶつかり、倒してしまった。しかしクヌートはそれまでずっと濃い色のサングラスをかけていたので暗さに慣れていたうえに、もともと暗い方が視界がきくので、暗いカフェの中でもまったく躊躇《ちゅうちょ》することなく私たちを先導してテーブルについた。

先天性全色盲の人の目がそうであるように、クヌートの目も錐体《すいたい》視細胞を欠いている（もしくは欠陥がある）。錐体視細胞とは、網膜の中心窩《か》（網膜の中心部にある小さな領域）を満たしていて、明るい所で細かい物や色などを知覚する細胞だ。したがってクヌートが物を見るときには、もっぱら杆体《かんたい》視細胞によるもっと貧弱な視覚情報に頼らなければならない。杆体は私たちの目にも全色盲の人の目にも同じく網膜の周辺部に散らばる細胞で、色の識別はしないが、光に対しては錐体よりも敏感に反応する。暗い中、たとえば夜間に歩くときには、私たちはみな目を暗順応させるために杆体を使う。そして、錐体に欠陥のあるクヌートは、明るいところでも杆体を使ってものを見ているのだ。しかし錐体という媒介がないために、明るい光のもとでは杆体が瞬時に退色して、ほとんど機能しなくなってしまう。そんなわけで、クヌートは日中の光ではものが良く見えないし、まぶしい日差しの下では視力を失ってしまうのだ。強い光が目に入るのを防がなければ視野があっという間に狭まり、ほとんどなくなってしまう。

おまけに、クヌートは網膜の中心窩に錐体を欠いているため、通常の一〇分の一程度の視力しかない。したがってカフェで渡されたメニューを読むには四倍の拡大鏡を使い、遠くの壁にかかった黒板にチョークで書かれたメニューを見るには八倍の単眼式の望遠鏡（小型の天体望遠鏡のようだ）が必要だった。こういう道具がなければ、小さな文字や遠くの文字を読むことはできないのだろう。だから、クヌートは常に拡大鏡、望遠鏡、濃い色のサングラス、そしてラップアラウンド・サングラスを携えている。それらは先天性全色盲の人がものを見るための必需品だ。そして網膜の中心窩が機能しないために、対象を固定してじっと見つめることができないし、特に強い日差しの下ではそうなのだ。だから彼の眼球は上下左右に動き続けるのだった。

クヌートは杆体に負担がかかりすぎないように工夫する一方で、細かいものを見るためには何とかして網膜に映る像を拡大しなければならない。そのため拡大眼鏡をかけたり、対象に目を近づける必要がある。それに加えて、意識していてもいなくても、色以外の視覚情報を引き出すことが不可欠だ。なぜなら色のない世界では、色以外の何かが視覚に訴える重要な要素になっているはずだからだ。クヌートの並外れた感覚はすぐに明らかになった。それは物の形、質感、輪郭、境界線、釣り合い、奥行き、そしてほんのわずかな動きに対しても発揮されるのだ。

いろいろと支障はあっても、クヌートは目に見える世界を私たちと同じくらいに楽しんでいた。ホノルルの裏通りにある美しい市場や、周りに広がるヤシの木や南国の植物、それに雲の形を。人間の美しさも、彼の目は素早く、そして的確にとらえることができる。ノルウェーにいるクヌートの美しい奥さんは精神科医だということだ。そして、結婚後に友人から「赤毛が好きなんだね」と言われて初めて、妻の髪が燃えるように赤い色をしていることに気づいたのだそうだ。

白黒写真はクヌートの趣味だ。そして、白黒写真の世界が彼に見える世界だと言う。赤色光以外のすべての色を感光する白黒フィルムで映された写真で、彼の見ている世界を分かち合うことができる。もっとも、クヌートによれば現実の世界の方がはるかにトーンの違いがあるのだそうだが。「君たちは単に灰色と呼ぶけれど、僕にとっては『灰色』という言葉は何の意味も持たないんだ。『青』や『赤』という言葉が意味をなさないのと同じだよ。しかし、僕は自分の世界が無色彩だとは思わないし、もちろん不完全だなんて思っていない」生まれてから一度も色を見たことがないので、クヌートは自分の世界が無色であることを残念に思うことはない。なぜなら、彼は自分の持つ視覚の中で、それに基づいた美しさ、秩序を手がかりにして意味のある視覚の世界を作り上げてきたからだ。(5)

私たちは翌朝の飛行機の旅に備えて少し眠るために、ホテルへ向かって歩いていた。辺りが暗くなってきて、ほとんどまん丸に近い月が上った。そのうち、空高く上った月がヤシの木の枝の間に引っかかったように見え、あたりが影絵のように映し出された。木の下に立ったクヌートは望遠鏡で熱心に月を見つめ、月の表面の海や影などを確認していた。それから、望遠鏡を目から離して夜空を眺め、こう言った。「星が何千も見える。銀河系がそっくり見えるよ！」

「それは無理だよ」とボブが言った。「一つ一つの星の角度が小さすぎる。君の視力が通常の一〇分の一だということを考えればね」

クヌートは返事代わりに、夜空に見えている星座の名前を片っ端から挙げていった。その中には、ノルウェーで見慣れている星座とは形がずいぶん違うものもあった。そして、眼振がかえって効果をもたらしているのだろうか、と言った。果たして眼球が揺れ動くことによって、普段は見えない小さな点のようなものが「にじんで」大きく見えるのだろうか。または、何か別の作用によって見えるようになったのだろうか。クヌートの視力の低さでどうやって星が見えるのかを説明することは難しいことを本人も認めた。それでも、見えるのだ。「眼振に万歳だね」とボブが言った。

翌朝、日の出と共に私たちは飛行機に乗り込み、長い空の旅に出発しようとしていた。この「島めぐり便」は週に二回、太平洋の島々のいくつかへ飛んでいる。ボブは時差でまいっていて、もっと眠ろうと座席に深々と身を沈めた。濃いサングラスをかけているクヌートは、拡大鏡を取り出して、この旅のバイブルである『ミクロネシア・ハンドブック』を熱心に読み始めた。この本は私たちが目指す島について極めて的確に説明している。私は気持ちが昂《たかぶ》っていたので、飛行中の記録をつけることにした。

離陸してから一時間一五分。二万七〇〇〇フィートの高度で順調に飛行中。眼下には動くものの影もない広大な太平洋が広がる。船、飛行機、陸地、境界線、何もない。どこまでも続く青い空と海が、時に混じり合って青い弧を描くだけだ。形もなく、雲もない広大さは心を軽くさせ、想像力をはばたかせる。しかし同時に感覚がなくなっていくようにも感じ、なぜか恐ろしい気分になる。人の心を高揚させながら怯《おび》えさせもするこの広大さを、哲学者カントは「驚くべき崇高さ」と呼んだ。

およそ千マイルも飛んだ後で、ようやく陸地が見えてきた。水平線に浮かぶ小さな、たとえようもなく美しい環礁。ジョンストン島だ！　かつて地図の上で、ただの点でしかないこの島を見たとき、私は思ったものだ。「何て理想的な島だろう。周りは何千マイルにもわたって何も存在しないなんて」しかし、飛行機が高度を下げると、島の美しさはかき消されてしまった。巨大な滑走路が島を真っ二つにしている。その両側には貯蔵庫や煙突や高層ビルが立ち並び、窓のない建物の周りには赤っぽいオレンジ色の煙がたちこめている……。私の牧歌的な小さな楽園が、これではまるで地獄ではないか。

着陸はおそろしく荒っぽかった。巨大な音をたてて何かがきしみ、タイヤのキーッという音がしたかと思うと、機体が片方に大きくかしいだ。空港のエプロンに傾いたまま停まると、ようやく説明があった。なんでもブレーキが効かなかったため、着陸時に左側のタイヤのゴム部分がほとんど引きちぎられてしまったらしい。そういうわけで、修理が終わるまで待たなければならなくなった。着陸時の恐怖でまだ震えていたし、長旅で体がこわばってもいたので、私は飛行機から降りて少し歩き回りたかった。機体に取り付けられたタラップに「ジョンストン島へようこそ」と書かれている。ところが、一人、二人とタラップを降り始めたので続こうとすると、私たちだけが止められた。ジョンストン島へは軍関係者以外の立ち入りは禁止されているというのだ。腹を立てて席へ戻り、クヌートから『ミクロネシア・ハンドブック』を借りて、ジョンストン島に関する記述を読んだ。

その本によれば、島の名前の由来は、一八〇七年にここにやって来た英国船コーンウォリス号のジョンストン船長だそうだ。この人は絶海の孤島であるこの島に初めて上陸した人間だったらしい。いったいこの島はそれまで一度も人の目に触れたことがなかったのだろうか、それとも訪れる人はいても住む人がいなかっただけなのだろうか。

ジョンストン島は燐《りん》鉱石が豊富なことから重要視され、一八五六年にはアメリカ合衆国とハワイ王国がその領有権を主張した。何千、何万もの渡り鳥が毎年この島に立ちよることから、一九二六年には連邦野鳥保護区に指定された。そして第二次世界大戦後は米国空軍が使用している。説明は続く。「それ以来、この素晴らしい環礁島はアメリカ軍によって太平洋で最も有毒物質に汚染された場所にされてしまった」一九五〇年代と六〇年代にはここで核実験が行われ、島は現在でも予備の実験場として管理されている。環礁の片側ではいまだに放射能が検出されるそうだ。生物兵器の実験も短期間行われていたが、それは中止された。島に飛来する渡り鳥の数が多く、きわめて有害な化学物質がアメリカ本土へ持ち込まれることが懸念されたためである。一九七一年以降、何千トンものマスタードガスや神経ガスがこの島に貯蔵されている。これらのガスは定期的に焼却処分され、その度にダイオキシンやフランを空中にまき散らすのだ。私が上空から見たシナモンのような赤っぽいオレンジ色をした煙がこれに違いない。島にいる軍関係者全員がガスマスクの携帯を義務づけられているという。飛行機が地上にいる間、換気は止められたままだったから、むっとするような熱気のこもった機内で私はこの記述を読んだ。と、鼻がちくちくし、胸が締め付けられるような気がしてきた。ジョンストン島の有毒な空気を吸い込んでしまったのだろうか？　タラップに書かれた「ようこそ」の文字がいまやブラックジョークに思える。せめてドクロマークを付け加えればいいのに。乗員たちも一刻一刻落ち着きをなくして心配そうだ。早くドアを閉めて離陸したくてたまらないのに違いない。

しかし、タイヤの修理はなかなか終わらなかった。地上クルーはきらきら光るアルミのつなぎを着ている。汚染された空気が皮膚に接触するのを最小限に留めるためのものだろう。おまけに私たちはハワイで、ジョンストン島にハリケーンが近づいているというニュースを聞いていた。フライトが予定通りにいっていればまったく問題はないのだが、もしこれ以上出発が遅れるようなことになればハリケーンに追い付かれてしまうだろう。私たちは毒ガスや放射能の嵐の中に置き去りにされたまま、自然から復讐されることになるのだろうか。週末まで待たなければ次のフライトはないのだ。去年の一二月に飛行機が一機、このような状態でこの島に閉じ込められ、乗員と乗客は思いもよらず汚染されたクリスマスを過ごすはめになったと聞いた。

二時間待っても、修理が終わる気配は一向になかった。とうとう、空模様を考慮したパイロットが残った無傷のタイヤを使って出発することに決めた。スピードを上げると飛行機全体がきしみ、まるで巨大なはばたき機のように翼をばたばたと振った。そして、一マイルもある滑走路を端から端まで走った末にようやく離陸し、ジョンストン島の茶色く汚染された空気を突き抜けて、晴れ渡った天空に舞い上がったのだった。

さて、次の目的地であるマーシャル諸島のマジュロ環礁はさらに一五〇〇マイルも離れている。飛行機はいつまでも飛び続け、空間や時間の感覚がなくなった乗客は、うとうとと寝たり起きたりを繰り返していた。と、突然エアポケットに入り、何の予告もないまま高度が急激に下がったので、眠っていた私はびっくりして飛び起きてしまった。その後私はまたうとうとし、飛行機は飛び続け、今度は気圧が変化したのに気づいて目が覚めた。窓から外を眺めると、はるか下に、幅が狭くて平らなマジュロ環礁が見え、ラグーンを囲む島々が波間からわずか一〇フィートばかり顔を出している。島のいくつかは無人島のようで、海の縁どりをするように並ぶヤシの木がひどく魅力的だった。いやはや、理想的な無人島だ。別の小さい島の一つに空港が見える。

二つのタイヤがひどく破損していることが分かっていたので、着陸が思いやられた。果たしてものすごい衝撃で、乗客はあやうく座席から投げ飛ばされそうになった。おまけに修理にかかる数時間はここで待たされることになったのだった。機内に長いあいだ閉じ込められていたので（ハワイから三〇〇〇マイル近くも飛んできた）、全員が外に飛び出し、勢いよく散らばっていった。

クヌート、ボブ、そして私は空港の中にある小さな店をのぞいた。土産ものに小さな貝をつなげたネックレスやマットなどを売っていて、嬉しいことにダーウィンの絵葉書まで置いてあった[6]。

ボブは浜辺へ下り、クヌートと私は連れ立って滑走路を歩いていった。端まで行くと低い壁があって、そこからラグーンを見渡すことができる。海面はさまざまな青のグラデーションだった。珊瑚礁の内側は薄い青、青緑、紺碧、そして何百ヤードか沖へ出るともっと濃い、ほとんど藍色といっていい色だ。私は夢中になってその素晴らしさを誉めちぎっていたが、突然クヌートのことを思い出し、恥ずかしさでいっぱいになった。それにしてもクヌートは実際に色を見たことはないのだが、色については非常に広範な知識を持っていて、他の人たちが色に対して抱く多くの言葉やイメージについても興味を抱いていた。だから、私が口にした「紺碧《こんぺき》」という色について、それはスカイ・ブルーのようなものなのか、そして私にとって「藍色」とは、色のプリズムの青色と紫色の間に存在する第七の色なのかと尋ねてきた。そしてこう続けた。「藍色がプリズムの第七色だとは思わない人はたくさんいるし、薄い青は青とは違うという人もいる」色を直接見たことがない代わりに、クヌートの色に関する知識は膨大なものだ。環礁の光は他の場所とまったく違う、とクヌートは言う。「ぎらぎらする金属みたいな色だよ。とても強く輝いていて、まるでタングステン銅のようだ」それから、クヌートは六種類くらいのカニを見つけたが、カニがあまりにも素早く横歩きして行くので、私には見えなかった。クヌートの動きに対する知覚は、自分でも言っていたように他の人より研ぎ澄まされているのだろうか。おそらく色彩感覚の欠如を補うためなのだろうが。

私は浜辺をぶらぶらとボブのいるところまで歩いて行った。浜は美しい白砂で覆われていて、ココヤシの木で縁どられている。あちらこちらにパンノキが生え、背の低いシバが地面を抱きかかえるようにかたまって生えていたり、イネ科の雑草や初めて見る肉厚の葉をもった多肉植物などが生えていた。浜には流木、ダンボールの切れ端、ビニール、それに首都から流れてくるさまざまなものが打ち上げられている。マーシャル諸島の首都は三つの島にまたがるダリ・ウリガ・デラップで、人口は二万人だが、その生活環境は非常に非衛生的だ。首都から六マイルも離れてもなお、水は汚染されていて珊瑚は白化し、よどんだ海には海底に堆積した有機物を食べるナマコのような動物がたくさんいる。いずれにしろ、浜辺には日陰もなく蒸し暑さも耐え難かった。もうすこし水がきれいなところで泳ごうと、私たちは下着だけになって、泳げるだけの深さのあるところまで海底の鋭い珊瑚を踏んで歩いていった。海はここちよい温かさで、泳ぐにつれて故障した飛行機での長旅でこわばった心と体がほぐれていく。ところが、ようやく時間の感覚から解き放たれ、熱帯のラグーンの素晴らしさにうっとりしてきたときに、突然滑走路から大声が聞こえた。「もう出発するぞ！　早く！」私たちは大あわてで浜にとって返し、濡れた服をかき集めて飛行機まで走って戻った。すると、片方の車輪はタイヤもろとも取り替えられていたものの、もう片方は曲がってしまっていて外せないということで、まだ作業は終わっていなかったのだ。そんなわけで、あわてて飛行機に戻った私たちはそれから一時間も滑走路の上で待たされるはめになった。結局、曲がってしまった方の車輪が修理できないまま、飛行機は再び出発した。滑走路をものすごい音をたてて飛び跳ねながら進み、次の目的地、すぐ近くのクワジェリン環礁に向けて。

マジュロではたくさんの乗客が降り、別の人たちが乗り込んできた。私の隣りに座ったのはクワジェリンで軍病院の看護師をしている愛想のいい女性で、ご主人はおなじ島のミサイル追跡班にいるとのことだった。彼女の話から、クワジェリンは理想的というにはほど遠い島であることが分かった。クワジェリンは一つの島というよりも、世界最大のラグーンを囲む九一もの島の集まりだ。ラグーンは現在、米国空軍のミサイル発射実験場となっている。ハワイやアメリカ本土の空軍基地から発射されたミサイルが環礁の上空まで飛んでくると、クワジェリンから迎撃ミサイルが発射される。彼女は言った。「夜にはミサイルが発射されたり衝突したりするものすごい音や光で空全体が燃えるようになることもあるし、ラグーンに破片が落ちてくることだってあるの。ひどいわよ。湾岸戦争のときにバグダッドが空爆される映像をテレビで見たけれど、そっくりよ」

クワジェリン環礁は米軍の太平洋沿岸州レーダー・システムに組み込まれていて、冷戦が終わったにもかかわらず、防衛の最前線らしい緊張感に満ちているそうだ。民間人の立ち入りは厳しく制限されているし、軍の管理下におかれたメディアにも自由な発言は許されない。ところが、タフな表面を一皮めくると、内部では士気が落ちて重苦しい空気が流れ、自殺率は世界で最高クラスに分類されている。かといって軍の上部もこの状態を放置しているわけではなく、彼女によればプールやゴルフコースやテニスコート、その他ありとあらゆる設備を造り、できる限りのことをしてクワジェリンを住みやすくしようとはしている。そんな努力にもかかわらず、ここは耐え難い場所なのだ。もちろん民間人はいつでも好きなときに島を離れることができるし、米軍の部隊の任期も短い。むしろ本当の被害者であり、最も悲惨な運命に置かれているのは、マーシャル諸島の住民自身だ。彼らはクワジェリンから三マイルほどのエベイ島に押し込められている。長さ一マイル、幅二〇〇ヤード、つまり〇・一平方マイルの小さな島が一万五〇〇〇人もの人手を供給しているのだ。彼女は言う。「みんなここへ働きに来るのよ。太平洋では仕事がそうたくさんあるわけではないから。それで、人口過密で不潔で病気の蔓延するひどい環境で暮らすことになる」そしてこう付け加えた。

「もし地獄が見たければ、エベイ島へ行ってみるといいわ[7]」

エベイ島の写真なら私も見たことがある。写真では、防水のタール紙を張り合わせた掘っ立て小屋がぎゅうぎゅうに立ち並んでいて、島の形も分からないほどだった。飛行機が高度を下げるときに近くから見えるかもしれないが、飛行機会社はきっと何としてでもエベイ島を乗客の目から隠す方針だろう。原水爆実験が行われたビキニ環礁、エニウェタク環礁、ロンゲラップ環礁はいまだに放射能で汚染されていて、人が住むことができない。そして、エベイ島と同じように一般の人の目には届かないようになっているのだ。飛行機がこれらの環礁に近づくにつれて、私は一九五〇年代の恐ろしい出来事を思わずにはいられなかった。日本のマグロ漁船「第五福竜丸」が奇妙な白い灰を浴び、乗組員全員が放射線に被曝した。そしてロンゲラップ環礁では水爆実験後に「ピンク色をした雪」が降り、そんなものを初めて見た子どもたちがその「雪」で遊んだのだ。(8)核実験が行われた島のいくつかからは全住民が避難させられた。また、いくつかの環礁はあまりにも放射能汚染がひどく、実験から四〇年も経つ現在でも、夜になると夜光塗料を塗った時計の文字盤のように不気味に輝いて見えるという。

私は飛行機の後部でこわばった脚を伸ばしながら、マジュロから乗り込んだもう一人の乗客とおしゃべりをした。大柄で温和な感じの男で、オセアニア一帯で肉の缶詰の輸入を手がけているという。彼は、マーシャル諸島、そしてミクロネシアの人々が「スパム」という銘柄や他の缶詰をいかに大量に消費するか、そしていかに多くの缶詰をこの一帯に持ち込んでいるかを熱心にしゃべった。「会社は赤字ではありませんが、言ってみればこれは慈善事業をやっているようなものです。放っておけば何千年も前と同じようにタロイモやパンの実やバナナや魚くらいしか食べるもののないかわいそうな人たちに、まっとうな西洋の食物を運んでいくんですからな。まったく、あのような原始的な食べ物を食べずにすむので彼らは大喜びですよ。特にスパムの缶詰は、今やミクロネシアの新しい食文化の中心になっているそうですからね」ところがこの紳士は、第二次大戦後人々の食事が急激に西洋化したことによってミクロネシアの国々が払わされている代償については、まったく気づいていないようだった。つまり、肥満、糖尿病、高血圧など、それ以前はほとんど存在しなかった病気が人口の大部分に蔓延しているということには。[9]
　その後、私はまたこわばった脚を伸ばしに飛行機の後部へ行って、今度は五〇代後半くらいの厳しい顔つきをした女性と話をした。彼女は宣教師で、花柄のシャツを着たマーシャル諸島民ゴスペル合唱団の一団と一緒にマジュロで飛行機に乗り込んできた。彼女は私に、神の声を島民に伝えることの大切さを語った。彼女はこうして広大なミクロネシアを旅して、福音を説いて回っているのだという。強い信仰から自分の活動の正当性とその目的をかたくなに信じて疑わない女性ではあったが、それでもなおそのエネルギー、不屈さ、目的のためのひたすらな自己犠牲は英雄的とも感じられた。異質な文化や精神がぶつかり合うとき、信仰、教会組織、そして個人の信仰とは裏腹に教会が持つ強大な権力、そのもたらすものがすべてこの女性と彼女の合唱団の内にあるのだろうと思うと、私は彼女に畏怖の念を抱かずにはいられなかった。

　私はおしゃべりの相手をしてくれた看護師さん、スパム紳士、独善的な宣教師などにすっかり心を奪われていて、時間が経つのも眼下の大海原の単調な広がりもすっかり忘れていた。突然、飛行機はクワジェリン環礁のブーメラン型をした巨大なラグーンに向かって降下し始めた。掘っ立て小屋で埋め尽くされたエベイ島を見ようとしたが、飛行機はどうやら反対側、「良い」側からクワジェリンに近づいているようだった。そして、もうおなじみになった強烈な着陸をし、巨大な軍用滑走路をさんざん飛んだり跳ねたりして、ようやく止まった。問題の車輪はどうやらここで修理するらしいが、その間私たちはいったいどう扱われるのだろう。クワジェリンはミサイル実験基地という軍用目的の島で、地球上で最も警備の厳しい場所だ。ジョンストン島と同様に、民間人は飛行機から出ることを許されていない。しかし、曲がった車輪を取り替えたりその他の修理をするのに四、五時間もかかるとしたら、いくらなんでも六〇人もの乗客を機内に押し込めておくわけにはいかないだろう。

乗客は走ったり立ち止まったりすることなく一列にゆっくり進むよう指示された。誘導されたところは格納庫のような建物で、私たちはその中に入った。この島では憲兵隊の指示に従わなければならない。憲兵は私たちに「持ち物をおろせ」、「壁に背を向けて立て」と号令をかけた。それまで机の上にだらりと寝そべってハーハーと息をしていた犬が(日陰ですら四〇度近くはあるように思えた)護衛兵に引かれてよだれをたらしながら歩いてきた。犬はまず私たちの荷物のにおいを慎重に嗅ぎ、それから私たちひとりひとりを嗅いで回った。何と不当で、何と恐ろしいことだろう。軍事政権や全体主義政権の下では、個人がどんなに弱く恐怖に怯える存在であるか、いまようやく理解できたような気がした。

この「作業」が二〇分ばかり続いた後、私たちは今度は牢獄のような細長い貯蔵庫に入れられた。床は石で、木のベンチが置いてあり、憲兵と、もちろん何匹かの犬と一緒に。壁の高いところに小さな窓が一つだけあった。背伸びして首を伸ばすと、周囲の短く刈り込まれた芝生、ゴルフコース、クラブハウスなどを見ることができる。この島にいる軍人のための施設に違いない。一時間後、私たちは建物の裏手の、柵に囲まれた敷地に連れていかれた。

ここからは海、ミサイルの発射台、そして第二次世界大戦の記念碑が見えた。敷地内に据え付けられた木の柱にはあらゆる方向を向いた標識が所狭しと付けられている。それは世界中の主な都市の方角と距離とを示しているのだ。一番上の標識には「リレハンメル、九七一六マイル」と書かれていて、クヌートがそれを単眼鏡を通してじっと見ている。きっと家からどんなに遠くまでやって来たか考えているのだろう。いずれにしても、ここの外には世界がある、ここことは違う世界があると標識は告げていて、見ているだけで何となく心が安まるのだった。

飛行機の修理には三時間もかからなかった。乗員はとても疲れているように見えた。ジョンストンとマジュロで延々と待たされたせいで、ホノルルを出発してからすでに一三時間が経っていたのだ。それでも彼らはここで一泊するよりは飛びたちたがっていた。私たちはまた機上の人となり、ほっとして心も軽くクワジェリン環礁を後にしたのだった。本当に、この最後の飛行中、機内は祝祭的な空気で満ちていた。誰もが突然愛想良く饒舌《じょうぜつ》になり、食べ物を回したりおしゃべりに興じたりしていた。なぜならあの短時間ではあったが恐ろしい抑留体験の後で、皆の心の中に自分は生きていて、自由であるという意識が強く芽生えたのだから。

クワジェリンで乗客の顔をじっくり眺めることができたので、同じミクロネシアでも人々の顔つきはさまざまであることが分かった。島へ帰るポーンペイ人。いつもにこにこ笑っているチューク人は、ポリネシア人のように大柄だ。彼らの流れるような言葉は、私の耳にすらポーンペイ語とは違って聞こえた。パラオ語はもっと抑揚がなく、威厳に満ちていて、他の言語とは違って聞こえる。スペインへ向かうマーシャル人の外交官や、グアムの村へ帰る途中のチャモロ人の家族（その言葉にはスペイン語の名残りが漂っているように感じられた）がいた。飛行中、私の周りを様々な言葉が飛び交い、あたかも言語の水族館のようだった。

こうしたさまざまな言語を耳にしていると、ミクロネシアが巨大な多島海であるかのように思えてくる。何千もの島々が星雲のように太平洋に散りばめられ、その一つ一つが夜空の星のように互いに遠く離れている。こうした島々やとなりのポリネシアという巨大な宇宙に、歴史上最も偉大な航海者たちが引き寄せられたのだ。好奇心、欲望、恐れ、飢餓、戦争など、理由はなんであれ、彼らは海についてのきわめて優れた知識だけを携え、星を頼りに航海した。三〇〇〇年以上も前に彼らがここに移住した頃、ヨーロッパではギリシア人が地中海を探検し、ホメロスがオディッセウスの放浪と冒険を物語っていた。太平洋における航海、その勇壮さ、不思議さ、そしておそらく絶望が、太平洋上を飛行する間じゅう私の心を捕らえて放さなかった。これら放浪の民のどれほどが、探し求める陸地を目にすることなく波間に姿を消したのだろうか。いったい何隻のカヌーが、リーフの荒波や岩だらけの海岸でこなごなにされたのだろうか。無事に島にたどり着いても、豊かそうに見えた島が文化や住民の生存を支えていくのに充分な大きさでなかったために、いったいいくつの集団が飢餓に陥り、狂気、暴力、果ては絶滅に至ったことだろうか。

またもや太平洋の上空。もう夜だ。海はときたま月の光りに細長く照らされるだけの広大な闇だ。ポーンペイ島も闇に沈んでいたが、それでも夜空を背景に山々のかすかなシルエットを見たような気がした。着陸した飛行機から地上に降り立つと、私たちはたちまち湿気のこもった温かい空気とインドソケイの強い香りに包みこまれた。私たちが初めて熱帯を五感で感じた瞬間だった。涼しい空気で昼間の香りが抽出されてより強烈になった熱帯の夜の香りが辺りに立ちこめ、頭上にはおそろしいほどくっきりした天の川が、夜空を覆って輝いていた。

翌朝目覚めた私たちは、夜の間は闇に覆い隠されていたために見落していたあることに気づいた。ポーンペイは他の島のような平たい環礁ではなく、火山島だったのだ。切り立った山々が天を突き、その頂は雲に隠れていて見えない。濃い緑のジャングルに縁どられた険しい斜面からは急流や滝が流れ落ちている。その下や私たちの周りには丘がうねり、畑も点在している。海に目をやると、海岸に沿って生えているマングローブと、その向こうに浅瀬礁《リーフ》が見える。私はこれまで見てきたジョンストンやマジュロにはもちろん、クワジェリン環礁にさえも魅力を感じていた。しかし、海からそびえ立つこの火山島はジャングルと雲に覆われ、他に比べようもなく魅力的で、しかも博物学者にとっては天国のようなところなのだ。

私は、もうこれ以上飛行機に乗らず、この魔法のような島で一、二カ月過ごしたいという抗し難い気持ちと闘わなければならなかった。一、二カ月といわず、一年、いや一生ここで過ごしてもいい。それでも、とうとう最後には後ろ髪を引かれる思いで、文字どおり体を引きずるようにして他の乗客と一緒にピンゲラップ島に向かう飛行機に乗り込んだのだった。
飛行機が高度を上げると、上空から島全体を見渡すことができた。メルヴィルの小説『オムー』の中でのタヒチ島の描写は、ポーンペイ島にもそっくりあてはめることができるだろう。

　大きい方の半島にある山――オロヘナ、アオライ、ピロヒチの三山――を中心として、陸は放射線状に四方に広がり、なだらかな斜面の緑の尾根となって海に達する。山の中間は広い、影の濃い谷となり――それぞれがオリンポスの聖なる谷といった様相だ――清流を鏤《ちりば》め、鬱蒼たる森を宿す。……海から見た展望はまことに壮麗だ。海から山にいたるまで、緑一色の、濃厚な色調をした、一つの集塊でありながら、谷あり、尾根あり、小渓谷あり、滝あり、無限の変化を見せる。あちこちの尾根のかなたでは、遙かに高い峰がその影を投げ、影はずっと下って谷にまで達している。こうした谷の頂きでは、白い滝が陽光に映えて落ちているのが、垂直な緑の園亭を潜って注いでいるように見える。……少しでも感受性のある西欧人ならば、この谷の奥へ――島民の住む家を遠く離れ――逍遙《しょうよう》するとき、この風景のいいようのない安らかさと美しさには、見るものすべてが夢で見たなにものかだという思いに胸を衝《つ》かれずにはおられぬだろう。
（坂下昇訳『オムー』、メルヴィル全集 第二巻所収、国書刊行会）

ピンゲラップ島

　ピンゲラップ島は、ポーンペイ島の周りに位置する八つの小環礁の一つである。今でこそ環礁島だが、これらの島もかつては、ポーンペイ島と同じように険しい火山島だった。しかし、ポーンペイ島よりも地質学的にはずっと古いこれらの島々は何百万年という時間の中で浸食され、海に沈み、今ではラグーンを囲む珊瑚礁だけが海上に姿を見せている。そういうわけで、アント、パキン、ヌクオロ、オロルク、カピンガマランギ、モキル、サプアフィク、そしてピンゲラップといったすべての環礁を合わせても、その面積は三平方マイルくらいにしかならない。私たちが向かうピンゲラップ島はポーンペイ島から一番遠く、一八〇マイルも離れているうえに海は絶えず荒れている。それにもかかわらず、ここの住民は一〇〇〇年ほど前に、ほかの環礁にさきがけてこの島に渡ってきた。今でも人口はこの一帯で最高の約七〇〇人を数える。島どうしの交易や交流は活発ではなく、島を巡る船は一隻しかない。それが米軍の輸送船マイクログローリー号で、天候と海の状況が許せば年に五、六回は島々を回って物資や、ごくまれに乗客を運んでいる。

マイクログローリー号の次の出航は翌月だというので、私たちはパシフィック・ミッション航空の小型のプロペラ機をチャーターすることにした。操縦するのはテキサス出身のパイロットで、民間航空会社を退職した現在はポーンペイ島に住んでいるそうだ。狭い機内にぎゅうぎゅう詰めになったのは、私たちと日用品、検眼鏡など、いろいろな検査器具、シュノーケリングの道具一式、写真や録音器材、加えて全色盲用の特別な品々――つまりさまざまな濃さや色合いのサングラス付きサンバイザーが二〇〇個、数はもうすこし少ないが赤ん坊用のサングラスとサンバイザー――それで全部だ。

プロペラ機は島の短い滑走路用に設計されたもので、速度は遅いが、人を安心させるようなブーンという単調な音をたてて飛ぶ。高度が低いので、海中のマグロの群れまで見えるほどだった。一時間ほどでモキル環礁を過ぎ、その約一時間後にピンゲラップ環礁が見えてきた。ちょうど壊れた三日月のような形に連なる三つの小島がラグーンを囲んでいる。

飛行機が環礁の上を二周する間、上空からは緑の森以外には何も見えなかった。しかし高度を二〇〇フィートまで下げて木々をかすめるように降下していくと、森のあちらこちらに道が見え、木々の枝葉のすき間からは背の低い家々が顔をのぞかせた。

それまではまったくの無風だったのに、一陣の強風が起こりココヤシやパンダナスの木がざわざわと揺れた。飛行機が半世紀前に日本の占領軍によって敷かれたコンクリートの小さな滑走路の端に着陸しようとしたそのとき、この小さなプロペラ機は真後ろからの突風にあおられ、もう少しで滑走路の横の端に吹き飛ばされるところだった。パイロットは必死で機体が横滑りするのを抑えたが、飛行機は着陸点を通り過ぎて走り続け、すんでのところで滑走路を飛び出しそうになった。パイロットが操縦桿を力いっぱい回すと、幸運も手伝ってか、ようやく機体は回転して止まった。あと六インチほどオーバーランしたら、まちがいなくラグーンに突っ込んでいたことだろう。「みんな、大丈夫かい?」パイロットは私たちを見回した。そして、「こんな着陸は初めてだよ」と笑った。

クヌートとボブの顔からはすっかり血の気が引いていた。パイロット自身も青い顔をしている。三人とも、飛行機ごと海に沈み脱出しようともがき苦しむ自分の姿を脳裏《のうり》に思い浮かべていたに違いない。私はというと奇妙に落ち着いていて、リーフで死ぬのもロマンティックでいいものだろうな、などと考えていたとき、突然猛烈な吐き気が込み上げてきたのだった。あの恐怖の中でさえ、不思議と私の耳には笑いさざめく声が聞こえ、ブレーキのすさまじい音がまるで違う世界のことのように遠くに感じられていた。私たちはまだ青い顔をしたまま、とにかく飛行機から降りた。すると、何人もの褐色の肌をした子どもたちが滑走路の周りの森から走り出てきて、花やバナナの葉を振り回しながら私たちを取り囲んだ。大人の姿がまったく見えなかったので、その瞬間、私はピンゲラップ島には子どもしか住んでいないのかと思ったくらいだ。島に降り立った最初の数秒はまるでストップモーションのようにゆっくりと過ぎていった。子どもたちが森から走り出てくる。友達と肩を組んでいる子もいる。どこを見渡しても熱帯の植物がうっそうと生い茂っている。人も自然も原始の美しさをたたえて、私は最初の数秒のうちにこの光景にすっかり魅了されていた。愛が津波のように私の胸に押し寄せてきた。子どもたちへの愛、森への愛、島への愛、目に見えるものすべてへの愛が。ここは楽園だ、まるで魔法のようだが、現実の世界なのだ。とうとうこの地に私はたどり着いたのだ。私はこの島で一生過ごしたい気持ちになった。そうなれば、この美しい子どもたちの何人かを引き取ることもできるだろう。

「すごい」私の横に立っていたクヌートがうっとりとささやいた。「あの子を見てごらん、それにあの子も、あの子も。それから……」彼の視線をたどっていくと、私がそれまで見過ごしていたものが何かはっきりと分かった。あちらこちらで、子どもたちが眩しい日の光りに目をしばたたいたり細めたりしている。そして、すこし年かさの男の子が一人、黒い布を頭に載せている。彼らが自分と同じ全色盲だということを、クヌートは飛行機を降りて子どもたちを見た瞬間に悟ったのだ。子どもたちの方でも、飛行機のそばに立っているクヌートが濃い色のサングラスをかけた目を眩しそうに細めるのを見て、同じことを理解したのだった。

クヌートは文献も読んでいたし、これまでにも自分と同じ全色盲の人に会ったことがあったが、この予期せぬ出来事に衝撃を受けたようだった。地球の反対側で、自分と同じ全色盲の子どもたちに囲まれ、その瞬間に彼らに強い親しみを感じたのだ。横で見ていた私たちにとっても、それは不思議な出会いの瞬間だった。北欧人らしく肌が白く、洋服を着て首からカメラをぶら下げているクヌートと、ピンゲラップ島の小さくて褐色の肌をした全色盲の子どもたち。その出会いの光景はとても感動的だった(10)。

子どもたちは我先に手を突き出して私たちの荷物をつかんだ。器材を載せたのは斧で叩き割った木の板を自転車の車輪に乗せただけの間に合わせのトロリーで、不安定でがたがた揺れた。ピンゲラップ島には自動車もなければ舗装された道もない。ただ、土を踏み固めた道か、砂利を敷いた道が森を通っていて、すべての道は島のメインストリートにつながっている。この広い道の両側には家が建っていて、トタンで屋根をふいた家もあれば草ぶきの家もある、という具合だ。興奮した子どもたちや若者が（三〇代以上の大人はまだ一人も目にしていなかった）私たちをこの道まで先導してくれた。

寝袋、ミネラルウォーター、医学用検査機器、撮影用器材などの村への到着はほとんど村の歴史始まって以来の一大事だった。子どもたちはカメラよりも集音マイクのふわふわした筒にすっかり心を奪われたようで、翌日にはもうバナナの茎にココナッツの毛を巻きつけて自分たち用の「集音マイク」を作っていたほどだ。とにかく、この自然発生的な行進にはなにか楽しいお祭り気分が漂っていた。といって秩序やプログラムがあるわけではなく、行列はあちらこちらと立ち止まり、回り道をしながら、ピンゲラップの森の中の村を練り歩いた。村人はぽかんとして私たちを見つめ、私たちの方は彼らに挨拶しつつ、周囲の圧倒的な緑に酔っていた。小さな白黒の子豚が私たちの目の前を矢のような速さで走っていった。人見知りせず、かといって人に慣れているわけでもなく、ペット的ではまったくない。まるでこの島が人間のものであるように彼らのものでもあり、人間とは無関係の自分たちの世界をつくっているかのようだ。私たちは豚の色が白黒であることに驚き、この豚たちは全色盲の島人が特別に交配して作り出したものだろうかと、半分真剣に考えたりした。

しかし私たちの誰もそんな考えを口に出しては言わなかった。ところが、通訳を頼んだ、自身も全色盲であるジェイムズ・ジェイムズ——才能に恵まれた若者で、この島では非常にめずらしいことに、ずいぶん長い間島を離れてグアム大学で勉強したこともある——は、私たちの考えていることを察知するとこう言った。「この島の豚は、私たちの祖先が一〇〇〇年ほど前に渡ってきたときに一緒に連れて来たものです。パンノキやヤムイモ、島に今も伝わる神話や儀式と一緒にね」

豚が食べ物を探して自由に動き回り、バナナや腐ったマンゴーやココナッツが大好物なことは一目瞭然だった。それでも、ジェイムズによれば、豚の所有者は決められているという。しかも所有者の物質的な豊かさや成功の指標にもなっているらしい。もともと豚は王族の食べ物で、ナンマルキと呼ばれる王様だけが食べることができたそうだ。今でも豚を食べることはめったになく、食べるのは特別な儀式のときだけだということだ。(11)

クヌートは豚だけでなく植生の豊かさにも心を奪われていた。彼は植物をはっきり見ることができ、むしろ私たちよりも明確に見ていたに違いない。というのは、私たち通常の視覚の人間にとっては、目が慣れるまでは単にいろいろな緑が入り混じっているように見えるものでも、クヌートはその明るさ、像、形、質感などの重なり合いを、しごく簡単に見分けることができるからだ。クヌートはそのことをジェイムズに伝えた。するとジェイムズは自分も、島の全色盲の人もそれはみな同じだと答えた。「全色盲の誰もがこの島の植物を見分けることができますよ。島の風景はほとんど単色なので、それに助けられてもいるのでしょうが」たしかに島には赤い花や果物もあるが、これらはある光のもとでは見えなかったりすることも事実で、その他は何もかもが緑色だった。(12)

「じゃあ、バナナの場合はどうなんだい？　たとえば黄色いバナナと緑色のバナナを見分けられるかな」と、ボブがジェイムズに尋ねた。

「必ず、というわけではありません。いわゆる〝薄緑〟は〝黄色〟と同じに見えることもありますね」

「じゃあ、どうやってバナナが熟しているか分かるんだい？」

ジェイムズは答える代わりにバナナの木に近寄り、慎重に明るい緑色のバナナを選んでボブに渡した。

ボブは皮をむこうとして、それが簡単にむけたので驚いた顔をした。それから用心深くほんの一口食べ、あっという間に全部平らげてしまった。

「ね、お分かりでしょう。私たちは色だけで判断するわけではないのです。目で見て、触って、匂いを嗅いで、それで分かるのです。全感覚を使って考えるんです。あなたたちは色でしか判断しませんけれど」

私が上空から見たピンゲラップ島の形は、直径がだいたい一・五マイルほどのラグーンを囲んで三つの小島がところどころが切れたいびつな円を描いているというものだった。今、私たちは細い道を歩いているのだが、片側の岸には打ち寄せる波が砕け、何百ヤードか離れ

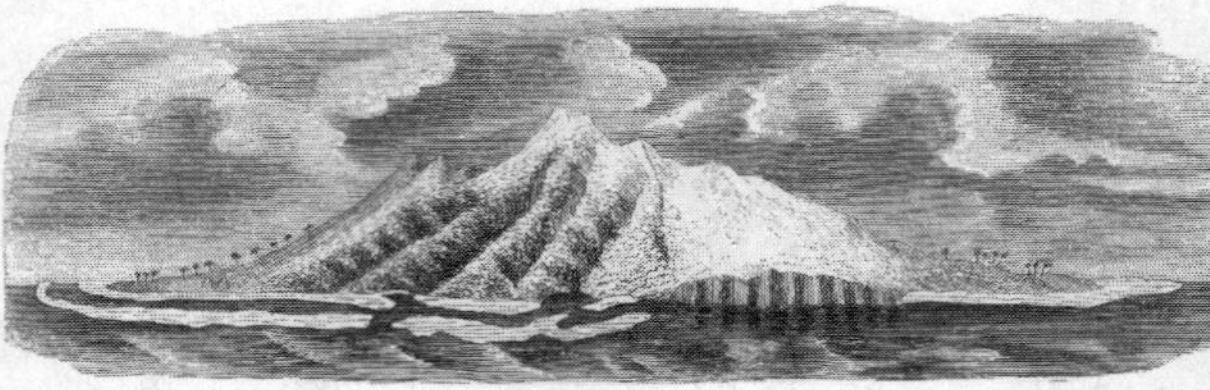

火山島

た反対側には静かなラグーンが広がっている。初期の探検家たちが初めて訪れた土地で、それまで見たどんな風景とも違う未知の風景を見たときの驚きが思い起こされた。「これは驚異だ」とピラール・ド・ラヴァルは一六〇五年に書き綴っている。「それぞれの環礁が、まったく人間の手を経ていない巨大な石の堤防で囲まれていることには目をみはらされる」

太平洋を航海したクックはこのような海抜の低い環礁に興味を抱き、一七七七年には早くも環礁を取り巻く謎と矛盾について次のように述べている。

これらの環礁が大きな島の残りだと言う人もいる。つまり、太古の昔には環礁が一つにつながって島を形成していたのだが、時間の流れの中で低い土地は海に浸食され、高い土地だけが残ったというのだ。だが、私を含めてこう考える人もいる。つまり、環礁は浅瀬あるいは珊瑚礁が隆起することによって形成されたのだと。また、ある人は、地震によって海底が隆起したのだと考えている。

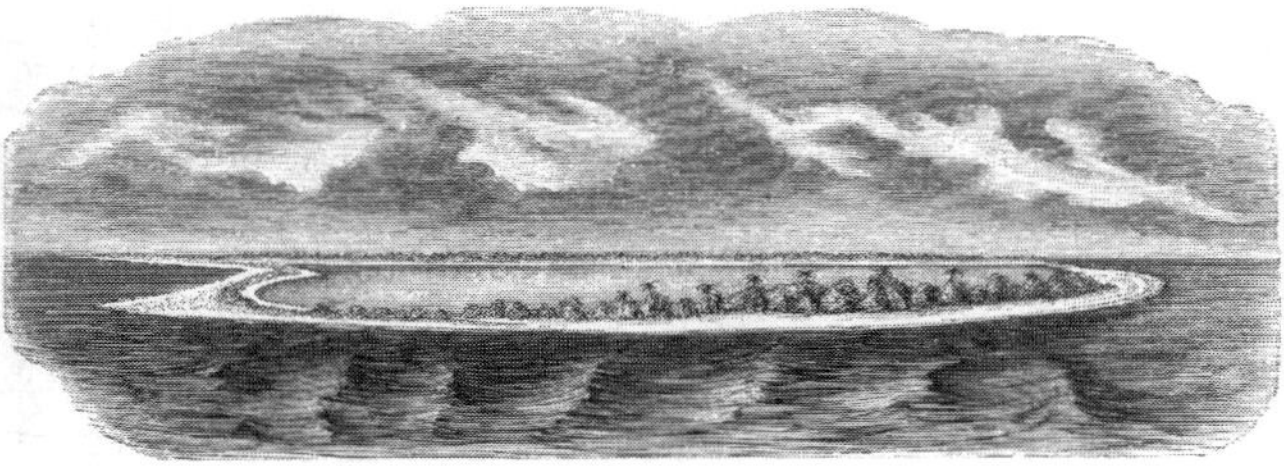

珊瑚環礁

しかし、一九世紀の初めには、最も深い海域にも珊瑚礁が存在することが明らかになった。珊瑚自体は最長一〇〇フィートほどしか伸びず、しかも根を張る海底が固い土壌である必要がある。したがって、クックが考えるように、このような海域で珊瑚などが海底から積み上がることは、不可能だということが分かった。

当時の地質学の第一人者であるサー・チャールズ・ライエルは、環礁は隆起した海底火山の縁に珊瑚が生えたものと仮定した。ところが、この説に従えば、珊瑚が生息する土壌を提供するためには数えきれないほどの火山が海面下五〇から八〇フィート内に存在しなければならないことになり、しかも海面にはまったく顔を出していないことになってしまう。

ダーウィンは地震や火山活動が引き起こす大規模な地殻変動を、実際にチリの海岸で体験した。それらは、彼の言葉では「この世界を支配する最大の自然現象の一つ」であり、特に地表の不安定さ、連動する動き、地質の振動などは重要なものだ。ダーウィンが思い描いたのは、大規模な地表の隆起や沈下といったイメージである。たとえば、アンデス山脈は地表が何千フィートも隆起したもので、逆に太平洋は何千フィートも沈下して形成された。そして、このような大まかな考えの裏付けとして、ダーウィンはある特徴的な理論を提唱した。それは海に浮かぶ島は地表の隆起や沈下により説明することができ、沈下による珊瑚礁の形成も説明できるというものである。ダーウィンが打ち立てた仮説はある意味ではライエルの理論とは逆のものだ。つまり珊瑚は隆起する火山の頂にではなく、沈下する斜面に生育するのであり、火山性の地質が浸食され沈下するにしたがって珊瑚の裾だけが水面に残り、堡礁となるのである。火山の沈下に伴って珊瑚礁は生育に必要な日光や温かさを求めて新たなポリープを水面に向かって伸ばし、珊瑚礁の特徴的な形を作っていく。そしてこのような環礁ができ上がるには、少なくとも百万年はかかるであろう。

ダーウィンは自らが主張する地表の沈下について、短期間の変化を記録している。それは本来乾燥した土地にあるはずのヤシの木や建物が水面下に沈んでいるというものだ。しかし、同時に彼は、これほど時間のかかる地質活動の決定的な証拠を得ることは非常に難しいだろう、とも述べている。果たして彼の提唱した理論は、当時から多くの人に信じられてはいたものの、その正しさが確認されたのはそれから一世紀も後になってからのことである。このときにはエニウェタク環礁にボーリング[13]による巨大な穴が穿たれ、水面下四五〇〇フィートで火山性の土壌にぶつかったのである。ダーウィンは珊瑚の礁形成についてこう書いている。

珊瑚礁は地下で起こる振動の見事な記録である。一つ一つの環礁が、今では失われた島の記念碑なのだ。したがって我々は、まるで一万年も生きてその間に起きた変化を記録し続けた地質学者のように、地球の表面が動き、陸地と海洋が入れ替わるこの圧倒的な仕組みをうかがい知ることができるのである。

私はピンゲラップ島を見回して、遠い昔に存在していた険しい火山が、何千万年もの時間、目には見えないくらい少しずつ沈み続ける姿を思い浮かべてみた。すると、長大な時の流れをはっきりと感じることができたのだった。そして私たちはこの島へ、空間ばかりではなく時間をも超えた旅をしてきたのだということも。

私たちが乗った飛行機をもう少しで滑走路から投げ飛ばしそうになった強風はもう静まっていた。だが、ヤシの木の梢《こずえ》はまだゆさゆさと揺れているし、波が大音響と共にリーフに当たっては砕け、巨大な水しぶきをあげていた。

悪名高い太平洋の台風がピンゲラップ島のように海抜わずか一〇フィートにも満たない環礁島に及ぼす被害は甚大である。なぜなら強風にあおられた高波が島全体を水浸しにしてしまうからだ。一七七五年頃にピンゲラップ島を襲ったレンキエキ台風のときには、島民の九〇パーセントが犠牲となり、それに続く飢餓により、生存者のほとんども苦しみながら死んでいった。台風によって農作物ばかりでなくココヤシやパンノキ、バナナすらも全滅したために、魚以外に食料がなくなってしまったからだった[14]。

この巨大な台風に襲われる八〇〇年も前からピンゲラップ島には人が住み、台風のときには一〇〇〇人近い人口があった。最初の島民がいったいどこから渡ってきたのかは明らかになっていないが、いずれにしても彼らはナンマルキと呼ばれる世襲の王を頂点とする厳格な階層制度、伝承文化、神話、そして言葉とともに島にやってきたのだ。しかし、その言葉は島に伝えられてからあまりにも変わってしまったので、台風に襲われた頃にはすでに「本島」であるポーンペイ島の人々との間では通じなくなっていたという(15)。このように文化的にも栄えていたピンゲラップ島の人口は、レンキエキ台風の何週間か後にはナンマルキと王家の何人かを含むわずか二〇数人に減ってしまったのだ。

それでも、生き残ったピンゲラップの人々はその後人口を増やし、何十年かたつと島の人口は一〇〇〇人近くを数えるまでになった。しかしそれに伴って近親婚が増えたため、今度は別の問題が生まれた。それ以前は稀にしか見られなかった疾病の遺伝子が広がりをみせ、巨大な台風から四世代下ると、ついに病気そのものが表に現われてきたのだ。視覚障害をもつ子どもがピンゲラップ島で初めて生まれたのは一八二〇年代で、その何世代か後にはその数は人口の五パーセントに達し、現在までだいたいその数値のままできている。

カロリン諸島ではそれより何世紀も前から突然変異による全色盲が存在していた。しかし、それは劣性遺伝病であるため、人口が多い限りは遺伝子の保有者どうしが結婚して子どもに遺伝病が現われる可能性はとても小さい。しかし、レンキエキ台風によって、ピンゲラップ島でこの遺伝病の広がりを防ぐはずの人口が激減してしまったのだ。遺伝的分析によれば、天災を生き延びたナンマルキ自身が子孫にこの遺伝子を伝えたとされる。

生まれつき全色盲の赤ん坊の視覚異常は生まれた時点でははっきりしない。しかし、二、三カ月後には明るい光の下では目を細めたりまばたきしたり、顔をそむけたりするようになる。そして歩きはじめる頃には細かいものや遠くのものが見えないことが、また四、五歳になると色が見分けられないことが明らかになる。この奇妙な症状は男女ほぼ同じ比率で現われる。この子どもたちは、しかし他にはどこも変わったところがなく、頭脳も、行動も活発なのである。島にはその状態を表わす「マスクン（現地語で〝見ない〟という意味、全色盲のこと）」という言葉まであるほどだ。

台風から二〇〇年以上も経った現在では、島の人口の三分の一が全色盲の遺伝子を持っていて、七〇〇人余りの島民のうち五七人が全色盲である。全色盲になる確率はこの島を除く世界では三万人に一人だが、ピンゲラップ島ではそれが一二人に一人の割合なのである。

私たちはあちらを眺めたりこちらに寄り道したりしながら、森のなかをぶらぶらと歩いていった。そんな私たちの周りを子どもたちが飛び回り、足元を豚が走り回っていた。やがて島の行政府の建物に着いた。それはこの島に三、四軒ある、セメントと石炭を混ぜたシンダーブロック造りの二階建ての建物の一つだった。ここで私たちは島の行政長官であるナンマルキその人と行政府の役人に会い、儀礼的な出迎えを受けた。デリーダ・アイザックという名前のピンゲラップ人の女性が通訳になって私たちをナンマルキに紹介し、その後で自己紹介をした。彼女は道の反対側で小さな診療所を開いていて、どんな怪我や病気でも診るのだという。何日か前には逆子《さかご》を取り上げたそうだ。たいした医療器具もない島ではそれは難しい仕事に違いないが、母子共に元気とのことだった。ピンゲラップ島には医者がいないので、デリーダは他所《よそ》で医学を勉強した。また、ポーンペイ島から研修医がよく手伝いに来るという。患者がデリーダの手におえないと、月に一度近隣の島を巡回診療する看護師がポーンペイ島からやって来るのを待たなければならない。しかし、ボブによると、デリーダは患者に対して親切で丁寧であるばかりでなく、非常に有能でもあるということだ。

私たちは彼女に連れられて行政府の建物をざっと見学した。人気《ひとけ》のないからっぽの部屋が多く、建物の照明用の灯油発電機はもう何年も使われていないように見えた。⑯日が暮れようとするころ、デリーダは私たちが泊まる行政庁舎へ案内してくれた。通りは薄暗く、明りはどこにもなかった。闇がみるみるうちに大きくふくらんで、私たちの上に落ちてくるかのように感じてしまう。コンクリートブロックを重ねて建てた家の中は狭くて暗く、おまけに暑くて息もできないほどだった。夜のとばりが下りても、まるでサウナのように暑いままだ。それでも建物の外側には美しいテラスがあり、バナナの木と巨大なパンノキとがアーチを描いていた。寝室は二つ用意され、クヌートは一階の行政長官の部屋で、ボブと私は二階の子ども部屋で寝ることになった。ボブと私は顔を見合わせた。二人とも不眠症なので一晩中本を読んで過ごすことが多いし、そろって暑いのが大の苦手ときている。この熱帯の長い夜を、読書で気を紛らわせることもままならなければ、いったいどうやって耐えたらよいのだろうか。

結局、私は一晩じゅう寝返りを打ち続けた。暑さと湿気で眠るどころではなかったし、それに加えて奇妙な視覚興奮をおぼえたからだ。偏頭痛が起きる前によくそうなるのだが、その晩は暗い天井にパンノキやバナナの木が揺れ動くのが見えるような気がしてならなかった。そしてそれ以上に、ようやくこの全色盲の島にやって来たのだと思うと気持ちが高ぶって、私はとても寝付くことができなかったのだ。

ボブも私同様よく眠れなかったようだ。ようやく夜が明ける頃、髪もぐしゃぐしゃのままテラスに出た私たちは、辺りを歩いてみることにした。私は歩きながら短いノートをつけたのだが、湿気を帯びた空気のせいで、ノートにインクの染みがたくさん付いた。

朝六時。空気は体温ほどもあり、相変わらずげんなりするくらいの湿気だが、島ではすでに一日の生活が始まっている。豚がキーキー鳴きわめきながら木々の下草の間を走り回り、魚やタロイモを料理する香りがただよっている。ヤシやバナナの葉でふいた屋根を修理している人もいる。男が三人、カヌーを作っているところに出くわした。カヌーは美しい伝統的な形をしている。一本の木を切り出して、一〇〇〇年以上も変わっていない材料と方法で作るのだ。ボブとクヌートはボート作りに関心があるので、作業の様子をじっくりと眺めていた。それからクヌートが何軒かの家に隣接する墓や祭壇を見つけた。ピンゲラップでは住民の共同墓地というものは存在しない。死者は自分が生前住んでいた家の隣りに葬られ、そこで死後も家族の一員として扱われるのだ。墓石には服の紐のようなものが結ばれていて、そこにはかつて色と模様のついた布が結び付けられていたことが分かる――たぶん、悪霊を近づけないために、あるいは単に装飾のために。

周囲の植生の密度の高さが私の注意を引いた。温帯の森よりもずっと密度が高く、木のなかには鮮やかな黄色い地衣類がついているものもあったので、少しかじってみた。地衣類のなかには食べられる種類のものもあるが、これは苦くてちょっと食べられそうもない。

パンノキがそこらじゅうにあり、パンノキしか生えていない果樹園のような場所もある。葉は大きくて深い切れ込みがはいっている。今から三〇〇年前にパンノキの巨大な実を見たダンピアは、この実をパンの塊にたとえたのだった[17]。私はこんなに力強い木を見たことがない。通訳のジェイムズが言うには、この木は簡単に育つうえに一本につき年間一〇〇個もの巨大な実をつけ、人間一人を養うのに充分だそうだ。そして実を五〇年以上もつけ続けた後で良質な木材として使われ、特にカヌーの船体に適しているという。

リーフではもう大勢の子どもたちが泳いでいた。何人かはまだよちよち歩きの子どもだったが、恐れなどみじんも見せず、興奮して叫び声を上げながら鋭い珊瑚をぬって走り、海に飛び込んだりしていた。私が見たところ、二、三人の全色盲の子どもが他の子たちと一緒に、大声をあげて海に潜ったり飛び跳ねたりしていた。彼らは、少なくともこの年頃では、孤立してはいなかった。それにまだ朝が早くて空が曇っていたおかげで、日中のように眩しさで目がくらむこともない。年かさの子どもは古いサンダルのゴム底を手のひらに縛り付けて、すごい速さで犬かきをしている。他の子たちは海に潜って海底にたくさんいる巨大なナマコを採ってくると、それをホースのようにぎゅっと押し潰して中から出てくる水をお互いに向けて飛ばし合っていた……。ナマコ類に愛着を感じている私としては、ナマコが無事に生き延びられるよう祈るのみだった。

　私は浅瀬を歩き回って自分もナマコを採りに潜ってみた。いつだったか、マレー半島、中国、日本ではかつてナマコの貿易が盛んに行われていたと読んだことがある。英語では単に「海のキュウリ」などと呼ぶこの生物が、これらの国ではちゃんと「トレパン」、「ベシュ・ド・メール（海の鋤《すき》）」、「ナマコ」などと名付けられて珍重されていたということだ。私自身も、たまにだがナマコを美味しく味わうことがある。細胞内に動物性セルロースの硬いゼラチン質があり、これがとても美味しいのだ。そこで、ナマコを浜に持ち帰ってジェイムズにピンゲラップ島の人々も食べるか聞いてみた。「食べますよ。硬くて料理するのに時間がかかりますけど。これだったら生で食べられますよ」そう言って、ジェイムズは私が海底で掘り起こしたマナマコを指差した。ジェイムズは半分冗談を言っているのではないかと思いながら、私はそれに歯を立てた。とてもではないが、革のように厚い外皮を噛み切れるものではない。履き古された靴を食べようとしているようなものだった。[18]

朝食後、私たちは島に住んでいるエドワード氏のお宅を訪ねた。エンティス・エドワード氏は全色盲で、母親の腕に抱かれて眩しい日差しに目を細めている赤ん坊から一一歳の娘までの三人の子どもたちも全員そうだった。奥さんのエマは普通の視力があるが、明らかに全色盲遺伝子の保因者だ。エンティスは教養があり、英語は少ししかしゃべれないが、生まれながらの雄弁さを備えている。そんな彼は会衆派教会の牧師で漁師でもあり、島の社会の尊敬を受ける人物なのだった。しかし、奥さんに言わせれば、彼のような人は例外中の例外だそうだ。たいていの場合、生まれつきマスクンの人は読み書きができない。その理由は学校で先生が黒板に書く字が読めないからだ。そしてなかなか結婚できない。なぜなら子どもがその遺伝子を受け継ぐ可能性が大きいこともあるが、他の島民と違って屋外の強い日差しの下での仕事ができないことも理由の一つだ[19]。そういうわけで、エンティスはすべての面で例外であり、本人もそのことを強く意識していた。「私は幸運だったのです。他の人にとってはいろいろと難しいことが多いのですよ」

社会的な生活をするうえで問題になる以外は、エンティスは全色盲であることが特に不利になるとは考えていないという。とはいっても、明るい光に目が弱いことと細かいものが見えない点では悩まされているのだが。クヌートはうなずきながら聞いていた。彼はエンティスの一言一言に熱心に耳を傾け、自分自身の経験と重ね合わせていたのだ。そして、自分の弱視用眼鏡を取り出してエンティスに見せた。それはクヌートの第三の目といってもよく、いつも首からぶらさげているのだ。果たしてエンティスの顔は喜びで輝いた。というのは、弱視用眼鏡をかけて遠くに焦点を合わせると海面に揺れる船や遠くの木、道の反対側にいる人の顔などが見え、焦点を近くに合わせると自分の指先の指紋の渦巻きまでもが、本当に生まれて初めて見えたのだから。クヌートは衝動的に自分の首から架けていた弱視用眼鏡をはずすと、エンティスにプレゼントした。エンティスは感動しきった様子で言葉を失っていたが、奥さんが家の中から自分で作った美しいネックレスを持ってきた。同じ大きさの子安貝を三連につなげたもので、それは一家の一番大切なものだった。奥さんがそれを重々しくクヌートに手渡す間も、エンティスは弱視用眼鏡を目から離さなかった。

こうして、エンティスに自分の弱視用眼鏡を贈ったクヌートは自分の視力を失ってしまった。「自分の目を半分あげてしまったみたいだよ。あれは僕の目には必需品だったからね」そう言いながら、クヌートはとても嬉しそうだった。「おかげで彼の世界は今までとはまったく違うものになるからね。僕はまた自分のを買うさ」

翌日、私たちはジェイムズを見かけた。彼は日の光に目を細めながら、ティーンエージャーたちがバスケットボールに興じるのをじっと見ていた。私たちの通訳でもありガイドでもある彼は明るく社交的で知識も深く、社会の立派な一員のようだった。しかし、彼はそのとき初めて静かで物思いに沈み、孤独で寂しそうに見えた。私たちは彼と語り合い、いろいろと聞き出すことができた。ピンゲラップ島の他の全色盲の人々と同じように、ジェイムズにとっても人生と勉学は厳しいものだった。遮るもののない日差しは彼の視力を奪ったし、濃い色の布で目を覆わなければ外へ出られないほどだった。けんかにも加われなかったし、他の子どもたちが楽しんでいる屋外のゲームとも無縁の毎日だった。視力が低かったので、教科書も目から三インチまで近づけなければまったく読めなかった。そうではあっても彼は非常に優秀だったので、弱視というハンディキャップにもかかわらず、すぐに文字が読めるようになり、読書が大好きになった。そしてデリーダと同じようにポーンペイ島の学校へ進んだ（ピンゲラップ島には小学校はあるが、中学校はない）。賢くてやる気にあふれ、より大きな世界を求めていたジェイムズは、奨学金を得てグアム大学で社会学を五年間勉強した。そして大きな夢を持ってピンゲラップ島へ帰ってきた。島の産物の販売効率を上げたり、より良い医療や保育のサービスが得られるようにしたり、島のすべての家庭に電気と水道を引いたり、教育の質を向上させたり、島民に新しい政治意識や自分の島に対する誇りをもたせ、すべての島民、特に全色盲の島民が、自分が経験したような苦労なしに読み書きできるようにする。これが彼の夢だった。

しかし、それらの夢は何一つ実現しなかった。ジェイムズは恐るべき惰性、変化への抵抗、無気力、なるようにしかならないという島民の意識の壁にぶつかり、そのうちに彼自身が努力することをやめてしまったのだった。ピンゲラップ島では自分の能力と教育に見合った仕事を見つけることは不可能だった。というのもピンゲラップ島のような自給自足の社会では、仕事自体が存在しないのだから。例外は医療関係、行政府、そして教師が何人かといったところだ。ジェイムズは自分が一度後にした小さな世界にもう一度完全に溶け込むことはできず、自分が社会から離れたよそ者だということに気づかざるをえなかった。

エドワード氏の家の外には美しい模様のマットが置かれていたが、私たちはその後、村中で同じようなものを見ることになった。伝統的な屋根をふいた家の前にも、現代的なアルミの屋根とコンクリートブロックの家の前にも、美しいマットが置かれていた。ジェイムズに尋ねたところ、このマットの織り方は「時間が始まる前」からずっと変わっていないのだそうだ。ヤシの葉の繊維からつくる糸が今も使われている。とはいえ、野菜の汁を使った伝統的な染色方法はカーボン紙から抽出する青いインクにとって替わられてしまっている。いずれにしても、島では他にこれといったカーボン紙の使い道もないのだ。ピンゲラップ一番の織り手は全色盲の女性で、やはり全色盲だった母親から習ったのだという。その人のところへジェイムズに連れていってもらった。彼女は小屋の中でとても複雑な模様の布を織っていたが、小屋は暗くて、明るい戸外から入ってきた私たちにはしばらく何も見えなかった。反対にクヌートは二重のサングラスを外すと、自分の視覚にとってここはピンゲラップ島の中で最も快適なところだと言った。目が暗さに慣れてくるにつれ、薄暗い中に輝くような素晴らしい作品が見えてきた。そこにはとても繊細な模様がわずかな輝きの違いで織り分けられているのだが、外の日差しの下に持って出ると、模様はたちまち消えうせてしまうのだった。

クヌートの話では、最近彼の妹でやはり全色盲のブリットが一六種類もの毛糸を使ってジャケットを編んだそうだ。あまり毛糸の種類が多いので、どの毛糸を使ったかを忘れないように、編んだ部分に番号をふっていく方法を考え出したほどだったという。そうして出来上がったジャケットには、クヌートによればノルウェーの昔話を題材にした模様やイメージが複雑に編み込まれているのだそうだが、薄い茶色や紫の毛糸が使われているだけで色合いのコントラストはほとんどないため、通常の視覚の人には色の違いが分からない。ブリットの目は光にのみ反応するので、きっと普通の人の目よりもはっきりと模様を見ることができるのだ。「私の特別な作品よ」と彼女は言っているそうだ。「このジャケットの模様を見て楽しむには完全な色盲でなければならないの」

その日の午後、私たちはもっと多くのマスクンの人たちに会うためにデリーダの診療所を訪問した。そこにはもう島の全色盲の人口のほぼ半数にのぼる四〇人もの人が集まって私たちを待っていた。私たちは一番大きい部屋に陣取り、ボブが検眼鏡、レンズ、視力検査器を据え付け、私はさまざまな色の毛糸や絵、ペン、それに一般に使われている色盲検査表一式を用意した。クヌートは米国のスローン博士が考案した全色盲検査用カードを取り出し、そのカードを初めて見る私に使い方を説明してくれた。「カードには灰色の四角が一列に並んでいて、それぞれの四角はごく薄くてほとんど白に近い灰色からとても濃くてほとんど黒に近い灰色まで、濃淡だけが違っている。どの四角の中央にも丸い穴が開いていて、こうやって後ろに色紙を当てると、ほら、この四角形の灰色と中心の穴から見える色紙とをうまくマッチさせることができるんだ、灰色の明度と色紙の明度が同じならね」そう言ってクヌートは濃くも薄くもない中くらいの灰色の四角形の中央にできたオレンジ色の円を指さした。

「僕の目には中央のオレンジ色の円とその周囲の灰色がまったく同じに見えるんだよ」

このような色の組み合わせは通常の視覚をもつ人には何ら意味を持たない。どこを探しても灰色と「同じ色に見える」色など存在しないので、ほとんどの人にはこのテストは難しいのだ。ところが、全色盲の人にとってはこれはとても簡単なことだ。彼らにとってはすべての色はトーンが違っても灰色と同じ色であり、そこには明度の違いしか存在しないのだから。このテストは普通の明るさの下で行うのがいいのだが、電気が通っていないので、クヌートは全色盲である自分の目を基準に、全色盲の人一人ずつの答えと自分の答えとを比べていった。ほとんどのテストで、答えは同じか、ごくわずかな違いがあるだけだった。

医学的検査は一般的に患者のプライバシーを守りながら行われるものだが、ここでは周りを大勢が囲んで注目している中で行われた。子どもたちが窓から覗いたり、検査をしている私たちの周囲をうろうろと歩き回ったりしていて、地域の楽しいお祭りのような雰囲気さえただよっていた。

ボブは全色盲の人の目の屈折力や網膜の所見を一人ずつ詳しく調べたがっていた。しかし、眼振のために眼球が絶え間なく動くので、そう簡単にはいかなかった。確かに、網膜を取り出して杆体視細胞や錐体視細胞を顕微鏡で直接調べることはできなかったが、それ以外は検眼鏡で充分に対応できた。これまで、マスクンは近視になりやすいと指摘されていたのだが、ボブは全色盲の人に近視はたしかに多いが、そうでない人も多い（クヌート自身はどちらかというと遠視だ）という結論に至った。そしてまた、ピンゲラップ島の通常の視覚をもつ住民が全色盲の人々と同じような割合で近視であることも分かった。したがって、もしもこの島に近視の遺伝子が伝わっているとすると、それは全色盲とは独立した遺伝子であろうとボブは考える。[20]「初期の研究者たちが、目をしかめたり小さいものを目に近づけている島民を大勢見て、近視の多さを大げさに報告したのだろう。このような動作はたしかに近視のためと受け取ることもできるが、実際には全色盲の人が眩しい光に耐えられなかったり、視力が低いために取る行動だと言える」

私は全色盲の人たちにさまざまな毛糸の色を当ててもらったり、それが無理であれば同じ色の毛糸を探してもらったりした。彼らが色ではなくて明るさに頼って色合わせしていることはすぐに分かった。さまざまな色は明度によって分類されるので、黄色や空色は白のグループになり、濃い赤や緑は黒のグループになる。私はまた、一般的な色盲や色弱を検査するために世界中で使われている石原式色覚検査表も用意していた。さまざまな色の点を用いて数字が描かれていて、数字は明るさではなく色によってのみ背景から見分けることができるようになっている。しかし、表の中には反対に、通常の視覚の持ち主では見分けられなく全色盲の人だけが見分けられるもの、つまり色合いは同じでも明度が多少違うものもある。年かさのマスクンの子どもたちはこの検査に大喜びで、順番を競って押し合いへし合いしていた。そして、私の目ではとうてい見分けられない数字を言い当てることができるのだった。私たちがマスクンの子どもや大人たちの検査を進める間、クヌートは自分の全色盲としての経験を人々に話した。その話を聞いて、私たちが単に研究のためだけではなく同じ人間としてここに来たのだ、ということを皆が理解してくれたのだと思う。クヌートが一緒だったおかげで私たちの検査はスムースに進み、さらに彼らを安心させることもできたのだ。というのは、視覚の欠陥そのものは心配の種ではないが、マスクンについての間違った認識が島民の間に広まっていたからだ。症状がどんどん進行して完全に盲目になってしまうのではないか、知能障害を引き起こしたり、発狂、てんかん、心臓病などの原因になるのではないか、と人々は恐れていた。妊娠中にうっかりして何かに感染してマスクンの子どもが生まれると信じている人もいる。マスクンはある特定の家系に受け継がれていくらしいという程度の認識はあっても、劣性の遺伝病についての知識は皆無だった。そこで、ボブと私は、マスクンは進行する病気ではなく、視覚の一部が通常とは異なるだけだから、簡単な視力補助器具を用いるだけで学校へも行けるし、普通に生活し、旅行したり働いたりすることができるのだと強調した。たとえばサングラスで眩しい光を遮ることができるし、弱視用眼鏡を使えば文字を読んだり遠くを見たりすることができるのだ、と。しかし、私たちの言葉よりもクヌート自身がそれを証明してくれていた。彼はサングラスや弱視用眼鏡を使っていたし、それにごく普通の生活を送っていることは誰の目にも明らかだった。

デリーダの診療所の外で、私たちは持ってきたラップアラウンド・サングラスや帽子などを配ることにしたのだが、これがさまざまな反応を呼び起こすことになった。母親が腕に抱いた赤ん坊の目に小さなサングラスを掛けると、それまでしじゅう声を上げて目をしばたたいていた赤ん坊がたちまち落ち着いた。そしてもう目をしばたたくこともなくぱっちり開くと、明らかに興味をもって自分の周りを見回し始めた。島で一番年寄りの全色盲のおばあさんは、サングラスを掛けることを憤然と拒否した。「わたしはね、八〇年もこうやって生きてきたんだよ」とおばあさんは言った。「今さらサングラスなんてかけたくないね」しかし、他の全色盲の大人や子どもたちは喜んでサングラスをかけた。そして慣れないサングラスの重さに鼻に皺《しわ》をよせながらも、眩しい光が前より辛くないことが私たちにもはっきりと分かった。

哲学者ヴィトゲンシュタインは、お客として招待するには最も気を使わなくてよいか、あるいは最もてごわい人物だったと言われている。なぜなら、彼は招かれた家に到着するやいなや、出されたつまみを舌鼓を打って平らげ、食事にもそのつまみとまったく同じものを求めるからだった。多くの人にとってそんな彼の言動は異常とすら映ったようだが、実は私自身にもそんな傾向があるので、個人的にはそれはきわめて正常な行為だと思っている。つまり、変化を好まない私にはピンゲラップ島の単調な食事が完璧に性に合ったものだったのだが、ボブとクヌートはいつも、少しは違う味のものが食べたいとぼやいていた。この食事ときっちり同じメニューが一日に三回繰り返されることがその後分かったのだが、島での私たちの最初の食事は、メインにタロイモ、バナナ、パンダナス、パンの実、ヤムイモ、マグロ、デザートにパパイヤとまだ青いヤシの実のミルクというものだった。魚とバナナが大好物の私にとっては、この食事は最高だった。

それにしても、毎食欠かさず登場するスパムの缶詰肉には三人ともまいってしまった。おまけに毎回、必ず揚げてあった。ピンゲラップ島ではもともと健康的で美味しい食事ができるのに、いったいどういう理由でわざわざこんなまずいものを食べなければならないのかまったく理解に苦しむ。そしてなによりも、この缶詰はとても高い。反対に、ピンゲラップ島の人たちがコプラ、敷布、パンダナスの実をポーンペイに輸出して得る現金はほんのわずかな額なのだ。この島への旅の飛行機の中で慈善家を気取ったスパム缶詰輸出会社の紳士から聞いた話のとおり、ここの人々がいかに大量のスパム缶詰を消費しているかを、今や私たちは目の当たりにしていた。ピンゲラップ島ばかりでなく太平洋のどの島でも、少ない現金収入や健康を犠牲にしてまで人々がこんな食品に夢中になっているのはいったいなぜなのだろう。そう考えこんでしまったのは、どうやら私一人ではないらしい。というのは、ポール・セローがその著書『オセアニアの幸せな島々』の中で、この地域におけるスパム缶詰肉消費の構造についてこんな仮説を立てているのを後になって見つけたからだ。

もともと食人の習慣を持っていたオセアニアの人々が今やスパムの缶詰肉を好んで食べるのは、この製品が、味覚的には豚肉に近いとされる人肉にもっとも似ているという理由からくるのではないだろうか。メラネシアの多くの島では料理した人肉を「長豚」と呼んでいた。つまり、太平洋の食人文化が進化というよりはむしろ退化した結果が、このスパム缶詰に対する嗜好であろう。また、スパム缶詰が手に入らない場合の代替品とされているコンビーフもまた、屍肉のような味がする。

ただ、私が知る限りでは、ピンゲラップ島では食人の習慣はなかったらしい(21)。

果たしてセローの仮説のとおりに、食人文化が昇華したものがスパムの缶詰肉への嗜好なのかどうかはともかく、私たちはタロイモ畑を訪れた。タロイモは島の主要な栄養源で、その畑は島の真ん中にある一〇エーカーほどの湿地に作られている。島民にタロイモについて聞くと、誰もが敬愛を込めて、そして嬉しそうに話してくれる。畑は村のもので、住民全員が順番にそこで働くのだ。地面からは小石がていねいに取り除かれ、手作業で掘り返されていた。そこに四、五〇センチの長さの苗を植えると、あっという間に三メートル以上に成長して幅の広い三角形をした葉を茂らせる。畑の管理は伝統的に女性の仕事だ。毎日くるぶしまで泥につかって、畑のあちこちで手入れをしたり収穫したりする。また、大きな葉が茂って濃い影を落とす木の下は格好の寄り合い所にもなっていて、特にマスクンの人々は好んでここに集まって来るのだ。

畑には何種類ものタロイモが植えられていて、その大きな粘っこい根の味は苦いものから甘いものまでさまざまだ。生でも食べられるし、乾燥させて保存することもできるタロイモは、この島の究極の食べ物である。二〇〇年前のレンキエキ台風のときには、畑が海水に浸かって全滅したために生き残った島民までも飢餓に苦しんだことは、地域社会の鮮明な記憶として島民の間に語り伝えられているのだ。

畑から森を通って帰る途中、おじいさんが私たちに近づいてきた。そしておずおずと、しかし固く心を決めた様子で、自分は盲目になりつつあるのだとボブに訴えた。確かにおじいさんの目には曇りがあり、診療所に戻って検眼鏡を使って診察したボブは、白内障と診断した。他に悪いところは何も見つからなかったので、ボブはおじいさんに、手術を受ければ良くなるだろうと伝えた。「手術はポーンペイの病院で受けられるし、視力も回復しますよ」それを聞いて、おじいさんは満面に笑みをうかべてボブを抱きしめた。デリーダはポーンペイ島からの看護師の派遣を調整しているので、ボブはこのおじいさんの名前を白内障手術のリストに載せてほしいと頼んだ。デリーダは、おじいさんが私たちに相談して良かった、そうでなければ完全な盲目になるまで放っておかれただろうから、と言った。この島のわずかな医療サービスはもっと緊急を要する病気にかかりきりになってしまっているので、白内障は全色盲と同じように後回しにされがちだ。それに白内障の手術を受けるには、ポーンペイ島までの運賃が加わって経費がかさむと考えられている。だから、おじいさんが白内障の手術を受けられることは、島の現状を考えれば例外といえるだろう。

ピンゲラップ島には五つの教会があり、すべてプロテスタントの一宗派である会衆派に属している。このように多くの教会が密集している場所はカナダのアルバータ州ラ・クレテのメノナイト派の町以外にはない。ここでも、ラ・クレテと同様に町中の人々が礼拝に出席し、賛美歌を歌ったり日曜学校に参加したりするのだ。島は一九世紀半ばに熱烈なキリスト教化の波を受け、一八八〇年までには全島民がキリスト教徒に改宗した。それにもかかわらず、それから五世代あとの、キリスト教が島の文化に溶け込み篤《あつ》く信仰されている現在でも、島民の間には古い信仰へ郷愁は残っている。なぜなら、かつての信仰は島の土地や植生、歴史、そして地形に根差したものだったからだ。ある時私たちが深い森を歩いていると、突然歌声が聞こえてきた。歌声があまりにも高く、この世のものとは思えないくらい美しいものだったので、私はピンゲラップはやはり魔法の島で、精霊たちの住む別世界なのではないかと思い直したほどだった。繁茂する下草をかきわけて進むと、ちょっとした空き地に出た。そこでは大勢の子どもたちが先生と一緒に、朝の太陽の光を浴びて賛美歌を歌っていた。それとも皆は朝の太陽に向かって歌っていたのだろうか。歌は確かにキリスト教の賛美歌だが、歌っている場所と雰囲気はとても神秘的で異教的なものだった。その後も島を歩き回っているとあちこちで歌声が響いてきたが、不思議なことに歌い手の姿を見かけることはほとんどなかった。それはまるで、目には見えない合唱団が空中で歌っているかのようだった。しかし歌声は最初は無垢でまるで天使の歌声かとも思えるのに、やがて不明瞭で私たちをからかうようなメロディーに変わってしまう。もしかしてこの辺りに空気の精エアリエルがいるのかもしれないと思っていた私は、やがてそれは半獣人のキャリバンの仕業に違いない、と考えるようになった。いずれにしても、そんな不思議な声が空気を満たす度に、ピンゲラップ島は私にとってプロスペロー（シェイクスピア『テンペスト』の主人公）の島のように思えてくるのだった。

　こわがることはねえぜ。この島はいつも物音や
　歌声や音楽でいっぱいだが、楽しいだけで悪いことは
　なんにもしねえ
　　（小田島雄志訳『テンペスト』、シェイクスピア全集　第五巻所収、白水社）

　人類学者のジェーン・ハード女史が一九六八年から六九年にかけてこの島で調査を行ったとき、年老いた当時のナンマルキは彼女にこの島の歴史を伝える長い叙事詩を歌って聞かせたという。しかし彼の死と共に、島に伝わる知恵や伝承の記憶は消えてしまった。(22) 現在のナンマルキは島の古い伝説や神話などを断片的に語ることはできても、彼の祖父のような深い知識を持っているわけではない。それでも、ナンマルキは学校の先生でもあり、少しでも多くの伝統やキリスト教の上陸以前に島で栄えていた文化を子どもたちに伝えていこうとしている。私たちにかつての島の暮らしを語るナンマルキの口調は、心なしかノスタルジアに満ちているようだった。以前は島の誰もが、自分たちは誰で、どこからやって来たのか、そしてこの島がどのようにして造られたのかを知っていたという。神話によれば、昔はピンゲラップの三つの島はイソパウという名の神を戴く一つの島だったという。ところが、遠くの島から見知らぬ神がやって来て、島を二つに裂いた。イソパウはこの神を追い払い、そのとき

にこぼれ落ちた一つかみの砂が三つめの小島になったというのだ。

私たちは島民たちの間に伝わる、一見矛盾するようなこの多元的な信仰に驚いてしまった。島の創造についての神話的な伝説と科学的な歴史とが一緒に伝えられているのだから。それでこの島のマスクンの人々は、神秘的な意味では、罪深く従順でない人間として呪いをかけられた存在であると同時に、極めて生物学的に、全色盲という本人たちの倫理性とは無関係に親から子へ受け継がれる性質を持った人々として受け入れられている。言い伝えでは、マスクンの症状は一八二二年から一八七〇年までピンゲラップを支配したナンマルキ・オコノムワウンとその妻ドカスまで遡る。二人の間に生まれた六人の子どものうち、二人が全色盲だったというのだ。それを裏付ける言い伝えが、一九六〇年代にこの島でハードと共同で調査をしたアイリーン・モーメニー・ハッセルズとニュートン・モートンによって記録されている。

神であるイソアーパフはドカスに恋をしたので、オコノムワウンに彼女を妻にするよう命じた。そして、イソアーパフはときどきオコノムワウンに化けて彼女の寝床に入り込んだ。ドカスがイソアーパフとの間に産んだ二人の子どもはマスクンになったが、オコノムワウンとの間に産んだ子どもたちの目は普通だった。イソアーパフは島の他の女たちも愛し、生まれてきた子どもたちはみなマスクンになった。その証拠に、この神の子孫はみな昼間の光を避けるが、夜にはよく目が見える。ちょうど、イソアーパフがそうであったように。

マスクンについては、別の言い伝えがある。妊婦が真昼に浜辺を歩くと、焼けつくような日の光がまだお腹の中にいる子どもの目を焼いて、視力を一部奪ってしまう、というものだ。もう一つの伝説では、レンキエキ台風を生き延びたナンマルキ・ムワフエレの子孫の一人であるイネクがマスクンになった最初の人だとされている。ハッセルズとモートンの記録によれば、このイネクはキリスト教の伝道師ドーンによって牧師としての教育を受け、チューク諸島に派遣されることになったのだが、大家族を残して一人島を離れることを拒否した。伝道師ドーンはその熱意のなさに怒り、イネクとその子孫がマスクンになるよう呪いをかけたということだ。

また、珍しい病気にはありがちなことだが、マスクンの原因が島の外から持ち込まれたという考えも根強い。ナンマルキは私たちに、どれほど多くのピンゲラップ島民が、支配者であるドイツ人によって遠く離れたナウルにある燐鉱石の採掘場で働かされ、島に帰ってきてマスクンの子どもたちを残したかを語った。また、他のありふれた病気のように、白人が島へやって来たせいで島が汚染されたという説もあったのだが、私たちの訪問によってその伝承が新しい形をとるようになった。なにしろピンゲラップ島の人々が島民以外の全色盲の人間を目にするのはクヌートが初めてだったので、人々の長年の疑念は確信に変わった。私たちが島に着いた二日後には、マスクンに関する伝説が修正された形で伝わり始めた。北から鯨を追ってやって来た全色盲の白人が前世紀の終わりにこの島に上陸したに違いない。そして島の女たちを辱めたので、全色盲の子どもがたくさん生まれた――白人がこの島にかけた呪いの結晶として。マスクンの島民は今や半分ノルウェー人ということにされてしまった。ちょうど、クヌートのような人の子孫というわけだ。クヌート自身は、このあまり楽しくない、とっぴょうしもない神話の出現とその伝わる速さに、そして自分や自分の国の人々がマスクンの原因であることが「明らかになった」ことに驚きを隠せないようだった。

ピンゲラップ島での最後の夜のことだった。真紅の夕日は水平線の上にあって、西の空全体が紫や黄色、あるいは緑に染まり、その色合いは海面にまで及んでいた。クヌートでさえも、「信じられない！」と声をあげ、「こんな日没はこれまで見たことがない」と言った。浜へ下りていくと、大勢の人々が海に入っていて、たくさんの頭がリーフの上にわずかに見えていた。「毎晩こうなんですよ」とジェイムズが教えてくれた。「体を冷やすにはああするしかないんです」周囲を見回すと、人々が三々五々かたまって、寝そべったり座ったり、立っておしゃべりしたりしている。まるでほとんどの島民がこの浜に集まってきているかのようだ。それは夕涼みしながら人と交わる時間、一日で一番楽しい時間なのだった。

暗くなるにつれ、クヌートや島の全色盲の人々は動き易くなるようだった。マスクンの人たちにとっては目が暗順応する日没、日の出、そして月明りの夜のほうが行動しやすいことはこの島では誰もが知っていて、彼らの多くは夜釣りの漁師として働いている。そして夜釣りにかけては全色盲の人たちは極めて優れていて、水の中の魚の動きや、魚が跳ねるときにひれに反射するわずかな月の光まで、たぶん誰よりもよく見えているようだった。

夜釣りには絶好の夜だった。以前島で見た、木の幹をくりぬいた胴の両側に安定浮材《アウトリガー》を張り出した巨大なカヌーで漁に出るものと思っていたのだが、残念ながら私たちが乗せられたのは船腹に小型のエンジンをつけた小さなボートだった。まだ暑いくらいで風もなく、ボートが海上を進み出すと顔に当たる空気が気持ちよかった。ボートが深い海の上をすべっていくと、ピンゲラップ島の岸辺は広大な闇の中に消え、頭上の星と空いっぱいにかかる天の川だけが輝いていた。

船頭は主な星や星座をすべて知っており、星しか見えない闇の中でもゆったりと落ち着いていて、私たちの中ではただ一人星に詳しいクヌートと、低い声で星の話をしていた。クヌートは現代の天文学についてはちょっとした権威だったし、船頭の方は古い実用的な知識に詳しかった。それは一〇〇〇年も前に広大な太平洋をカヌーで渡ったミクロネシア人やポリネシア人が使ったような星の運行の知識だった。彼らのそうした旅は、たとえてみれば現代の私たちが宇宙を旅行するようなものだ。旅の末に新たな定住地となる島を見つけることは、私たちが無限の宇宙空間で惑星を見つけることと同様に難しいことだったのだ。

八時頃、月が昇った。満月に近く、その明るさで星の光が見えなくなってしまうほどだった。何十匹ものトビウオが海面からいっせいに跳び上がり、また音をたてて海に飛び込む。夜の太平洋は夜光虫でいっぱいだ。夜光虫は蛍のように生物発光を行う原生動物である。海中の燐光は水がかき回されたときに最も見えやすいのだが、それに最初に気づいたのはクヌートだった。トビウオが水から飛び出すと、あとに光の線が続いて輝く航跡が見え、飛び込むときにもまた水が輝く。㉓

夜釣りはかつてはかがり火の明りで行われたというが、今は懐中電灯を使って魚を探し、同時に光で眩惑《げんわく》させる。美しいトビウオが懐中電灯の光に照らし出されると、子どもの頃に見たドイツ軍の戦闘機が思い出された。明りがすべて消えた真っ暗なロンドンの空をサーチライトの光がさまよい、上空を飛ぶドイツ軍の戦闘機を映し出したものだった。ボートは、魚が一かたまりずつあちらこちらへ飛ぶのをしつこく追い回す。やがて漁師が巨大な網を海上に突き出すと、水から飛び出した魚がそこに飛び込む仕掛けだ。船底に集められた銀色のトビウオはさかんに跳ね回るが、頭を叩いて殺される。ところが、飛び跳ねるうちにボートから飛び出した魚が一匹だけいて、感心した私たちはもうそれ以上その魚を追うのはやめたのだった。

一時間ほどで充分な量のトビウオが採れたので、他の魚を採ることになった。船には十代の子どもが二人乗っていた。一人は全色盲だったが、二人ともスキューバの装備とマスクを着けると、銛《もり》と懐中電灯を抱えて海中に飛び込んでいった。二人の姿は船から二〇〇メートル弱のところに見えていて、動くたびに体の輪郭が夜光虫の光で浮きあがり、まるで二匹の光る魚のようだった。一〇分ほどたって、銛で突き刺したたくさんの魚と共に戻ってきた二人が船によじ上ると、水に濡れて黒っぽく見えるスキューバの装備が月明りでぎらりと光った。

島へののんびりした帰途、海は穏やかで、私たちは船底に横になった。漁師たちは静かに言葉を交していた。充分すぎるほどの魚が獲れたのだ。どこまでも続く砂浜に火がたかれ、明日ポーンペイへ戻る私たちのために最後の夜の宴会が準備されている。浅瀬まで来ると、私たちは船から下りて船を浜辺まで引っぱっていった。引き潮で幅が広がった浜辺の砂地はまだ濡れていて、夜光虫でほのかに輝いていた。そしてその上を歩くと、私たちの後ろに輝く足跡が残るのだった。

ポーンペイ島

一八三〇年代にダーウィンがビーグル号で航海し、ガラパゴス諸島やタヒチ島を探検していた頃、そして若いメルヴィルがまだ見ぬ南洋への旅を夢見ていた頃、アイルランドの船乗りジェイムズ・オコネルは海上高くそびえる火山の島ポーンペイにいた。彼がどのようにしてこの島にやって来たかは定かでない。彼の回想録によれば、オコネルが乗っていた船ジョン・ブル号はプレザント島近く、つまりポーンペイ島から約八〇〇マイルの距離で難破したが、信じ難いことにオコネルと仲間はいかだに乗ってたったの四日でポーンペイ島にたどり着いた。ところが、島に上陸すると、彼らは「人食い人種」に捕まり、（オコネルによれば）ご馳走にされかかってしまう。しかし、アイリッシュ・ジグをものすごい勢いで踊って島民たちを感心させ、危うく難を逃れることができたのだ。オコネルの冒険はまだまだ続く。彼は若い娘による入れ墨の儀式に放り込まれるが、その娘が実は酋長の娘だった。やがて二人は結婚し、その後オコネル自身が酋長になったというのだ。(24)

オコネルがどのくらい大風呂敷を広げたか（船乗りはほら話をするものだそうだが、中には彼を虚言症と見なす学者もいる）は分からないが、オコネルにはまったく違った一面、つまりさまざまなことに興味を持って観察するという面があった。何といっても彼はポーンペイ島、現地語ではポナペ（オコネルは「ボナピー」と記録している）を訪れた最初のヨーロッパ人だったのだ。彼はポーンペイの社会のたくさんの習慣をこと細かく描写し、ポーンペイ語の最初の辞書を作ったばかりでなく、ヨーロッパ人としては初めてナン・マドール遺跡を目にした。この遺跡は今から一〇〇〇年以上も前、ケイラーン・アイオつまり「昨日の反対側」と呼ばれる神話時代の巨大な石造建築物の名残りである。

ナン・マドール遺跡の探検はオコネルのポーンペイ島での冒険のクライマックスであり、集大成ともいえるだろう。彼はその「途方もなく素晴らしい」遺跡をあきれるくらいの精密さで描写している。薄気味悪く打ち捨てられ、タブーで覆われた遺跡。その大きさとその沈黙は彼を怯えさせた。そして回想録では触れられず、おそらくオコネルは知る由《よし》もなかっただろうが、ミクロネシアには巨石文化が点在しているのである。たとえば、コスラエ島の巨大な玄武岩の遺跡や、テニアン島の巨大なタガ・ストーン、パラオの古い柱廊、モアイ像にも似た頭を載せたバベルダップ島の一つ五トンもある石など。それらについての知識を持ちえなかったオコネルだが、クックやブーゲンヴィル、その他の偉大な探検家が見落とした点を指摘している。それは、太平洋の島々ではヤシの木を中心とした明快かつ単純な文化を形成しているが、そうした島々にかつては巨石文明が栄えていたということだ。

ポーンペイ島での初日、私たちはナン・マドール遺跡を見に出かけた。この遺跡は島の反対側の海に浮かぶ人工島にあるので、ボートで近くまで行くのが一番簡単な方法だという。そこがどういう場所なのか見当もつかなかったため、私たちは嵐用、ダイビング用、そして日除け用といった考えつく限りの装備をして出発した。ボートには甲板がなく、大きな船外機が付いていた。コロニアの港から出て、マングローブが島を縁どるように生い茂る湿地帯をゆっくりと進む。双眼鏡を通して見ると、マングローブの気根がはっきりと見える。船頭のロビンによれば、足の速いマングローブ蟹は島では珍味とされているそうだ。外海に出るとボートはスピードを上げ、白く泡立つ航跡を引いて進んだ。水が鎌で切り取られたようにぱっくりと割れ、太陽の光を反射して輝く。ボートはものすごい速さで、まるで巨大な水上スキーのように船体のほとんどを水上に出して進んでいく。それにつれ、私の気持ちはどんどん高揚していった。双胴カヌーやウインドサーフィンが趣味のボブは、色とりどりに塗られたカヌーをそこここに見つけては喜んでいる。カヌーは向かい風の中を鋭角に間切って進んでいたが、安定浮材《アウトリガー》のおかげで安定しているのだ。それを見て、「ああいったプロア船なら、外洋も渡れるよ」とボブは言った。

出発して三〇分くらいたった頃、突然天気が一変した。灰色の雲の塊が私たち目がけて猛スピードで近づいてくる。何秒か後には船は雲にすっぽり包まれてしまい、巨大な波の間をあちらへ投げ飛ばされたかと思うとこちらに、といった具合に翻弄《ほんろう》された（ボブは見事な沈着さを見せ、雲が私たちに追いつく前に素晴らしい写真を撮っていた）。数ヤード先も見えず、自分がどこにいるのかも皆目分からない。そして、雲に包まれたのと同じくらい突然に、ボートは雲と風から抜け出ていた。が、今度はまっすぐ上から叩きつけてくる土砂降りの雨の中に入ってしまった。ホテルで借りた真っ赤な傘をばかばかしくも広げざるをえなくなったのはこの時だった。私たちはもはや嵐の中の英雄ではなく、スーラの絵に描かれたパラソルをさしてピクニックを楽しんでいる人に見えたに違いない。雨は降り続いていたが太陽がまた顔を出し、素晴らしい虹が空と海とをつないだ。クヌートは光が空に弧を描いているようだと言い、これまでに見たことのある虹について教えてくれた。二重に架かった虹、逆さになった虹、それから一度などは完全に円を描いた虹。そうした話を聞いていると、前にもそう感じたことがあるのだが、彼の視覚世界はある面では私たちのものより劣っていても、他の面では私たちの世界と同じくらい、あるいはそれ以上に豊かなものに違いないと思えるのだった。

ナン・マドール遺跡のようなものは地上に二つと存在しないだろう。この遺跡は古く、人《ひと》気《け》のない巨石建造物で、一〇〇ほどもある人工の島を無数の運河がつないでいる。水底が浅く水路は狭いのでボートをゆっくり進めていくと、壁の細部や黒い玄武岩でできた巨大な六角柱が見えてきた。それぞれの柱が非常に精密に組み合わされているために、何世紀にもわたる嵐や海水によって受けるはずの被害をほとんど受けずに済んでいるのだろう。私たちはたくさんの小島をぬって声もなく進み、とうとうナン・ダウワス要塞島の岸でボートを降りた。そこには今でも巨大な玄武岩の壁が残っている。壁の高さは二五フィート、島の中央には大きな埋葬場があり、瞑想や祈りのための小部屋などもある。

ボートの旅で体がこわばっていたし、遺跡を早く探索しようと、私たちは我先に巨大な壁に近づいていった。その巨大なプリズムのようなブロックのいくつかはどう見ても何トンもありそうだった。これらの石はいったいどのようにして島の反対側のショカーシで切り出され、運ばれてきたのだろうか。ショカーシは、このような円柱形の玄武岩が採石されるポーンペイ島で唯一の場所である。そして、巨大な石のブロックをどうやってこのように精巧に据え付けることができたのだろう。沈黙する壁の傍らに立つと、神々しいまでに偉大な力が迫ってくるのを感じざるを得なかった。しかし同時に、荒々しく異常なほど力強い古代の精神の愚かさや誇大妄想をも感じるのだった。ここには常に苦しみ、犠牲を払わされる人々がいたはずだ。船頭のロビンが、ここから島を統治した悪徳領主の話をしてくれた。シャウテロール王朝の人々がポーンペイを占領し、その後何世紀もの間ナン・マドールの要塞から島を支配していた。食料を厳しく取り立てられ、また労働に駆り出されて、島民の多くが犠牲になった。その話を聞いてこの壁を見上げると、それまでとは違うものが見えてくる。壁は何世代にもわたる島民の血と痛みを吸い取ってきたのだ。それでもなお、エジプトのピラミッドやローマのコロセウムと同じように、それは荘厳な雰囲気をたたえているのだった。

現在ナン・マドールを知る人は非常に少ない。一六〇年前にオコネルが見た頃よりも、この遺跡が広く外の世界の人々に知られるようになったとは言えないだろう。二〇世紀の始めにドイツの考古学者が遺跡調査を行っただけで、この遺跡は人々から忘れ去られていた。遺跡の詳細やその歴史が分かってきたのはここ数年のことで、放射性炭素を使った年代測定法により人間活動の記録が紀元前二〇〇年にまで遡ることも明らかになったのである。もちろん、ポーンペイ島の人々はナン・マドールのことを知っている。その知識は確かに神話と伝説の中で培われてきたが、この遺跡は神聖な場所と見なされ、そこを訪れることはタブーだった。それで、現在でも島民はめったにナン・マドールに近寄らない。この場所の精霊を怒らせて早すぎる死を迎えた人々の伝説が、島には数多く伝わっているという。

私たちが立っているこの場所で遠い昔どんな暮らしが営まれていたかをロビンから聞いていると、うすら寒い思いがしてくる。まるで遺跡が息づき、街が蘇ってくるような気がするのだ。「当時はここにカヌーの波止場があったんですよ」と、ロビンがパーンウィを指差して言った。「あそこの丸石では、妊婦が安産を祈ってお腹をさすったんです。それから（と彼はイデード島を指差した）、あそこでは毎年、償いの儀式が行われていました。亀をナン・サムウォールに捧げて儀式は最高潮に達します。ナン・サムウォールというのはウナギで、人間と神の仲立ちをすると考えられていたんです。あそこの池はピカプと呼ばれ、シャウテロール王朝の支配者がポーンペイで起きていることをすべて見通すことができる魔法の池とされていました。シャウテロール王朝を最後に打ち倒した英雄のイショケレケルは、水に映った自分の年老いた顔を見て衝撃のあまり池に飛び込んで死んでしまったんです。水に映った美しい自分の顔を求めたナルシスとちょうど反対にね」

ナン・マドールがこんなにもうす気味悪いのは、ここがあまりにもからっぽなせいだ。人々がいつ頃、そしてなぜここから去ったのかを知る人は今ではもういない。支配体制が自

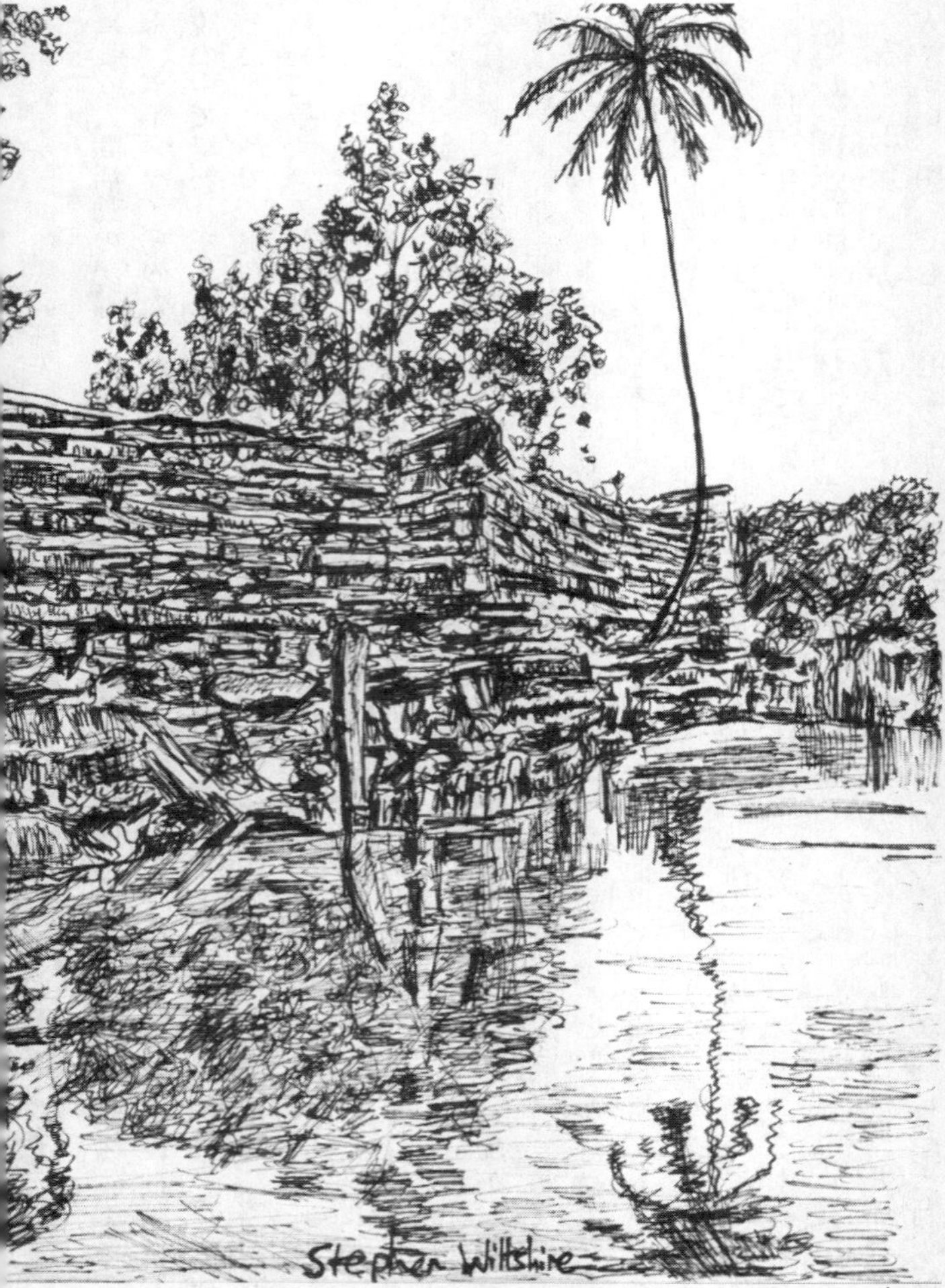
Stephen Wiltshire

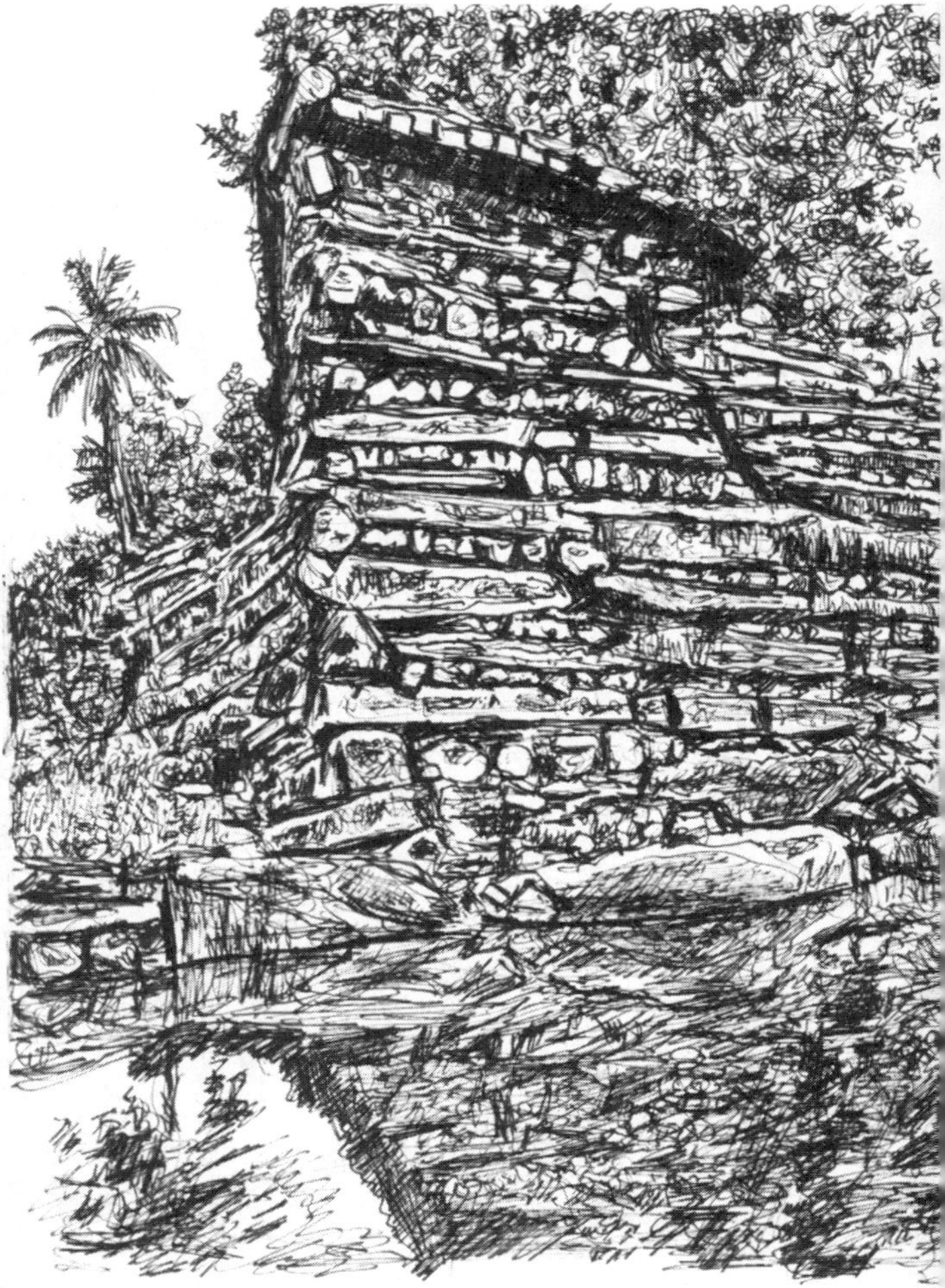

スティーヴン・ウィルシャーが描いたナン・マドール遺跡

己崩壊を起こしたのだろうか。それともイショケレケルの登場が古い体制に終止符を打ったのだろうか。最後の住民をここから立ち去らせたものは病気、伝染病、気候の変化、それとも飢餓かもしれない。海面が上昇して、低い小島が海に飲み込まれてしまったからだろうか（現在では多くの島が水中に没している）。それとも、古代の呪いや古い神々に満ちたこの島々に恐れをなした人々が逃げ出したのだろうか。一六〇〇年前にオコネルが訪れたときには、ここはすでに一〇〇年以上も前から無人になっていたのだった。この場所の謎、文明の隆盛と没落、予測のつかない運命のいたずら、それらが一体となって押し寄せてきて、ポーンペイへ戻る途中、私たちは寡黙で、それぞれが物思いにふけっていた[25]。

帰りの旅は、途中で夜になってしまったことから、困難で恐ろしいものになった。雨がまた降り始め、今回は強い風のために斜めに激しく降りつけてくる。何分か経つと私たちは皆ずぶ濡れになって、寒さに震え始めた。雨混じりの濃い霧の中を、ロビンはリーフに乗り上げないように細心の注意を払いながらほんの少しずつボートを進めた。スープのように濃く何も見えない霧の中に一時間もいると、いつも使っている感覚とは違う感覚が鋭くなってくる。しかし、その音を初めに聞いたのはクヌートだった。太鼓を叩くような複雑で短いリズムがどんどん大きくなっていく中をボートは岸に近づいていったが、私たちの目にはまだ何も見えなかった。クヌートの聴覚は驚くほど鋭いのだ。「全色盲の人にはよくあることだよ」と彼は言った。「たぶん、視覚が完璧でない分をそれで補っているのだろう」クヌートはボートがまだ岸から半マイル、もしかしたらそれ以上離れていたときに太鼓の音を聞きとったのだ。それはロビンよりも早かったくらいだ。ロビンの方はきっと誰かが太鼓を打ち鳴らしているだろうと注意していたと言うのだが。

この美しく不思議な太鼓のような音の連打は、あとで分かったのだが、三人の男がシャカオの材料にするヤンゴーナの根を波止場の岩に打ちつけて出していたものだった。ボートが港に入ったときに私たちはそれをちらっと見ることができた。私はシャカオにとても興味を持っていた。というのは、ナン・マドールからの帰りにロビンからその効用について長々と聞かされていたからだ。ロビンはシャカオを毎晩飲む。すると、日中の緊張がふっと解け、静かでリラックスした気分になって、夢も見ず深く眠ることができる。それ無しには眠れないのだそうだ。その晩ロビンはポーンペイ人の奥さんと一緒に、瓶に入ったねっとりした灰色の液体を持ってホテルにやって来た。私の目には、その液体は車用のオイルが古くなったもののように見えた。用心深くにおいを嗅ぐと、カンゾウかアニスのようなにおいがする。それから不遜《ふそん》にもバスルームに置いてある歯みがき用のコップを持ってきて、おっかなびっくりほんのすこし飲んでみた。不遜にも、というのは、シャカオは本来ならば正式な儀礼に従ってココナッツの殻に注いで飲むべきものだからである。私は今度はぜひ伝統的なやり方でシャカオを飲んでみたいものだ、と思った。

ポーンペイ島はカロリン諸島で最も早く人間が住みついた島である。ナン・マドールは周辺の環礁で見つかったどんな遺跡よりも古いし、ポーンペイ島はその地勢、面積、豊かな資源のために、近隣のもっと小さな島々が災害に襲われたときの避難先ともなっている。環礁島は小さく、もろいため、台風、干ばつ、飢饉などに襲われやすい。伝説によれば、オロルク島はかつては繁栄していたが、台風によってほとんどの土地を失い、島の面積は今では〇・二平方マイルになってしまったという。(26) また、これらの島は面積も資源も限られている。したがって、マルサスの理論を当てはめれば、増えすぎた人口を移住によって減らさない限りは、遅かれ早かれ危機的状況に陥ることになる、といえるかもしれない。オコネルの観察によれば、太平洋のどの島でも島民は定期的に移住を強いられ、カヌーで海に漕ぎ出す。彼らは何世紀も前に祖先がしたように、どこで何が見つかるかも分からないまま、新しい良い土地を見つけて定住するという万に一つの望みを抱いて船出するのだ。(27)

しかしポーンペイ島の周りの環礁島は、そのような苦しいときには本島を頼ればいい。そんなわけで、ポーンペイ島の中心都市コロニアには他の島、つまりサプアフィック、モキル、オロルク、それに隣りのチューク州のモルトロク諸島から避難してきた人々がそれぞれの集団を作って暮らしている。また、ピンゲラップ人のかなり大きな居住地が二つ、一つはショカーシに、もう一つはコロニアにある。これらの居住地はピンゲラップ島が一九〇五年の台風で大きな被害を受けたときに造られ、その後の移住で大きくなったものだ。一九五〇年代には、ピンゲラップ島の人口過密が原因でポーンペイへの移住者が増え、その結果六〇〇人のピンゲラップ島民が山々の谷間のマンドという辺鄙な土地に居住地を作った。以来この村の人口は増え続け、今では二〇〇〇人を数えるまでになっている。これはピンゲラップ島自体の人口の三倍である。

　マンドは地理的にも孤立しているが、それ以上に民族的、文化的に孤立した村だ。四〇年前に最初にピンゲラップ島からこの地にやってきた人々の子孫は、ほとんどが外部との交流、まして結婚とは無縁の生活を送っている。その結果、ここはポーンペイ島の中のピンゲラップ島、つまり遺伝的にはピンゲラップ島と変わらない集団を形成することになった。そして、そのような環境では当然のことだが、マスクンはピンゲラップ島よりもこの土地に多く見られる。

　マンドへ向かう道はとても悪く、私たちのジープはあちこちで歩くのと同じくらいまでスピードを落とさなければならなかった。結局、マンドに着くのに二時間を費やした。ジープがコロニアの町をはずれると、人家やヤシの葉で屋根をふいたシャカオ・バーは姿を消し、山道を登り始めた頃には、人の姿を見かけることはまったくなくなった。ところどころに徒歩か四輪駆動車でなければとても通れないような小道があり、それが私たちが進む幹線道路と村々とをつないでいるようだった。山道をさらに登っていくと、気温も湿度も下がり、海岸沿いの耐え難い暑さの後では心地よい気分だった。

　山の中で孤立しているとはいっても、マンドには電気、電話、それに学校には大学を出た先生もいて、ピンゲラップ島よりもずっと文明の恩恵に浴しているように見える。私たちが車を停めたのはコミュニティセンターの前で、この大きくて天井の高い建物の中央ホールでは村の寄り合いやパーティ、ダンスなどが開かれるということだ。私たちはここで器材を広げ、村の全色盲の人たちに集まってもらってサングラスやサンバイザーを配った。そして、ピンゲラップ島で行ったのと同じ色盲の検査をし、ピンゲラップ島とはまったく違う土地で彼らがどのような生活を営んでいるのか、私たちの配る道具がどのように役立つかを調べてみた。ここでもクヌートは自分も全色盲であるという事実を隠さず人々に話し、細かな検査をするほかにいろいろな相談に親切に答えたりもしていた。そんな彼が一番時間を割いたのが、五歳と一歳六カ月の二人の娘を連れた母親だった。彼女は娘たちが完全な盲目になってしまうのではないかと恐れていた。そして、その責任は自分にあるのではないか、自分が妊娠中に気づかないままにした何かのせいで娘たちがこうなってしまったのではないか、と悩んでいたのだった。クヌートは彼女に遺伝の仕組をていねいに教えた。娘たちが失明することはないし、彼女は妻、母親として何一つ間違ったことはしていないのだ、と。マスクンであることによって教育や就職の妨げになるようなことは何もないのだし、正しい眼鏡を着けて正しく目を防護することにより、そして何よりも正しい知識があれば、娘たちは他の子どもとまったく同じ生活が送れるのだ、とも説明した。しかし、クヌートが実は自分もマスクンなのだ、と言ったときに初めて彼女はクヌートをそれまでとは違った目で見つめ、その言葉を真実として受け入れることができたようだった。(28)

次に私たちは学校へ行った。学校では授業の真っ最中だった。それぞれのクラスの二〇人から三〇人の生徒の中で、全色盲の子どもは二、三人だった。この学校にはきちんと教育を受けた先生が何人もいて、教育のレベルや子どもたちの知識の量はピンゲラップ島よりも明らかに高い。授業は、いくつかは英語で、その他はポーンペイ語やピンゲラップ語で行われていた。私たちは天文学の授業を見学したが、そこでは月から見た〝地球の出〟の写真や、ハッブル天体望遠鏡による惑星の拡大写真などが教材に使われていた。この学校では、最新の天文学や地理などと並んで、神話や伝説などもきちんと教えられている。スペースシャトルや大陸移動説や海底火山について学ぶ子どもたちは、同時に民族の神話や伝説も勉強する。たとえば、リダキカと呼ばれる蛸がどのようにポーンペイ島を創ったのか、というようなものだ（私はすっかりこの話のとりこになってしまった。なにしろ頭足動物による創造神話を聞くのは初めてだったのだから）。

別のクラスでは、全色盲の女の子二人が算数の授業を受けていて、本を顔にくっつくほど近づけていた。それを見たクヌートは眼鏡をかける前の自分の動作を思い出し、ポケットから弱視用眼鏡を取り出して二人に渡したが、そのようなものを使ったことのない二人には、度の強いレンズを通して字を読む作業はなかなか難しそうだった。

私たちは五歳児と六歳児のクラスに長居をしてしまった。というのは、ここでは子どもたちがちょうど読み書きを習っているところだったからだ。このクラスには全色盲の子どもが三人いたが、一番前の列に座るべきなのに、そうなってはいなかった。そして、他の子どもたちと違って、この子たちには先生が黒板に書く字がちゃんと見えていないことは一目で分かった。「この字は何ですか」と先生が尋ねると、クラス全員の手が上がる、全色盲の子どもたちも含めて。一人の子が正しい答えを言うと、三人ともみんなと一緒にその答えを繰り返す。もし三人のうちの誰かが初めに指《さ》されれば、黒板の字が読めないのだから返事はできないはずなのだが、他の子が口々に発する答えを、まるで初めから答えを知っていたかのようにそっくり繰り返すのだ。全色盲の子どもたちは素晴らしい聴覚や記憶力を発達させているようだった。ちょうど、クヌートが自分の子ども時代に発達させたように。

僕の場合、たとえ普通の本の文字の大きさでも一つ一つの字を識別できなかったことで、結果として記憶力を発達させることになったんだと思うよ。クラスメイトか家族の誰かが宿題を一度か二度読んでくれさえすれば、僕はそれを暗記してしまい、自由に思い出したり暗唱できたんだ。そのおかげで、授業中も自信を持って本を読めたんだよ。

この学校の全色盲の子どもたちはまた、自分の周囲の人が着ている服や身の回りの品々の色についても非常に詳しかった。そして、どの色にはどんな色が「ぴったりする」かまで知っているように見えるのだ。クヌートは、ここでも自分が幼い頃に使った方法を思い出して話してくれた。

子どもの頃から大きくなるまでずっと続いた苦労は、物の色を言わなければいけないことだった。たとえばスカーフ、ネクタイ、プリーツスカート、タータンチェック、それに、ありとあらゆる色の服などをね。そして、僕が色の名前を言えないことを面白がる人もいて、子どもの頃はいつもからかわれていたんだ。それで、からかわれないように色の「ルール」や「正しい色使い」、それに身の回りの物の色の名前を片っ端から覚えてしまったんだ。

クヌートの話を聞いて、マンドに住む全色盲の子どもたちがどのようにして色についての知識や色の法則などを得たか、そして視覚の欠陥を補うために幅広い興味や記憶力を備えていったかを私たちは理解した。つまり、直接見たり理解したりできなくても、他のやり方で補う方法を子どもたちは身に付けていくのだ[29]。

「色が一般の人にはとても重要だということは理解できるよ」と、後になってクヌートが言った。「だから僕は必要なときには色の名前を挙げるようにしているんだ。そうはしていても、僕にとっては色は何の意味も持たないけれどね。子どもの頃には色を見ることができたらいいだろうな、と思っていたよ。そうすれば運転免許も取れるし、普通の視覚の人ならできるいろいろなことが僕にもできるようになるからね。もしも色覚を手にいれることができれば、まったく新しい世界が開けるだろう。音痴の人が突然メロディーを聞き分けられるようになるのと同じさ。そうなることには興味をそそられるけれど、混乱も起きるだろうね。人は普通、色とともに成長する。つまり、脳やその他の身体機能と色に反応する機能とは、一緒に成熟していくものだ。それなのに、色抜きで成長した人間にある日突然色覚を与えたら、きっと新しい情報の洪水に脳が対応しきれなくなってしまうだろう。目に見えるものすべてが新しい意味を持ち出して、それまでに培《つちか》われた秩序が崩れてしまうだろうね、きっと。それに実際の色が自分で想像していたものとは違うことにがっかりするかもしれない、ひょっとするとね(30)」

私たちはジェイコブ・ロバートに話を聞いた。彼自身も全色盲で、学校で教科書や備品を発注する仕事をしている。彼はピンゲラップ島で生まれたが、高校へ行くために一九五八年にマンドへ移ってきた。そして一九六九年には、エンティス・エドワードや他の何人かと一緒に米国の首都ワシントンにある国立衛生研究所に行って、全色盲に関する特別な遺伝学的検査を受けたということだ。彼がミクロネシアの外の世界をかいま見たのはそのときが最初だった。ワシントンにいる間、デンマークのフール島について聞き、とても興味を持ったという。なぜなら、それまで彼は世界に全色盲の人々が住む島が他にもあるなどということは聞いたことがなかったからだ。ポーンペイ島に帰ってその話をすると、他の全色盲の人々も驚き、そして喜んだそうだ。「私たちだけじゃないんだ、という気持ちになりました。この大きな世界のどこかに兄弟がいる、というようなね。そして、新しい伝説が生まれたんです。フィンランドのあるところに私たちの全色盲の源がある、という伝説がね」ピンゲラップ島でこの伝説のことを聞いたとき、私たちはそれはクヌートをモデルにして新しく創り出されたものだろう、と聞き流していた。しかし、ジェイコブの話を聞いて、遠い北の国にマスクンがいるというニュースは彼がもたらしたもので、ピンゲラップ島の伝説は今から二五年前に生まれたものだということが分かった。きっと半分忘れられかけていたものが、クヌートの登場によって蘇ったのだろう。

ジェイコブは、クヌートがノルウェーで送った子ども時代の話を興味深そうに聞いていた。それはジェイコブのものと多くの点でとても似ていたが、それでも違うものだった。ジェイコブは多くのマスクンに囲まれて、マスクンの存在を認める文化の中で育った。ただし、そのようなケースは例外といえるだろう。たいていの全色盲の人は周囲に仲間もなく、もしかすると自分の他にも全色盲の人が存在することすら知らずに暮らしているのだ。クヌート自身は非常に稀な遺伝的事象により、同じように全色盲の弟と妹がいたので、兄妹三人は自分たちの色盲の島で暮らしていたようなものだった。

三人は皆全色盲で、才能にあふれた大人に成長したが、全色盲へのそれぞれの対応はまったく異なっている。一番年上のクヌートは、小学校に上がる前に全色盲と診断された。そして読み書きを勉強できるほどの視力は得られないだろうとの判断の下に、地元の盲学校へ入学することを（弟や妹も、その後同じように）勧められた。しかし幼いクヌートは障害者と見なされることを拒み、点字を学ぼうとせず、その代わりページから浮き上がった点字の点がつくる小さな影を目で見るようにしたのだった。先生はクヌートを厳しくしかり、教室では目隠しをさせた。クヌートが盲学校から逃げ出したのはそのすぐ後のことで、そのときには彼は家で通常の読み書きを学ぶ決心をしていた。最後には点字を学ぶ意思がクヌートにないことを認めた盲学校が折れ、クヌートはようやく小学校へ通うことを許されたのだった。
妹のブリットはクヌートとは反対に、盲人社会の一員になることで子ども時代の孤独や疎外感を埋めようとした。そしてこれまたクヌートとは反対に盲学校で才覚を現わし、点字を自由に使いこなせるようになった。大人になると、彼女は盲人と通常の視覚者との間を取り持つ仕事をするようになり、現在ではノルウェー盲人用図書館で本をブライユ点字に翻訳する作業の監督をしている。クヌートと同じく、ブリットの聴覚も非常に優れていて、目を閉じて視覚世界を離れ音楽に浸るのが大好きだ。その他には刺繍《ししゅう》も好きで、両手が使えるように、宝石鑑定士の使う拡大鏡を眼鏡に付けて刺繍を楽しんでいる。

午後の三時、コロニアへ帰る時間だ。山の中で高度が高いのに、ものすごく暑くなってきた。クヌートが木陰で涼んでいる間、ボブと私は近くを流れる美しい小川でひと泳ぎすることにした。私はシダの茂みで陰になった部分に平らな岩を見つけ、それにしがみついて水中に潜ってみた。四分の一マイルほど下流では、女の人たちが洗濯をしている。洗っているのは黒っぽいどっしりした重い服で、マンド村の日曜日の正装だ。

ひと泳ぎしてすっかり気持ちがよくなった私たちは、山道を通って徒歩で山を下ることにした。ジープで山を下りる他の人たちとは、ふもとで落ち合えばいい。眩しい午後の光の中で、木々に実ったオレンジが輝いていた。まるで、メルヴィルの『バミューダ諸島』という詩の一節にある、深い緑の森の中に灯る明りのようだ。

木陰に眩しく輝くオレンジ
緑の夜に灯る黄金のランプのよう

突然、クヌートもこの村の全色盲の人々も、このメルヴィルの詩のような世界を見ることは決してないのだと思い、私は悲しい気分になった。

何百ヤードか歩いたところで、森の中から男の子が飛び出してきた。一二歳だというこの男の子は真新しいサンバイザーを被って、恐れるものの何もない若武者のように全速力で走ってきた。何時間か前には、目をぱちぱちさせ日の光を直視できずに下を向いていたのだ。ところが今や真っ昼間の光の洪水の中を確かな足取りで険しい山道を下っていく。彼は黒っぽい色のサンバイザーを指差し、にっこり笑った。「見えるよ、見えるよ！」そしてこう付け足した。「またすぐ来てね」

コロニアまでのでこぼこ道をゆっくり戻る途中、辺りが暗くなってきた。コウモリが最初に何匹か飛び回ったかと思うと、続いて何百匹もの集団がいっせいに木の梢から飛び立った。鋭い鳴き声（と超音波）をあげて、夜の狩りに出かけるところだ。この島のように陸地から遠く離れた島では、唯一の哺乳類はコウモリであることが多い。ポーンペイやグアムでは、船によってネズミなどが持ち込まれるまで、コウモリ以外の哺乳類は生息していなかった。

私はコウモリは人からもっと愛されてもいい動物なのに、と思う。何しろグアムではコウモリの肉が珍味とされ、マリアナ諸島に何千匹と輸出されているくらいだ。しかし、島の生態系にとっては、さまざまな果物を食べて種子を運ぶコウモリはなくてはならない存在なのだから、その美味しい肉のために絶滅させられてしまうことがないよう祈るばかりだ。

グレッグ・ディーヴァーは、コロニアにある太平洋島嶼《とうしょ》医療従事者研修プログラムの主任だ。一見ぶっきらぼうだが、本当はたいへんなロマンチストで、仕事に情熱を傾けている。彼は若い頃に平和部隊の活動でパラオへ行き、医師不足のために治療可能な病気でさえも死亡率が高いという事実に衝撃を受けた。その時に医学を勉強してミクロネシアで医師になることを決意したのだという。ハワイ大学で小児科の研修をし、一五年前にカロリン諸島に移り住んだ。彼はここポーンペイで小さな病院を開き、医療研修プログラムをつくってカロリン諸島の学生を訓練し、学生が医師になって自分の島へ帰り開業したり医学を教えたりできるように尽力している。しかし、ここで取得した単位が最近アメリカ本土でも認められるようになったので、より魅力ある仕事を求めて本土へ行ってしまう卒業生もいるという。(31)

ポーンペイを訪問中の科学者としてマスクンについての医学的な話を医師たちにしてくれないか、とグレッグから頼まれて、私は不思議に思った。というのも、学生のほとんどはミクロネシア人なのだから、私たちよりもずっと身近に全色盲に接し、詳しく知っているだろうと思ったからだ。しかし、門外漢である私たちの独特な見方から何かしら学ぶところもあるのだろうと考え、私たちの方も学生からいろいろと教えられることもあるだろうと期待した。ところが、実際にボブがマスクンの遺伝子や網膜の中心窩について、私がそのような欠陥への神経学的な適応について、そしてクヌートが全色盲である自分の体験などを話すと、学生の多くはマスクンについてまったく知らないことが分かったのだった。私たちは驚いてしまった。確かに全色盲に関する論文は五つか六つしか発表されていないが、この全色盲の世界の中心にいながら、地元の医療関係者がこの問題についてほとんど何も知らないとは。

その理由の一つは、おそらく現象を正しく認識し名前をつけるという単純な問題に帰着するのだろう。一度気がついてしまえば、マスクンの人が皆明らかに特徴的な行動をとることがわかる。せわしなくまたたきをしたり日の光を直視できないといったことがそれだ。クヌートがピンゲラップ島で飛行機から降りたとたんに島の子どもたちとの間でお互いが全色盲だと認識し合ったのも、この行動のためだった。しかし、このような行動の意味を考え、類別する作業をしなければ、実際にその行動を見ても見逃してしまいがちなのだ。

他には、マスクンについての認識を妨げるこの地域の医療活動の現状がある。グレッグや他の医師たちは、医者の絶対数が不足しているミクロネシアで良い医師を育てるために休む間もなく働いている。しかし、現状では医師たちは緊急を要する患者で手一杯なのだ。この地域ではアメーバ赤痢などの寄生生物による感染症が常に発生している。私たちが病院にいる間にも、アメーバ肝膿瘍の患者が四人も運び込まれてきたほどだ。はしかやその他の感染症は、子どもたちに注射するワクチンが不足していることもあって、常に流行している。この地域の風土病はかつてはハンセン病だったが、現在では肝炎がとって代わっている。[32] 慢性的なビタミンA不足が地域全体で見られるが、これにはきっと西欧的な食生活への変化が影響しているに違いない。それによって重い聴力障害や夜盲症などの目の疾患、感染症に対する免疫力の低下、そして潜在的なリスクをはらむ栄養の吸収不良が引き起こされている。あらゆる種類の性病が見られるが、このようなへき地ではエイズはまだ見つかっていない。しかし、それも避けられないだろうとグレッグは言う。「エイズが上陸したら、本当にひどいことになるだろう。蔓延を防ぐための人的、物的資源がとても足りないからね」

これがポーンペイ島の医療、特に緊急を要する医療の現状だ。したがって、マスクンのような先天的で進行しない種類の遺伝病で、しかも日常生活に極度の不自由は生じない疾病に割けるような時間も体力も、ここの医療関係者たちには残っていないのだ。盲目や全色盲であったり聾であったりすることがどのような意味を持ち、その人たちがどうやって症状に対応したり適応したりするか、より良い生活をするためにはどのような技術的、精神的、福祉的な援助が必要か、といったことを研究するための余裕は医療活動の現場には存在しない。「君たちは幸運だよ」とグレッグは言う。「時間があるんだから。ここでは忙しすぎて、まったく時間がとれないんだよ」

しかし、このような全色盲に対する認識の欠如は、なにも医療関係者に限ったことではない。ピンゲラップ人やポーンペイ人は自分たちの集団で固まって暮らす傾向がある。特に日中は強い日差しを避けて屋内にとじこもりがちな全色盲の人たちは、ポーンペイ島の中のピンゲラップ人の集団の中でさらに目立たない存在で、ほとんど人の目に触れない彼らだけの集団を作りがちだ。つまり、マイノリティーの中のマイノリティーというわけだ。だから、ポーンペイの人々の多くが全色盲の存在を知らないことも当然なのかもしれない。

コロニアはポーンペイ島の北側の港に接して開けた、島で唯一の大きな町で、そこには優雅な倦怠感、時間が止まってしまったかのような空気が流れている。コロニアには交通信号も、ネオンサインも、映画館もない。あるのは店が二、三軒、そして右を見ても左を見てもシャカオ・バーだらけだ。昼食時でがらんとしたメインストリートを歩いて、道の両側に並ぶやる気のなさそうな土産物屋とダイビングショップを冷やかしていると、私たちは怠惰な、もの憂い気分に襲われた。メインストリートには名前も付いていない。実を言うと、名前のついた道などここにはないのだ。次から次に代わった支配者が勝手に押し付けた道の名前など、コロニアの人々はすっかり忘れたか、忘れようとしているかのどちらかで、植民地化される前のように単に「海岸沿いの道」や「ショカーシへ向かう道」などと呼んでいる。町には中心も見当たらず、道に名前が付いていないせいもあって、私たちは道に迷い続けた。車が何台か走ってはいたが、そのスピードはおそろしくゆっくりで、歩く速さかそれ以下なのだ。そして数メートル進んでは道に寝そべっている犬を轢《ひ》かないように止まってしまう。この眠ったような町が、ポーンペイ島の中心であると同時にミクロネシア連邦の首都であるとはまったく信じ難いことだ。

それでも、そこここに、トタンぶきの掘っ立て小屋とはまったく不釣り合いなシンダーブロック造りの四角い政府庁舎や病院が建っていたり、巨大な衛星受信装置があったりする。衛星受信器の並外れた大きさは、プエルトリコのアレシボにある電波望遠鏡を思い起こさせ、私は思わず苦笑してしまった。もしかしてポーンペイ人は宇宙のどこかに生命体を探しているのだろうか、と。実際の目的はもっと現実的なものではあるが、それでも驚くべきものだった。衛星受信器は最新の通信システムの一環なのだ。山がちな地形と道の整備の遅れのために、数年前までこの島では電話が通っていなかった。それが今や衛星システムのおかげで、島の最も辺鄙《へんぴ》な場所とも瞬時に、しかも不都合なく会話することができるようになった。そしてポーンペイからはインターネットにもアクセスすることができ、島のホームページまである。こうしてみると、コロニアは一九世紀から二〇世紀を飛び越して、まっすぐ二一世紀へ行ってしまったかのようだ。

さらにあちこち歩き回るうちに気がついたのだが、この町にはさまざまな国の文化が幾重にも重なっている。アメリカの影響はどこででも見られ、アンブローズ・スーパーマーケットでは、棚の全面に並ぶ愛されてやまないスパム缶詰や他の肉の缶詰の隣に、墨漬けにされたイカの缶詰が置かれている。しかしそんなアメリカ文化の影響と比べれば影は薄いものの、日本、ドイツ、そしてスペインによる支配の名残りも感じられるのだ。これらの文化の層は島にもともとあった港と村に重ね合わせられたのである。そこはオコネルの時代には「メセニーング」(「風の目」)と呼ばれ、不思議で神聖な場所だったのだ。

私は一八五〇年代にこの町がどのような感じだったのかを想像してみた。オコネルが来訪してから何十年か後のことだ。そのころも、コロニアは浮かれた雰囲気の町だったに違いない。なぜなら中国やオーストラリアと盛んに貿易していたイギリス船がこの島に寄港したし、後になるとアメリカの捕鯨船もここに立ち寄ったからだ。ポーンペイの魅力と厳しく辛い船上生活とが相まって（一八四〇年代にはメルヴィルも耐えきれずに船から脱走した）、船を捨てて陸に上がる船乗りも大勢いた。こうして島には当時の言葉を使えば「船乗り無宿」が増えていったのである。(33) 彼らはタバコ、酒、銃などを島に持ち込み、酒に酔ってけんかをしては撃ち合いを始めるといった具合で、一八五〇年代のコロニアにはアメリカ西部の無法者の町のような雰囲気がただよい、コパロポリスやアマリロにも似て、ぜいたく暮らしや派手な冒険が満ちていた。しかし、それも白人にとってのことだけで、ポーンペイ人はそんな暮らしとは無縁だった。同時に町は暴力、売春、搾取、そして犯罪の巣窟となる。こうした外国人との接触で、免疫的にはまったく無垢な島民に、感染症が襲いかかったのだ。一八五四年に寄港したアメリカの捕鯨船デルタ号には六人の天然痘感染者が乗っていたが、その直後に島で天然痘が大流行し、人口はまたたく間に半減する。その直後、今度はインフルエンザとはしかが猛威をふるった。(34) そして一八八〇年代には、島の人口は七分の一にまで減ってしまったのだ。もし、その三〇年ほど前から島で活動していたスコットランド、イングランド、アメリカの伝道師たちの働きがなかったら、島の人たちは絶滅していただろう。伝道師たちは乱れきった風紀を正し、船乗り無宿を追い払い、売春と犯罪を締め出し、疲労しきった人々に医療や精神的な援助をしたのだった。

伝道師たちがポーンペイ島を絶滅から救うことができたのは（メルヴィルのタイピーの谷のように、破壊されず残ったところもある）、魂の分野においてのことだった。貿易商人や船乗り無宿たちにとっては、ポーンペイ島は略奪し搾取する豊かな島でしかなかった。そして実は伝道師たちもまた、この島を神から自分たちへの贈り物と考えたのである。文明化されていない無垢な異教徒たちを改宗させ、キリストと自国のものとすることこそが自分たちの使命だと信じて疑わなかった。一八八〇年までにはポーンペイには一四もの教会が並び立ち、島の信仰や風紀、さまざまな信仰を捨てさせ、何百人もの改宗者を出すことに成功した。そしてその中には部族の酋長も何人か含まれていたのだった。伝道師はピンゲラップ島やモキル島にも派遣された。それでもやはり、中世のスペインでユダヤ教からキリスト教に改宗したもののマラーノという蔑称で呼ばれた人々にとってそうだったように、古い信仰はそう簡単に捨てられるものではなかった。一見するとこの地域での布教に成功したかに見えたキリスト教の皮を一枚めくると、そこには古くからの儀式、信仰が残っていたのである。

船乗り無宿や伝道師が精力的に活動している頃、カロリン諸島では、ココナッツの実から加工するコプラを狙うドイツが静かに植民地を築きつつあった。一八八五年、ドイツはポーンペイ島とカロリン諸島の領有権を主張したが、即座にスペインの反対にあった。調停を引き受けたローマ教皇がスペインの領有を認めたのでドイツは撤退し、短期間のスペイン支配が始まる。島ではスペインによる統治への叛乱が定期的に起こったが、いずれもあっという間に鎮圧されてしまう。スペイン人はメセニーングをスペイン風にラ・コロニアと改名し、高い石壁を築いて町を要塞化した。一八九〇年までには、町のほとんどの部分が石壁で囲まれた。壁の大部分は後の支配者や一九四四年の連合軍による爆撃で破壊されたが、今でも一部分が残っている。古いカトリック教会の鐘楼とこの壁が、一世紀前のラ・コロニアがどのような町だったかを私たちに伝えているのだ。

スペインによるカロリン諸島支配は米西戦争によって終わりを告げ、ミクロネシアはまるごと四〇〇万ドルでドイツに売り渡された。例外はグアム島で、アメリカの支配下に置かれ続けた。ドイツはポーンペイ島から利益を上げるために大規模な農業技術を導入し、島の自然はココナッツ・プランテーションに一変した。また道路建設やその他の公共工事のために島民が強制労働に駆り出された。ラ・コロニアはドイツ語風にコロニーと改名され、ドイツ人の支配者が居座ったのである。

一九一〇年、とうとう島民の怒りが爆発した。ショカーシ地区に新しく赴任した独裁的な行政官が、その補佐官と二人の農場監督者と共に撃ち殺されたのだ。ドイツの報復は素早かった。ショカーシ地区の全住民の土地が没収され、多くが殺されたり他の土地へ追放されたりした。若い男たちはナウルの燐鉱石採掘場で働かされ、一〇年たってやっと島に戻ってきたときには衰弱しきっていた。今、こうして町を歩いていると、常にショカーシ・ロックが視界に入ってくる。町の北西に置かれ、コロニアのどこからでも見えるこの巨大な岩は、ドイツの残虐な支配と無謀な叛乱に倒れた人々の記念碑なのである。そして犠牲者の集団墓地が町のすぐ外にあるということだった。

それに引きかえ、日本による支配の名残りは驚くほど少ない。日本の支配によってコロニアの町は大きく変貌したはずなのだが。倦怠感のただようのんびりした町からは、一九三〇年代に日本支配下で大きく発展したこの町の様子を想像することはなかなかできなかった。日本から一万人もの移民が流入して町の人口は激増し、商業や文化の中心になった。店や娯楽施設もたくさんあったが、その中には日本人経営の一五もの薬局と九軒の売春宿が建ち並んでいたということだ。ただしこれらの発展を享受したポーンペイ人はほんのわずかで、普通の島民は厳しく隔離されていたのである。特にポーンペイ人の男と日本人の女の交流は禁止されていた。

植民地支配、島の文化の冒瀆《ぼうとく》、キリスト教化、そして搾取。その傷跡は土地に残るだけでなく、ここにすむ人たちのアイデンティティーにも現われている。何百キロも離れたヤップ島にもやはりコロニアという名の町があるし、スペルは違っても同じコロニアという名の町がミクロネシア一帯に存在する。そしてE・J・カーンが何年か前に調査を行ったとき、年老いた住民がこう言ったそうだ。「わしらは昔はスペイン人になるように、それからドイツ人になるように、最後に日本人になるように強要され、今ではアメリカ人になるようにと言われている。さて、次はいったい何人になればいいんだね？」

翌日、私たちはグレッグの友人で植物学者のビル・レイナーに案内されて熱帯雨林へと向かった。ビルはポーンペイ人の同僚《どうりょう》を二人連れてきていた。その一人のホアキンはまじない師《メディシン・マン》で、この島の植物やその利用法を熟知している。もう一人のバレンタインは土地に詳しく、どこにどんな植物が生えているかをまるで一インチ単位で知りつくしているようだった。それに加えて、それぞれの植物が好む自然条件や、同じ生態系に共存する動植物との関係も熟知している。二人とも、まるで生まれながらの博物学者のようだった。西欧であれば医師か植物学者になっていたかもしれない[35]。ところがこの島の伝統の中では、二人の能力はもっと具体的で、西欧とはまったく違う方面に生かされている。それはまじないや伝説、自然と人間が混じり合った感覚によって人々の肉体的、精神的なバランスを整えていくという能力だ。

ビルはイエズス会のボランティア伝道師としてポーンペイにやって来て、島の人々に農業経営と自然保護を教えた。彼自身の言葉では、島に来た頃は傲慢で、西欧科学へのうぬぼれがあったという。しかし、まじない師が島の植物についての広く系統立った知識を持っていることを知った彼は衝撃を受けた。まじない師は、マングローブの湿地や海中植物の繁茂する海底、山の頂の低木林まで、何十種類もの生態系を把握していた。そして島のどの植物もすべてが大切で神聖なものとされ、大半が治療に使われていたという。ポーンペイに来たばかりの頃は、まじない師の話を単なる迷信としてしか受け取らなかったビルだが、今ではもっと人類学的な見方をしている。そして、初めは迷信に思えたものも、レヴィ＝ストロースの唱えた「具体の科学」、つまり西欧の科学とは異質の知識と原理の莫大な蓄積と考えるようになったという。

こうして、伝道師としてやって来たビルは、やがて反対に自分が教えられ、学んでいることに気づいた。そしてまじない師との間に信頼関係、あるいは研究仲間とでも呼べる関係を作り上げていったのである。交流しながら一緒に働くことにより、お互いの知識や技術、植物学への姿勢を補い合っていけるからだ。ビルの考えでは、それはとても重要なことなのだ。なぜなら、現在でも形式的にはナンマルキが治めているポーンペイでは、その協力なしには何もできないからだった。ポーンペイのすべての植物を研究して、何らかの薬理学的特性を持つものがあるかを調べることは大切だ。そしてそれはまじない師の持つ植物の知識や植物自体が絶滅してしまう前に行わなければならないのだ。

信仰の上でも、同様のことが言えるだろう。伝道師としてキリスト教の絶対性を疑うことなくやって来たビルではあったが、他の多くの伝道師と同様に、彼が改宗させた島民の持つ明快な道徳観に感銘を受けたのだった。彼はポーンペイの娘に恋をして結婚し、今ではポーンペイ人の一つの部族をまるまる縁戚にもち、言葉も自由にあやつれるようになっている。もう一六年もこの島で暮らし、一生ここで暮らすつもりなのだそうだ。[36]

一八世紀には、島は、大陸から引き離された切れ端か、または海に沈んだ大陸の山の頂であり、大陸の続きだと考えられていた。ところが、新たな認識として広まったのは、少なくとも海洋島の間にはそのような連続性はなく、これらの島々は海底から火山が隆起したものであるというものだ。その説に従えば、そのような島々はもともと大陸の一部だったのではなく、文字どおり隔離された存在であることになる。このような学説には、ダーウィンやウォレスの理論、そして彼らが行った島の動物相や植物相の観察が大きく貢献している。彼らの主張では、火山島では何もないところからすべてが始まるのである。島の動植物はすべて、自力かまたは何かによって島に運ばれてこなければならない。[37] したがって、ダーウィンの指摘によれば、島には哺乳類や両生類のような特定のグループの動物がそっくりいないこともある。ポーンペイ島に関して言えば、この指摘は正しいだろう。なぜなら、この島には何種類かのコウモリ以外の哺乳類は生息していないのだ。[38] その植物相も同様に、海洋に浮かぶ島では大陸に比べれば限られたものである——植物の種子や胞子は簡単に拡散されるため動物ほどではないが。ポーンペイにはかなり多くの植物の種子が届き、五〇〇万年という時間をかけてこの島に広く分布した。熱帯雨林はアマゾンほど豊かではないが、同じように崇高であり、まったく引けをとらないほどだ。またこの島の森には他の地域の熱帯雨林では見られない植物があることからも、ポーンペイの森が特殊なものであることは確かである。

深い森を歩きながら、ビルがこんなことを言った。「ポーンペイ人はこの島の植物としてだいたい七〇〇種類の植物に名前を付けているんだが、面白いことにそれは西欧の植物学者が独立した種として挙げる七〇〇種類と合致するんだ」ビルによれば、それらのうち約一〇〇種類が島固有の植物であり、ポーンペイで進化した、この島にしか生息しないものだという。[39] それは学名でも強調されている。たとえば、*Garcinia ponapensis*《ポーンペイマンゴスチン》、*Clinostigma ponapensis*《ポーンペイヤシ》、*Freycinetia ponapensis*《ポーンペイツルアダン》、*Astronidium ponapensis*《ポーンペイノボタン》など。*Galeola ponapensis*《ポーンペイツチアケビ》は島に生える蘭の名前だ。

ポーンペイの姉妹島であるコスラエ島はここからたったの三〇〇マイルあまりしか離れていないとても美しい島で、地質学的にも良く似た火山島である。だから、植物相もこの島とほとんど同じだろうと考えがちである。ところが、ビルによれば、もちろん同種の植物は多いけれども、ポーンペイ島と同じようにコスラエ島にも独自の進化を遂げた植物があるという。地質学的な年齢は、ポーンペイ島がおよそ五〇〇万年、地形がずっと険しいコスラエ島がおよそ二〇〇万年で、両島ともまだ若い島だ。それでも、それぞれの島の植物相はかなり違ってきていて、同じような生態的地形に別の種類の植物が繁茂している。ガラパゴス諸島を訪れたダーウィンは、隣合った島々でよく似た、しかし独自の動植物が生息していることに「たいへん驚いた」と書き残している。そして、後になってその航海を振り返り、その驚きこそが、自分の観察の中心であり「あの素晴らしい事実――謎のなかの謎――この地上の新しい生物の誕生」への鍵となったのだと考えた。

ビルは木生シダを指差した。それは*Cyathea nigricans*《クロヘゴ》という学名で、巨大な幹は私の身長の二倍もの高さがある。私の頭上には長い葉が茂っていて、中にはまだ伸びきっていない葉もあり、毛深い若葉がくるくると渦巻き状になっている。もう一つの木生シダは*Cyathea ponapeana*《ポーンペイヘゴ》という学名で、これは数が少なく、高地の雲霧林にしか生えていないということだった。その名前にもかかわらずこのシダはポーンペイ固有の種というわけではなく、コスラエ島でも見つかっている。クロヘゴも同様にポーンペイ島とパラオ島の両方に見られる。

ホアキンから聞いたところでは、木生シダの幹は強いので、家の柱として使われるそうだ。もう一つの背の低い巨大なシダは *Angiopteris evecta*《リウウビンタイ》という学名を持ち、一二フィートもの長さの葉がどっしりとした幹からアーチ状に生えている姿は、まるでテントのようだ。それから、シマオオタニワタリの葉は幅が四フィート以上もあり、木の頂にしがみついている。それを見て、私はオーストラリアの不思議な森の風景を思い出した。バレンタインは言う。

「島の人たちはこのシマオオタニワタリを持ち帰ってテフリクというコショウの木に着生させるんです。テフリクとシャカオは両方とも島で最も大切にされています」

森の端で、ビルはシマオオタニワタリの幹に芽を出している繊細なヒカゲノカズラを指差した。着生植物にさらに着生している植物だ。この苔も、ホアキンによれば伝統的な薬として使われていたという（私が医学生だった頃、ゴム手袋をするときには、この苔の胞子嚢から採れる粉末を手にまぶしたものだ。しかし、その後この粉末には刺激性物質と発癌性物質が含まれることが判明している）。ところで、この森で最も珍しい植物は、ビルが一生懸命探してようやく見つけたのだが、玉虫色、あるいは青みがかった緑色をした、透けるように薄くてとても繊細なホラゴケという苔だった。「蛍光性があると言われている。山頂近くの低木林の幹には苔がびっしり生えているんだが、そんな苔の中に混じっているんだよ。(40)ここではディディムウェレクと呼ばれていて、蛍光を出す魚の一つにも同じ名前が付いている」

ここには、固有のヤシの木であるポーンペイヤシが生えている。この辺りには少ないが、もっと高地のヤシ林にはたくさん生えていて、その辺りでは支配的な木なのだと、ビルが教えてくれた。バレンタインは私たちに、このコトップと呼ばれる古代から生えている木のおかげで、どうやってポーンペイがコスラエ島から侵入した戦士たちを撃退したかを話してくれた。明るい色の花をつけた何百という数のヤシの木が山の縁に並んでいるのを見たコスラエの戦士たちは、それをハイビスカスの樹皮でつくったスカートをはいた男たちだと勘違いし、この島の防衛は堅いと判断して引き返していった。こうして、ガチョウがローマを守ったように、コトップがポーンペイを守ったのである。

ビルはまた、カヌーを造るのに使われた何種類もの木を見せてくれた。「これは伝統的なカヌー用。島民はこの木をドーングと呼んでいる。でも、もし軽くて大きいカヌーを造るのなら、このサダックを使うんだ」ビルが指差したサダックの木は一〇〇フィート以上もあった。森にはいろいろないい香りが満ちている。シナモンの木の皮の香りや、島固有のコアーンピュイルの樹液の強い香りなど。ホアキンによれば、この樹液はポーンペイでしか採れないもので、いろいろな役に立つということだ。たとえば、生理の不順を治したり下痢を止めたり、他には火の焚きつけにも使うという。

出発したときに降っていた霧雨はまだ降り続いていた。森の中の小径が泥の流れのようになってきたので、私たちはしかたなく町に帰ることにした。ビルは森を通って峡谷へ流れ込むたくさんの小川について話してくれた。「小川の水は昔はほとんど透明だったんだが、見てごらん。茶色に濁っているだろう」ビルが言うには、その理由は険しい山腹の森を切り開いたことにあるそうだ。この一帯は森林保護区なのだから木を伐採《ばっさい》することは違法なのだが、島民がシャカオの木を植えるために木を切ってしまうのだそうだ。木や蔓が一度切り倒されると、傾斜地の土は崩れて小川に流れ込んでしまう。「シャカオは好きだし、いいと思うよ。僕たちを一つに束ねる精神的な蔓と言ってもいい。しかし、それを植えるために森をだめにするのはとんでもない間違いだ」

ピンゲラップ島の人々はシャカオを飲まない。酒と同じく会衆派教会によって禁止されているからだ。しかしポーンペイ島では、かつては王族にのみ許されていたシャカオを飲む風習が、今や文字どおり全住民に広まっている。実際、シャカオのせいでこの島はこんなに怠惰な雰囲気に包まれているのではないか、と思ったほどだ。カトリック教会は会衆派教会よりは現実的なので、シャカオを島民の儀式の一つとして受け入れたのだった。(41) 町にはシャカオ・バーがあふれ、町の外でも至るところに、ヤシの葉で屋根をふいた吹き抜けのシャカオ・バーを見かけた。バーは円形あるいは半円形をしていて、メターテという挽き臼（ポーンペイではペイテールと呼ばれている）が中央に据えられている。私たちは、シャカオを昔ながらのやり方でぜひ飲んでみたいとつねづね思っていた。

その晩、私たちは地元の内科医でグレッグの同僚のメイ・オカヒロに招待されて、伝統的なシャカオを飲む儀式に参加することができた。晴れ渡った晩で、私たちは日没に彼女の家に着き、太平洋を見渡すデッキに置かれた椅子に腰掛けた。屈強な体つきのポーンペイ人の男が三人、シャカオの材料となるヤンゴーナの根とねばねばしたハイビスカスの樹皮の内側を持ってやって来た。中庭には大きなペイテールが用意されていた。三人はヤンゴーナの根を細かく刻むと、大きな石を使って短い複雑なリズムで突き砕きはじめた。その音は、私たちがナン・マドールの遺跡から戻るときに海の上で聞いた音にそっくりで、まるで催眠術にかかったように神経を集中して聴いてしまうようなリズムだった。川のせせらぎにも似た、単調な、いつまでも変わることなく続くリズムだ。そのうち、男の一人が立ち上がって水を汲んでくると、あとの二人が相変わらず石を打ちつけている横から、水を少しずつ注いでいった。

今や根っこは完全にふやけ、根に含まれていた乳脂肪もどろりとしてきた。そのどろりとしたものを二つに割ったハイビスカスの幹の内側にいれ、今度はそれをぐーっと伸ばしてぐるりとひねり、細長くこねあげる。そうしてどんどんこね続けると、そこから粘りけのあるシャカオがじっとりとしみ出してくるという仕組だ。この液体はヤシの実で作った椀に注意深く集められ、最初に私に差し出された。一見したところ、気持ちが悪くなりそうな代物だった――灰色に濁ってねばねばしている――が、その精神的な効果を思い浮かべて、私はシャカオを飲み干した。それは生ガキのようにするりと唇に触れて、喉を流れていった。

ハイビスカスの幹の台からは、シャカオがさらに絞り出されてくる。そして二杯目がたまると、クヌートに差し出された。クヌートは、手のひらを上に向けて重ねる正しいやり方で椀を受け取り、一気に飲み干した。ヤシの椀は五、六回注ぎ足され、厳密に気配りされた順番に従って人々に回された。もう一度私に回ってきたときには、シャカオは薄くなっていたが、もう飲むことはできなかった。というのは私は心も体もひどく緩慢になり、立っていられずに椅子に沈み込んでしまったからだ。ボブとクヌートも同じだった。しかし、そうなることは予想されていたようで、私たちのために椅子が用意されていたのだった。

宵の明星が、紫色をした水平線の上に高く明るく輝いていた。隣に座っていたクヌートも空を見上げ、北極星、ベガ星、アルクトゥルス星を見つけた。「ポリネシアの人たちが航海に使った星だよ」とボブが言った。「プロア船に乗って大海原を越えていったときにね」ボブの声を聞いているうちに、彼らの五〇〇〇年もの間続いてきた航海の様子が目に浮かんできた。まるで彼らの歴史のすべてが、夜空の下でこうして太平洋を見ている私たちの体に浸み込んでくるようだ。ポーンペイ島は船に、メイの家は巨大なランタンに、そして私たちがいる岩だらけの土地は船のへさきに変わった。「なんて素晴らしい人たちだろう」と、私は一同を見回しながら思った。「みんなに神の御加護がありますように！」

いつもは冷静で批判的な見方をする私は、この気障《きざ》で感傷的な思いに我ながら驚いた。同時に、自分の顔に穏やかで気の抜けたような微笑みが浮かんでいることに気づいた。仲間に目をやると、みな同じように微笑んでいる。そのとき初めて、私たちがみな酔っていることに気が付いた。ただ、それは甘く穏やかな酔いなので、酔っているという感覚がないのだ。

私はもう一度星空を見上げ、突然不思議な幻覚に襲われた。夜空が星から垂れ下がっているのだ。そしてジョイスの作品に描かれた「天国という木には、星と湿った夜の青い実とがなっている」光景を目のあたりにしたような気がした[42]。それから一秒も経たないうちに、目に見えるものは「正常」に戻っていた。視覚中枢に何か妙なことが起きているのだ、と私は考えた。それで視覚の前景と背景が反対になってしまったのだ。あるいは、もっと高度なレベルでの抽象的、象徴的な逆転なのだろうか。今や空は流れ星で一杯だ。これは大脳皮質が興奮して作り出している幻覚に違いない。すると、ボブが声をあげた。「見て、流れ星だ！」現実、象徴、錯覚、それに幻覚がごちゃごちゃに溶け合っていくようだ。

私は立ち上がろうとしたが、無理だった。唇と口の中がひりひりして感覚がなくなったのを皮切りに、体全体の感覚が失われていき、今では自分の手足がどこにあるのかも分からないくらいで、いったいどうやって動かせるのか見当も付かなかった。一瞬、これはどうしたものかと考えたが、すぐにその無感覚に浸ってしまった。それが何なのか理解もできず、コントロールもできないのが恐ろしかったが、一度受け入れてしまえば、甘く、空中をふらふらと漂っているような不思議な感覚なのだ。「素晴らしい！」と私は思った。私の中の脳神経科医の部分がむくむくと沸き上がってきた。「これについては読んだことがあるぞ。それを今自分で体験しているんだ。軽く触っても感覚がなく、自己刺激に感応しない。そうだ、見当識を失った患者が感じるのがこれだ」見回すと、仲間は皆椅子に深く身を沈めて身じろぎもしない。きっと空中をふわふわ漂っているか、あるいは眠っているのだろう。

その夜、私たち三人は例外なくぐっすりと、夢も見ずに眠った。そして翌朝さわやかな目覚めを迎えたのだった。少なくとも精神的かつ感情的な意味では――私の両目はまだ変な仕掛けを続けていたけれども。おそらくシャカオの影響がまだ消えていなかったのだろう。私は早起きして、ノートに記録を付けた。

珊瑚礁の上をふわふわ漂う。巨大な二枚貝の口が、視界いっぱいに繰り返し現われる。突然、青い閃光が光り、眩しい染みが落ちる。遠くに染みが落ちる音が響き、感覚中枢をいっぱいに満たす。それが自分の心臓の鼓動だと気づく。

何かによって動きと視覚、それに反復が促進されている。海底と二枚貝の口、そして青い閃光とその染みから自分を引き離して、書き続ける。心の中で、言葉が大声で話し始める。いつもの書くという行為とは違い、時々、何度も同じ言葉を繰り返し書き続け、字もアルファベットというよりは象形文字のようだ。ペンが意思を持っているかのように動き続け、一度書き始めると止めることはとても難しい。

朝食中もその状態が続いていたが、それはクヌートも同じだった。(43) 皿にパンがのっていたが、パンが白っぽい灰色に見えた。硬く、輝いていて、まるでペンキが塗られているか、またはは厚くきらきらするシャカオのかたまりのようだ。それから、美味しそうなチョコレートのリキュール。五角形や六角形をしていて、まるでナン・マドールの柱だ。テーブルの上に飾られた花からは、存在しないはずの花びらが、後光のように伸びている。じっと見つめているとそれが動き回り、その後には赤っぽいかすかな残像が残るのだった。風にそよぐヤシの木は、まるで回転の遅すぎるフィルムを見ているような静止画面の連続で、私の視覚では動きの連続性を維持することができない。そして今や、別個のイメージや光景が私の前のテーブルに映し出されている。ピンゲラップ島に降り立った瞬間、笑いながら森から走り出てくる子どもたち。懐中電灯で照らされた漁師の網と、その中でもがき、虹色にきらめくトビウオ。山の斜面を若武者のように駆け下りて来た男の子。サンバイザーを被り、「見えるよ、見えるよ！」と叫んでいる。そして、天国の木に鈴なりになった星を背景に、挽き臼でシャカオを砕く男たちの黒いシルエット。

その晩、私たちは荷物をまとめながら、この南の島々を後にしなければならない悲しみでいっぱいだった。ボブはまっすぐニューヨークへ帰り、クヌートはあちこちで飛行機を乗り換えてノルウェーへ帰る。ボブと私が初めて会ったときのクヌートは、魅力的で、学者肌で、少々内気な仲間であり、非常に稀な全色盲の専門家かつ患者だった。そして何週間か共に過ごすうちに、私たちは彼のまったく違う面をいくつも見た。何にでも興味を持ち、時々思いがけなく見せる情熱（彼は路面電車と狭軌鉄道に詳しく、豊富な知識を有している）、ユーモアのセンスと冒険心、適応力。そして全色盲であることゆえの数々の困難——特にこの熱帯の気候では、光への過敏さがもたらす痛みや細かいものが見えないこと——を目のあたりにした後では、私たちはクヌートの強い意思、遠い土地までやってくる勇敢さ、弱い視覚にもかかわらずさまざまな状況に適応する能力（たぶん、彼のいろいろな能力と素晴らしい方向感覚はこれらの障害と引き替えに養われたものだろう）に感服したのだった。なかなか別れが言い出せないまま、私たちは明け方まで語り合い、グレッグにもらったジンを一瓶空にしてしまった。クヌートはピンゲラップ島でエマ・エドワードにもらった子安貝のネックレスを取り出し、手の中で何度もひっくり返していろいろなことを思い出しているようだった。「全色盲のコミュニティを見たことで、僕の将来はまったく違うものになるだろう」と彼は言った。「今回の経験で受けた衝撃で、まだふらふらしているよ。何しろ一生の中で一番刺激的で興味深い旅行だったからね」

クヌートにとって最も印象深かったことは何かと尋ねると、彼は答えた。「ピンゲラップで出かけた夜釣りだね。あれは素晴らしかった」それから、まるで詩を暗唱するように続けた。「水平線の雲の流れ、澄みきった空、消えていく明りと深まっていく闇、珊瑚礁のリーフの輝くような波、星空と天の川の壮観さ、かがり火に照らされた、水から跳び上がるトビウオ」クヌートは夜釣りの思い出にうっとりと浸っていたが、こう言った。「僕はトビウオを追って一網打尽にするのに何の苦労もいらないだろうな。きっと僕も生まれながらの夜の漁師なんだよ」

果たしてピンゲラップ島は、ウェルズの小説のような、私が行ってみたいと望んでいたような全色盲の島だろうか。そこに住むのは全色盲の住民のみで、外の世界から何世代もの間完全に切り離されていなければならないはずだった。ところが、ピンゲラップの島民もマンドの村に固まって暮らすピンゲラップ人もそうではなかった。全色盲の人は大多数の通常の視覚保有者の間に散在しているのだ。(44)

それでも、私たちがピンゲラップ島やマンドで会った全色盲の人々は、明らかに家族のような、それだけでなく倫理的にも経験的にもお互いを思いやる関係を築いていた。彼らの間には、お互いへの理解と感情の共有があり、そんな言葉や感覚は、クヌートにもただちに差し伸べられたのだった。そしてピンゲラップの住民は全色盲かそうでないかを問わず誰もがマスクンのことを知っていて、マスクンが生活していく上で耐えなければならないのは色が分からないことだけではなく、眩しい光であり、細かいものが見えないことだとも知っている。ピンゲラップの赤ん坊が激しくまたたきしたり光から顔を背けたりしたときには、周りの人には医学的なことは分からなくても、少なくともその赤ん坊がなぜそうするかについての知識がある。そして赤ん坊が必要とするものやその子の持つ能力についての知識もあり、その症状を説明する神話までが用意されているのだ。そうした意味で、ピンゲラップ島は全色盲の島である。この島で生まれたマスクンの人は、自分が完全に社会から孤立していたり無理解にあっていると感じることはないだろう。ところが、島の外の世界では、先天的な全色盲の人はみなそうした苦しみを味わっているのだ。

ポーンペイからの帰途、クヌートと私は別々にバークレーに立ち寄り、全色盲の文通相手のフランシス・フッターマンを訪ねて全色盲の島での経験を語った。彼女とクヌートは、とうとう直接会えたことを喜び合った。後になってクヌートが教えてくれたことによると、それは「忘れ難い、とても刺激的な経験だった。お互いに話すことがありすぎて、僕たちは興奮した子どものように七時間もしゃべり通しだったよ」

　私たちの社会で暮らす全色盲の人の多くがそうであるように、フッターマンはひどく行動を規制されて育った。全色盲であると診断されたのは比較的早かったのだが、適切な視覚補助器具も与えられず、できるだけ屋内に留まって強い日差しに当たらないように強制された。また、彼女は周囲の無理解と孤独に耐えなければならなかったのだ。そして、最もつらかったことは、自分と同じ状況にある人と知り合う機会がなかったために、自分の経験を分かち合い、理解してくれる人を持たなかったことだろう。

　いったい、全色盲の人がこのような孤独に陥る必要があるのだろうか。どこかにお互いが地理的に離れていても、経験、知識、感性を共有できる全色盲の人のコミュニティのような場所はないのだろうか。本物の色盲の島でなくても、抽象的、象徴的な色盲の島を作ることは可能だろうか。永年このような思いを抱いていたフランシス・フッターマンは、一九九三年に「全色盲ネットワーク」を設立し、月刊の情報誌を発行している。その目的は、全米の、そして世界中の全色盲の人々が仲間を見つけて交流を深め、考えや経験を分かち合うことができるようになる、ということだ。

　彼女のネットワークと情報誌は、今やインターネットにホームページが開設されたことにより、全色盲の人々の間の物理的な隔たりをなくすことに成功しつつある。会員は世界中に散らばっている。ニュージーランド、ウェールズ、サウジアラビア、カナダ、そして今ではポーンペイにも。フランシスはすべての会員と電話やファックス、手紙、インターネットで接触している。きっとこの新しいネットワーク、コンピューターネットワーク上のこの島が、本当の全色盲の島なのに違いない。

第二部　ソテツの島へ

グアム島

事の起こりは一九九三年の始めにかかってきたある電話だった。「スティール先生からですよ」と、電話を取ったケイトが私に言った。「グアム島のジョン・スティール先生からです」ジョン・スティールという名前の人は知っていたが、それはトロントの神経医学者で、連絡を取りあったのはもう何年も前のことだ。はたしてそのスティール先生だろうか？　そうだとしても、なぜ今になって私に電話をしてくるのだろう。しかもグアム島からだという。そんなことを考えながら、私は受話器をゆっくりと取り上げた。相手は自己紹介をした。いやはや、確かに私が知っているジョン・スティール先生で、もう長いことグアム島に住んで仕事をしているとのことだった。

グアム島は一九五〇年代から六〇年代には神経学専攻の医学者にとって特別な響きを持つ島だった。その理由は、島特有の不可思議な病気についての研究論文が数多く出版されたことにある。この病気をグアム島に住むチャモロの人々はリティコ－ボディグと呼んだ。一見すると、この病気には二つの違う顔があるようだ。ある時は「リティコ」つまり筋萎縮《いしゅく》性側《そく》索《さく》硬化症（運動機能に関係する脊髄と脳の神経細胞が緩慢な過程で脱落していく疾患。ＡＬＳ）に似た進行性の神経麻痺であり、またある時は「ボディグ」つまりパーキンソン病に似た症状で、痴呆を伴うことがある。この病気の秘密を解明しようと、意欲的な研究者たちが世界中からグアム島に集まってきた。しかし、奇妙なことに研究は失敗続きで、いつの間にか熱気が冷めてしまったのだった。私が知るかぎり、もう二〇年もリティコ－ボディグの話を耳にしていないので、おそらくこの病気は解明されないまま消滅したのではないかと思っていた。

ところが、現実には消滅したどころではない、とジョンは言った。彼は現在でも何百人ものリティコ－ボディグの患者を診療している。いまだに多くの症例が出現しているばかりか、原因も解明されていないのだ。研究者は次々にやって来たが、長く滞在して研究する人はわずかだったらしい。ジョンが一二年も島に住んで何百人もの患者を診て最も強く印象を受けたことは、病状のあらわれ方の統一性のなさ、その多種多様さ、奥深さ、そして奇妙さであった。これらの病状は、むしろ第一次大戦中の嗜《し》眠《みん》性脳炎（ウイルス性脳炎、俗称「ねむり病」）が流行した時に多発した幅広い脳炎後遺症の症状に類似しているように彼には思われた。

ボディグの特徴は動作がひどく乏しくなることで、ほとんど無動に近いといえる。手足の震えや筋固縮を起こすことはあまりない。Ｌ－ＤＯＰＡ（ジオキシフェニルアラニン、パーキンソン病で不足したドーパミンを補う）をごく少量投与されただけで無動は突然解消し、爆発的に多動状態になるところは、私が『レナードの朝』で描写した脳炎後遺症の患者の症例に非常に良く似ている、とジョンは考えているという。

これらの脳炎後障害は今ではほとんど消滅している。私は一九六〇年代から七〇年代にかけてニューヨークで、当時は稀な脳炎後遺症の高齢患者を多数診察したことがあるので、この病気の患者を実際に目にした数少ない現代の神経内科医の一人である。[45] そんなわけで、私がかつて診た脳炎後遺症の患者とグアム島の患者を比較して両者の相違点を探してほしい、とジョンは依頼してきたのだった。

脳炎後の患者を苦しめたパーキンソン病様症状は、脳炎ウイルスが原因だった。その他に、たとえばフィリピンで見られるような遺伝的原因によるもの、チリのマンガン採掘者のような中毒が原因のもの、合成麻薬のMPTPにより中脳が破壊されて起こる「凍りついた麻薬中毒者」などのケースがある。一九六〇年代には、リティコ－ボディグの原因もまた何かの中毒ではないかと考えられていた。グアム島ではソテツを食用にするが、その種子に含まれる毒が体内に吸収されるというのである。この風変わりな仮説は、私が脳神経科の研修医だった六〇年代中期に流行したものであり、子どもの頃から原始的な植物に愛着を感じる私としては、ソテツを原因とする仮説に特に興味を覚えたものだった。今、私の診察室のデスクの周りには三種類の小さなソテツの鉢植え――ソテツ、サンゴソテツ、ザミア――が置かれている。ところで、秘書のケイトが自分のデスクの横に置いているのはシダソテツだ。私はそれをジョンに伝えた。

「ソテツだって……。グアムはソテツのためにあるような島だよ、オリヴァー！」ジョンは大声で笑った。「島じゅうソテツだらけだよ。チャモロ人はソテツの実から採った粉が大好きなんだ。ファダンとかフェデリコと呼んでね……。それがリティコ－ボディグと関係があるかどうかはまた別の問題だが。それからグアムの北にあるロタ島までは飛行機でひとっ飛びなんだが、この島ではまったく人間の手が加わっていないソテツの森を見ることができるよ。それはすごい原生林で、まるでジュラ紀にタイムスリップしたような気分になれるんだよ」

ジョンは続けた。「絶対に気に入るよ、オリヴァー。何の仕事をするにしても、二人で島をぐるっと回ってソテツと患者の両方を見ようじゃないか。君は神経学に造詣の深いソテツ学者だと名乗ってもいいし、ソテツ学に造詣の深い神経学者だと名乗ってもいいよ。どちらにしても、グアムは最高だよ」

飛行機が高度を下げて空港の上空を旋回すると、グアム島が私の視界に飛び込んできた。ポーンペイ島よりもはるかに大きく、縦長で、まるで巨大な足のような形をしている。飛行機が島の南端をかすめるようにして降下すると、ウマタックやメリッソといった村々が山がちな地形に抱かれているのが見えた。上空からでも、島の北東部一帯がすべて軍事施設になっているのが分かる。着陸が近づくと、アガニャの中心部の高層ビル群や幹線道路網が間近に迫ってきた。

空港にはさまざまな国籍の人が溢れ、誰もがあらゆる方角に向かって急いでいるようだっ

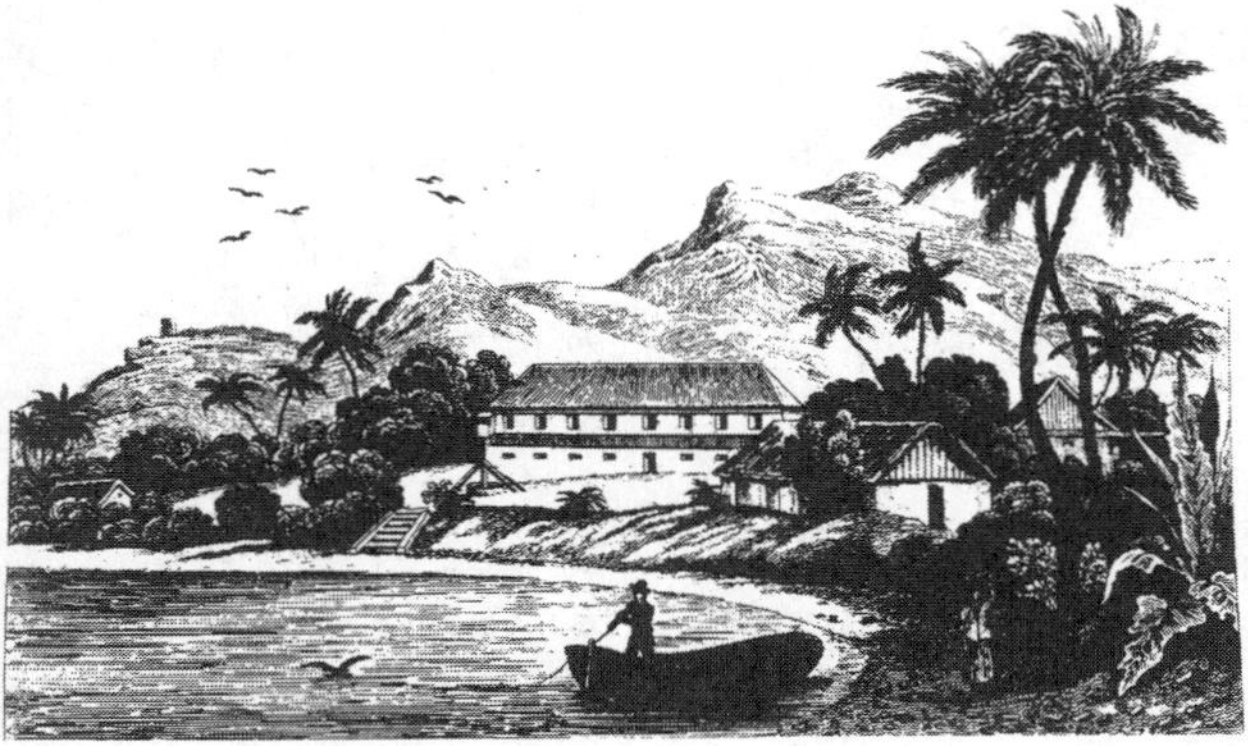

19世紀初めのウマタックの風景

た。チャモロ人の他に、ハワイ人、パラオ人、ポーンペイ人、マーシャル人、チューク人、ヤップ人がいる。フィリピン人や韓国人はいなかったが、日本人の数は大変なものだった。ジョンは到着口のところで私を待っていた。大忙しの人々の間に彼を見つけるのは簡単だった。というのも彼は長身で肌が白く、金髪の色はとても薄く、その下の顔は赤かったからだ。そして私が見たかぎり、ほとんどの人が派手な色のTシャツに半ズボンという格好をしている中で、スーツにネクタイといういでたちをしているのは彼だけだった。「オリヴァー！」と彼が叫んだ。「グアムへようこそ！　また会えて嬉しいよ。島めぐり便の旅はひどいものだろう？」

私たちは湿気のこもった空港ビルを出て駐車場まで歩いた。そしてジョンの古い白のコンバーチブルに乗り込んでアガニャの市街地を迂回し、彼が住んでいる南部のウマタックの町へ向かった。空港の騒がしさには驚かされたが、南に向かうにつれてホテル

や
スーパーなどといった西欧的な喧騒《けんそう》は消え、すぐに周囲はゆったりとした変化に乏しい田舎になった。道路が山道になり、島の最高峰であるラムラム山の周囲を回り出すと、空気はぐんと涼しくなった。展望台で車を停め、私たちは外に出て体を伸ばした。この辺りは一面が草の生い茂る斜面だが、もっと高い所は深々とした森に覆われている。「暗い森の中にきらきら光る明るい緑色の点がたくさん見えるだろう」とジョンが言った。「あれがソテツだよ。ソテツの新しい森だ。たぶん君が見慣れているのは、葉が硬くて背の低い日本原産のソテツだろうね。しかし、ここに生えているのはもっとずっと大きくて原始的な種のナンヨウソテツなんだ。遠くから見ると、まるでヤシの木みたいだよ」私は双眼鏡を取り出し、長い空の旅をしてこの島まで来てよかったという思いに胸をおどらせながら、ジョンの言うソテツを眺めた。

私たちは車に戻り、ドライブを続けた。最後の峰を上りきると、ジョンは再び車を停めた。そこからは、日の光に輝くウマタック湾が一望の下に見渡せた。この湾こそ、一五二一年の春にマゼランが錨を下ろした場所なのだ。海辺に建っている、ひときわ高い尖塔を持つ白い教会が村の中心で、湾に向かう斜面には家がぽつぽつと建っている。「僕はこの風景を何千回と見ているけれど、いつも初めて見たときと同じように美しいよ」とジョンが言った。着ている服といい、空港での迎え方といい、この時までジョンは私に対して何となく他人行儀だったが、ウマタック湾を眺めていると、ジョンの新しい一面が現われてきた。「僕は昔から島が好きだった。アーサー・グリンブルの『島のパターン』を知っているかい？　この本を読んだとき、僕は太平洋の島に住まなければ決して幸せにはなれないと悟ったんだ」

私たちはまた出発し、車はウマタック湾に向かう曲がりくねった道を下り始めた。途中でジョンはまた車を停め、丘の斜面にある墓地を指差した。「ウマタックのリティコの罹病率《りびょう》はグアムでも最高なんだ。その終着点があそこさ」

私たちの前方には、びっくりするほど派手な跳ね上げ式の橋が現われ、車は深い峡谷を渡って村に入った。橋の由来やその働きは分からないが、まるでロンドン橋をアリゾナに持ってきたかのように、周りの風景にそぐわない橋だった。それでも、橋が空高く跳ね上がる様子は見ていて楽しく、わくわくすることは確かだ。町に入ってスピードを落とすと、人々がジョンに手を振ったり声をかけてきたりした。それとともに、ジョンに残っていた抑制が消え去り、彼は急に心からリラックスしたように見えた。

ジョンの家は軒が低く、住みやすそうな家だ。村の真ん中から道を少し入ったところにあり、周りをヤシやバナナの木、それにソテツに囲まれている。ジョンはいつでも書斎に引っ込んで書物の世界に浸ることができるし、その気になれば数歩で友達や患者のところに行くこともできるのだ。今、ジョンは養蜂に夢中だということで、家の横には、木の枠に入れられたミツバチの巣が置かれている。家の前に車をつけた時、ミツバチのブーンという羽音がさっそく聞こえてきた。

ジョンがお茶を入れている間、私は書斎で本棚を眺めていた。居間のソファの上の壁にはゴーギャンの複製が掛けられている。書斎に入るとすぐ、何冊かの『神経学全書』の間にゴーギャンの『日記』があるのが目に留まった。私はそうした本の配列に驚いてしまった。ジョンは自分のことを神経学の分野のゴーギャンとみなしているのだろうか。グアムについての本、パンフレット、古い写真集などが何百冊とあったが、その中でもスペイン統治時代に関する本が多かった。そうした本と神経学の書籍や論文がごちゃごちゃになっている。本棚を眺めていると、ジョンが大きなティーポットと奇妙に光る紫色のお菓子を手にして入ってきた。

「これはウベといって、グアムでは人気があるんだ。この島で採れる紫色のヤムイモから作るんだよ」とジョンは説明した。こんなに粉っぽくてマッシュポテトのような、そしてこんな色をしたアイスクリームを食べるのは初めてだったが、それは冷たくて甘く、食べているうちに私はその味のとりこになってしまった。書斎でお茶とウベでくつろいだところで、ジョンは自分のことを語り出した。彼はカナダのトロントで神経学の基礎を学んだ。二〇年以上前に彼がまだトロントに住んでいた頃、私たちは小児の偏頭痛やしばしば併発する幻覚についで手紙を交し合ったことがある。ジョンは二〇代で研修医だったときに、同僚と共に神経学における重要な発見をしている。それは進行性の核上麻痺で、今ではスティール－リチャードソン－オルゼウスキー症候群と呼ばれている疾患である。ジョンはその後イギリスとフランスの大学院で研究を続け、医学者としての前途は洋々と思われていた。ところが、ぼんやりとではあったが彼が本当に求めていたのはそれとはまったく違う何かであり、普通の医師として患者の診療に当たることを強く望んでもいたのだった。ちょうど、彼のお父さんやお祖父さんが患者を治療したように……。そして、トロントで何年間か研修医を教育したり患者を診療したりした後、彼は一九七二年に太平洋の島々に渡ったのである。

ジョンを夢中にさせた本の著者であるアーサー・グリンブルは、第一次大戦の前にギルバート・エリス諸島（現在のキリバス共和国とトゥバル）の地区職員をしていた。これらの島での生活の描写を読んで、ジョンはミクロネシアへ行く決心をしたのだ。可能であれば、彼もグリンブルのようにギルバート諸島へ行っただろう。なぜならこの島々は名称こそキリバスと変わったものの、それ以外はほとんど変わらず、商業化や近代化という病に冒されてもいなかったからだ。しかし、そこにはジョンが就ける医療従事者のポストがなかったので、マーシャル諸島のマジュロ島へ渡った。そして一九七八年にはポーンペイ島へ移ったが、そこはジョンにとっては初めて住む火山島だった。この島でジョンはピンゲラップ島の住民の間に多発する遺伝的な全色盲のことを知ると共に、何人かの全色盲患者を診察した。そして、とうとう一九八三年に、マーシャル諸島とカロリン諸島での経験を携えてマリアナ諸島のグアム島へ移ったのだった。ジョンはここに身を落ち着けて、島の医者としてコミュニティとの関係を築いて静かに暮らそうと思っていた。しかし、そんな彼の心の奥底には、グアム島の奇妙な疾病が呪文のように引っかかっていて、その謎を解くことができるのは自分しかいない、と考えてもいたのだった。

ジョンは最初は西欧化された騒々しいアガニャに住んだが、すぐにウマタックへ移ろうと決心した。チャモロ人や彼らの病気に関する仕事をするには、彼らに囲まれ、土地の食べ物や習慣の中で暮らすべきだと考えたからだ。そしてウマタックは病気の中心地であり、常に発生している地区だった。リティコ－ボディグのことをチャモロ人はときどき「チェットナット・フマタック」――ウマタックの病気――と呼ぶ。この町の何百エーカーかの土地に、リティコ－ボディグの秘密が隠されているのだ。そして、おそらくアルツハイマー病、パーキンソン病、そして筋萎縮性側索硬化症などの秘密も。もしも答えが見つかるとしたら、それはここウマタックでだ、とジョンは言う。ウマタックこそは神経の変性をきたす難病のロゼッタストーンであり、すべての謎を解く鍵はここに埋もれているのだ、と。

自分の遍歴、島への情熱、そしてとうとうグアムまでやって来たことなどを、ジョンはまるで夢想に浸っているかのような調子で語っていた。と、突然跳び上がって大声を上げた。「行かなくちゃ！　エステラの家族が待っているんだ！」ジョンは黒い鞄をつかみ、やわらかい帽子を被ると、車に向かった。すっかり話に引き込まれていた私も、彼の緊張に満ちた声ではっと我にかえった。

私たちを乗せた車はすぐにアガットへ向かう道を走り出した。しかし、このドライブの間、私は少々緊張していた。なぜなら、ジョンはまた追想に耽《ひた》り、自分がどのような経緯でグアムの病気に出合ったか、研究や仕事の変遷、この島での生活について語り出したからだ。熱っぽく語る間に激しい身振りが加わるので、彼の注意が道路に十分向けられていないのではないかと心配になってしまった。

「とにかく、すごい話なんだよ、オリヴァー」と彼は始めた。「病気そのもの、島の人々に与える影響、原因解明のための堂々巡りのじれったい調査、そのどれを取ってもね」ジョンによれば、一九四五年にこの病気を発見したハリー・ジマーマンは、まだ若い海軍の軍医として第二次大戦後グアム島にやって来た。ジマーマンはこの島で極めて稀な筋萎縮性側索硬化症の患者を目にした最初の人物だった。二人の患者が死亡した後、解剖によって診断を下すことができたのだ。[46] グアムに駐在していた他の医師が、この謎に満ちた病気についてさらに詳しい報告を行った。しかし、病気の重大さを認識するためには、おそらく別な視点、つまり疫《えき》学者の視点が必要であっただろう。なぜなら、疫学者はそこに暮らす人々を特定の病気に仕立てるような体質、文化、環境の特殊性、言ってみれば「地理的な」病理学に関心を払って研究するからである。レナード・カーランドはワシントンにある米国国立衛生研究所の若い疫学者だった。彼は初期の報告書を読んだときに、グアムはそのような稀な土地であり、疫学者にとっては夢のような研究の場であることに気づいた。グアムは地理的に隔離された島なのだ。

　カーランドは後年、こう書いている。「われわれ疫学研究者が求めているのはこのような隔離された土地だ。隔離された土地の病気を研究することによって、普通の土地では見出せない遺伝や環境と病気との関連性が見つかる可能性があるからである」孤立した土地の病気、あるいは病気の島の研究は、医学において非常に重要な役割を果たす。そうした研究によってしばしば、病気の原因となる病原体、遺伝子の突然変異、環境要因などを特定することができるのである。ダーウィンやウォレスが体験したように、自然という実験室はドラマティックに凝縮された進化のプロセスを見せてくれるのだ。特定の病気が多発する隔離された島は他では得がたい解答を与えてくれるがゆえに、疫学者を魅了してやまないのである。カーランドは、グアムはまさにそのような場所だと考えた。そして、メーヨークリニック（ミネソタ州ロチェスターにある、世界的に有名な総合病院）のドナルド・マルダーと共にグアムへ飛び、国立衛生研究所とメーヨークリニックのあらゆる設備や知識を駆使して大がかりな調査と研究を始めたのだった。

カーランドにとってそれは単に学問的に重要なだけでなく、彼の人生を一変させる事件だった、とジョンは考えている。一九五三年にカーランドが初めてグアムを訪れたとき、彼は自分を生涯夢中にさせ続ける地平に向かって歩き出したのだ。それは彼にとって決して終わることのない恋愛であり、使命であった。「カーランドは今でもまだグアムの病気について書いたり意見を述べたりしているし、ここにもやって来るんだよ。四〇年たった今でもね。この病気に一度とりつかれたら、二度と解放されることはないんだ」

グアムへ着いたカーランドとマルダーは四〇人以上ものリティコの患者を目にした。そのほとんどが病気が進行して末期の病状だったことから、軽症の患者までは医療の目が行き届いていないのだろうと二人は考えた。グアムにおけるチャモロ人の成人の一割がこの病気によって死亡し、罹病率は米国本土の少なくとも一〇〇倍に達する（ウマタックでは、四〇〇倍以上にもなる）。二人はこの病気がウマタックに集中していることに驚き、この地域が病気の発生源で、グアムの各地に広がったのだろうかと考えた。ジョンの指摘では、ウマタックはグアムでもとりわけ他の地域から隔離され、近代化が最後まで遅れた場所だということだ。一九世紀には町に通じる道もなく、一九五三年になっても、整備が不十分な道路は頻繁に使えなくなったという。その当時は、ウマタックの衛生環境や健康状態は島の中でも最悪で、伝統的な慣習が色濃く残っていた。

カーランドはまた、特定の家系にリティコが発病する傾向があるのを知って驚いた。たとえば、ある患者の家族では、二人の兄弟、父方の叔父と叔母、父方の従兄弟が四人、甥の全員がこの病気にかかっている（医療記録を一九〇四年まで遡って調べたところ、この家系の発病者の多さはその頃もやはり特別だったことが分かった）。ジョンは現在、この家系の多くの患者を診ているという。その他にも、これから訪ねる家族のようにリティコに特にかかりやすい家系があるようだ。

「しかし、当時カーランドが報告したのだが、最初は関心を引かなかった面白いことがあるんだ」ジョンが体を大きく動かしてそう言うと、車が一方にぐらりとかしいだ。「リティコを発病した四〇数人だけでなく、パーキンソン病にかかっている人が二二人以上もいることが分かったんだよ。この程度のコミュニティには大きすぎる数字だ。それに、そのパーキンソン病も通常のものではないんだ。まず傾眠が現われ、その後、知能や身体の活動が非常に緩慢になる。いわば無動状態だ。振戦と筋固縮が現われ、しばしば過度の発汗や流涎《りゅうぜん》（よだれを流すこと）を起こす。初め、カーランドはこのような症状を脳炎後遺症の一つだろうと考えたんだ。その何年か前にB型日本脳炎が流行したからね。しかし、そう決める有力な証拠を挙げることはできなかった」

その後の三年間で、カーランドは新たに二一人のパーキンソン病患者（何人かは痴呆を伴っていた）を見出し、この病気をどう捉えたらいいのか分からなくなってしまった。一九六〇年までに、この疾病が脳炎後遺症であるとはいえないことが明らかになり、チャモロ人がボディグと呼ぶ、一世紀以上もグアムの風土病とされてきたリティコに似た病気であるように思われた。さらに注意深く検討すると、リティコとボディグの両方の症状を示す患者が多いように思えたのである。そこで、リティコとボディグには何らかのつながりがあるのではないかとカーランドは考えたのだった。

そして、神経病理学者のジマーマン博士に学んだ若い研究者である平野朝雄が一九六〇年にグアムへ来て、リティコやボディグで死亡した患者の脳を解剖した。その結果、二つの病気の神経変性病変は事実上同じだが、脳内での変性病巣の分布や程度はさまざまであることが分かった。そんなわけで、病理学的にはリティコとボディグは別の病気ではなく、単一疾患でありながら異なる臨床症状が顕れたにすぎない可能性がでてきた[47]。

このことは嗜眠性脳炎を思い起こさせる。ヨーロッパで流行した当初は、流行性小児麻痺、流行性パーキンソン病、流行性精神分裂病などの十いくつもの異なる病気が同時に発生したのではないかと考えられたものだ。しかし、病理学的な研究が進むと、これらのさまざまな病状は実は同じ病気によるものであることが分かったのである。

アガットの小さな村にある家の前に車をつけたとき、ジョンがこう言った。「リティコ－ボディグに標準的な症状というものはないんだ。一〇人以上の患者を診察すると、同じ症状を示す人は二人といないことが分かる。この病気の症状は患者ごとに実に多様で、二〇ものタイプに分類できるんだ。エステラの家族を見れば分かるよ」

私たちを迎えたのは若い女性で、家に入るようにと恥ずかしげに手招きした。「やあ、クローディア。元気でやっているかい？　今日はお母さんの調子はどうかな？」ジョンはそう尋ねてから、私を家族に紹介した。家族はホセとエステラの夫妻、娘のクローディアとその二〇代の兄弟が二人、それからホセの姉のアントニアだ。家に入ったとたん、私はエステラを見て驚いてしまった。なぜなら、彼女は私がかつて診た脳炎後遺症の患者の一人にそっくりだったからだ。エステラは腕を伸ばしたままで頭を後ろにのけぞらせ、顔には恍惚とした表情を浮かべて銅像のように突っ立っていた。放って置けば、エステラは微動だにせずいつまでも立ち続けているだろう。そして、その目はぼんやりと宙に向けられ、口からはよだれを垂らし続けるのだ。ところが、私が話しかけたとたん、彼女は適切に、機転の利いた言葉さえ交えて返事をしたのである。誰かがきっかけを与えてくれさえすれば、彼女は明瞭に思考することができ、完璧な会話ができるのだ。同様に、誰かと一緒なら買い物や教会へ行くこともできる。エステラはいつも感じがよく、動きも機敏ではあるが、どこか周囲に無関心で、心ここにあらずといった夢遊病者のような空気を漂わせ、妙に自分の殻に閉じこもった雰囲気を感じさせる。L－DOPAを投与したら、彼女はどのような反応を見せるだろうかと私は考えた。彼女はまだこの薬を試したことがないという。私の経験では、このような緊張状態の患者はL-DOPAに劇的に反応し、まるでロケットのような勢いで緊張状態から解放される。が、投与を継続するとチック症状（片目を開閉したり、反復して顔をしかめたりといった不随意の運動）をくり返すようになる。私の推測だが、おそらく、彼女の家族は薬の副作用についてそれとなく知っているのではないだろうか。なぜなら、薬物療法について尋ねた私に家族はこう答えたからだ。

「彼女は緊張症状に苦しんでいる様子もないし、自分から不満を訴えることもありません。そして、気分はとても落ち着いているように見えます」

それを聞いて、私はやや複雑な気持ちになった。私はこう言いたかったのだ、「そうでしょうが、彼女は病気なのですよ。緊張症状のためにスムーズに反応することができないのです。普通の世界へ彼女を連れ戻したいと思いませんか？ 彼女には治療を受ける権利があるし、私たちには治療する義務があるのです」と。しかし、実際には私は何も言えず、自分は彼らから見ればよそ者なのだと感じていた。このことを後でジョンに話すと、彼はこう言った。「そうだね。僕が一九八三年にこの島に来た頃だったら、僕だってそう感じただろうな。でも、病気に対するこの島の人たちの反応は、僕たちのものとは違うんだよ。病気、特にリティコ-ボディグに対して、チャモロ人にはある種の冷静さと運命論的なところがあるんだ。彼らの反応を表現するのに、それ以外の言葉は思いつかないよ」

エステラに関して言えば、彼女は自分の世界に浸っていて、心の平静さを感じさせる。とにかく、彼女の内面と家族やコミュニティとの間にはバランスのとれた平穏な状態が維持されているので、L－DOPAを投与して彼女を動揺させれば、この静けさが壊されるのではないかという恐れもあるのだろう。

しかし、夫であるホセの病状はまったく違うものだった。まず、身体の機能的状態が違っている。ホセの方は、体の動作が極端に乏しいことに加えて、歯ぎしりや体の揺れを伴うパーキンソン病の症状が目立つ。四肢のそれぞれの筋肉は固くなって、互いの動きを妨害している。それぞれが動き始めようとすると他の筋肉が邪魔してしまうのだ。腕を伸ばそうとすると、弛緩する必要のある上腕三頭筋が本来の動きとは反対に拮抗して、上腕二頭筋の働きを妨害する。その結果、腕は奇妙な位置で固定したままになってしまう。ホセの四肢のさまざまな筋肉に同じようなことが起きているが、それは身体のほとんどすべての運動神経が思い通りに反応しないためである。そこで、筋肉を何とか動かそうとして、ホセは顔が真っ赤になるくらいに渾身の力を込める。すると、体が突然動き出し、それまでに込めていた力によってぎこちなく片方に傾いたり、場合によっては倒れてしまったりするのである。

このようなパーキンソン病の「暴発－妨害的」な症状は、いわば体の筋肉全体が反目しあい、終わりのない内部対立に揺れているようなものだ。私の患者の一人がそれを「突き棒と端綱《はづな》」と表現したように、緊張に満ち苦痛とフラストレーションを生み出すのである。つまり、ホセの状態は、妻のエステラの緊張症状が示す筋肉の不思議な弾力、また柔軟さとはまったく違う病状である。この夫婦には、一方が激しい筋肉の抵抗なら、一方は完全な無抵抗と、完全に正反対の病状を見て取ることができる。ホセとエステラを診察した後、私は夫婦の子どもたちであるクローディアと二人の兄弟を簡単に診察した。しかし、一人としてこの病気の兆候がないことはすぐに分かった。そして、両親をはじめ年上の親戚の多くが罹病しているにもかかわらず、子どもたちは誰も自分が病気になるのではないかと心配する様子はなかった。

この若い世代とは対照的に、年長の人々は親戚にリティコがあれば、自分の体にも病気がすでに潜伏しているのではないかと恐れている。高齢者のこうした心理は、ジョンによればごく自然なものだ。特に、一九五二年以降に生まれた若い世代が一人としてこの病気を患っていないことを考え併せれば。

一緒に暮らしているホセの姉アントニアは、進行性の重い痴呆を主症状とする、リティコ-ボディグのもう一つの型を示している。私たちが家に入ると彼女は怯え、私を突きとばそうとしたり爪で引っかこうとした。そして家族と話を始めると、おそらく私たちに嫉妬したのだろう、彼女は怒った顔つきをして、部屋を横切って私の前まで来ると、自分を指して大声で「私、私、私……、わたし」と言った。また、彼女は失語症がひどく、まったく落ち着きがなく、突然叫び声を上げたり笑ったりした。しかし、音楽をかけると驚くほど落ち着き、きちんとした会話ができるようになった。これもこの家族が発見したことだ。家族に伝わるこのような患者の状態への対処法は、かなりのものである。アントニアを落ち着かせようと家族が古いフォークソングを歌いだすと、高齢で痴呆が進み、精神が分裂ぎみの彼女も仲間に加わって、家族と一緒にちゃんと歌うのだった。彼女は歌詞をすべて覚えていて、歌っている間は自分を取り戻しているように見える。彼らが歌っている間に、ジョンと私はそっと外へ出た。そして、このような家族の前では、神経学という学問がお門違いに思えてならなかった。

「あの家族を見ていると」と、翌朝家を出るときジョンが言った。「なぜ、こうも多くの人たちがリティコ－ボディグにかかるんだろうと考えずにはいられないんだ。ホセと彼の姉を見れば、これは遺伝だろうと思う。ところが、ホセとエステラの夫婦は、血のつながりはないのに、どちらも病気にかかっている。これは二人が共有する環境によるものなのか、それとも片方の病気がもう片方に感染したのだろうか。それから、一九六〇年代に生まれた彼らの子どもたちも、他の家庭の子どももこの病気とは無縁だ。だから、リティコ－ボディグの原因が何であるにせよ、一九四〇年代の終わりから五〇年代にかけて、原因が消滅したか、あるいは病気を発生させなくなったのではないかと推察しているんだ」

こうした点がこの病気を解明する鍵であるとともに矛盾でもあるのだという。一九五〇年代にグアムに来たカーランドとマルダーもそうした点に気づいたが、一つの学説で理解するには問題はあまりにも複雑だった。カーランドは当初、遺伝病説を検証するために、一〇万人いた島の人口が大量虐殺により数百人まで激減したというグアム島の初期の史実を調べた。こうした状況下では、ピンゲラップ島の全色盲のように、変異した遺伝子が人々の間に拡散しやすいのである。しかし、人口の激減とこの神経病の発生との関係を、単純なメンデルの遺伝法則で結び付けることはできなかった。カーランドはその理由として、変異遺伝子を持ちながら発病しない「浸透度が不完全な遺伝子」を挙げた。また、リティコ－ボディグを生じる遺伝的素因は逆に生殖力を高めたり免疫力を強くしたりして、他の病気よりも生存に有利になるのかもしれない。しかし、カーランドは、遺伝的な罹病性に加え、「病気の進展に関連する補助要素」として環境的な要因があるのではないかと考えた。

一九五〇年代の終わりには、カーランドは研究の対象を、カリフォルニアに移住した数多くのチャモロ人にまで広げた。そして、彼らの中にも、グアム島のチャモロ人と同様のリティコ－ボディグの症状を示す人がいること、彼らがグアムを離れてから一〇年、二〇年も経て発病することが分かった。また、チャモロ人に限らず、グアムへ移住してその生活様式を取り入れた人の中にも、移住後一〇年から二〇年が経過してから発病する人がいることも分かった。

もし環境が原因だとしたら、それは感染を媒介する病原体、おそらくウイルスということだろうか。しかし、この病気は通常の病気のようには感染したり遺伝したりしないようだったし、患者から採取した細胞から病原体を検出することもできなかった。媒体が存在したとしても、それは非常に特殊なもので、「ゆっくりとした導火線」のような働きをするものだろう。「導火線」という表現をジョンは繰り返した。それは体の中をゆっくりと進む導火線のようなもので、何年もかけて少しずつ症状が出た後で深刻な病気が現われるのである。ジョンからそう聞いて、私はウイルス感染後に生じるさまざまな神経症状や、脳炎後遺症のことを思い浮かべた。嗜眠性脳炎の中には何十年も経ってから初めて神経症状が現われる例もあり、遅い人では四五年もの間隔があった。

ここまで話したところで、ジョンは腕を大きく振り回して車の窓の外を指差した。「見てごらん、ほら！　ソテツだよ！」確かに、周りはソテツだらけだった。野生のソテツの他、人の手で庭に植えられたものも多い。私たちはタロフォフォに住む別の患者を診に行くところであり、この患者はかつて村長を勤めた人で、人々から「長官」と呼ばれているという。

ソテツは熱帯か亜熱帯でしか生育しないので、この島を訪れたヨーロッパ人にとってはまったく未知の植物だった。ちょっと見ると、ソテツはヤシの木にそっくりだ。そのようなわけでサゴヤシという名で呼ばれることもあるが、ソテツとヤシが似ているのは外見だけだ。ソテツはヤシよりもはるかに古い植物で、ヤシやその他の花弁植物が地上に現われる一億年以上も前から存在しているのである。

長官の家の庭には、巨大なソテツが生えていた。樹齢は少なくとも一〇〇〇年は超えているだろう。私は立ち止まってこの素晴らしい木を眺め、硬くきらきらする葉をなでてから、玄関にいるジョンに追いついた。ジョンがドアをノックすると、長官の奥さんが開けてくれた。メインルームに通されると、そこに長官が座っていた。大きな椅子に身体を硬くして座り、微動だにしない様子はパーキンソン病のようだったが、そこには何か記念碑的な雰囲気が漂っていた。長官は七八歳という年齢よりも若く見え、いまだ権威の風格がにじみ出ていた。

家には、奥さんの他に二人の娘と孫がいた。そしてパーキンソン病にもかかわらず、長官はこの家の家長そのものだった。

喉の筋肉はまだ冒されていない長官は、低くて音楽的な声で、村の生活について語った。彼は牧童から身を起こして、村の実力者になった。素手で馬の蹄鉄を曲げることができるほどの力持ちだったという。節だらけの手は今では少し震えはするが、それでも平気で石を砕けるほど力強く見える。その後、彼は村の学校の教師になった。戦争が終わると、しだいに彼は村のさまざまな事に関わるようになった。日本の占領が終わり、島のアメリカ化という新しい圧力を受けた村の事情は複雑で、解決策を模索していたのだ。彼は伝統的なチャモロ人の暮らし、神話、生活習慣を守ろうと努力し、最後には村長を務めるまでになった。症状が出始めたのは一年半くらい前のことだ。最初に体の動きが乏しくなり、やがて自発運動が困難になった。歩いたり立ち上がったり、ほんのわずかな動作をするのにも大変な努力が必要になった。体が意のままにならなくなり、まるで自分の意思と切り離されてしまったかのように感じたという。彼の家族や友人はエネルギーに満ちあふれた長官しか知らなかったので、最初はそうした症状を、激務の連続だった人生を送ってきた後で、年齢のせいで体が自然にスローダウンしたのだと解釈した。しかし次第に、家族や知人、そして彼自身も、それが体の病気であり、あまりにもよく知られているボディグであることに気づいたのだった。この恐ろしいほどの無動症状の進行は非常に速く、一年も経たないうちに一人で立ち上がることすらできなくなってしまった。そしていったん立ち上がっても、今度は自分の姿勢を感じとったり制御したりできないために、何の前触れもなくばったり倒れてしまうことがある。今ではちょっとどこかへ行こうにも、常に息子や娘が付き添わなければならない。私は、これは彼にとってはある意味では屈辱的なことだろうと思ったが、彼には自分が家族の重荷になっているという感覚はまったくないようだった。反対に、家族が彼を助けることはごく自然なことのように見えた。なぜなら、長官が若い頃には彼自身が他の人々を助けていたのだから。彼の伯父、祖父、近所の二人の人も、この奇妙な病気にかかったのだそうだ。そして彼の子どもたちの表情や態度を見ると、父親への恨みはなく、まったく自発的に介護しているように見えるのだ。

私はおずおずと、長官を診察したいのですが、と申し出た。私はまだ彼のことを力強い権力者であり、簡単に手を触れてはいけない人のように感じていたのだ。それに、地域の習慣もまだよく分かっていなかった。神経学的な診察をしたら、もしかすると長官は侮辱されたと受け取るかもしれない。診察をするにしても、家族には見えないように別の部屋で行なうべきだろうか。すると、そんな私の心を読み取ったかのように、長官はうなずいて言った。

「ここで診察してくれ、家族のいるところで」

筋肉の緊張状態やバランスを調べると、症状が現われ出したのは一年ほど前だというのに、パーキンソン病がかなり進んだ状態であることが分かった。振戦や筋固縮はわずかだが、上下肢の運動障害は明らかだった。つまり、自発的な運動が非常に困難であること、唾液の過多、姿勢の維持や反射運動の深刻な欠落などが目立った症状である。しかし、普通のパーキンソン病の症状とはどこか違い、むしろ稀な脳炎後遺症を思わせるものだった。

何が病気の原因になったと思いますか、と尋ねると、長官は肩をすくめた。「ファダンだと言う人もいる。チャモロの人々はそう考えているし、医者もそう言うよ」

「ファダンをたくさん食べますか？」

「そうだな、若い頃は好きだったよ。でも、ファダンがリティコ－ボディグの原因だと聞いて、食べるのを止めたんだ。誰もが止めたよ」

ファダンの食用に対する懸念は古く、一八五〇年代に遡る。カーランドも一九六〇年代に同じ警告を繰り返したが、ファダンが有害である可能性は一九八〇年代の末にようやく公表されたのである。したがって、長官がファダンを食べることを止めたというのは、きっとごく最近のことに違いない。そしてその味を懐かしんでいることは明らかだった。「特別な味なんだ、強くて刺激的でね。普通の小麦粉には味が全然ないよ」

長官が奥さんに向かって体を動かすと、彼女は大きなボウルに入ったソテツ・チップスを持ってきた。それは明らかに家族全員に行き渡るほどの量で、「食べるのを止める」という決心にもかかわらず、皆が食べ続けていることが分かる。ソテツ・チップスは分厚いコーン・チップスのようで、いかにもうまそうに見えた。私は一口かじってみたい衝動に駆られたが、どうにか抑えた。

私とジョンが帰る前に庭で写真を撮ろう、と長官が言ったので、巨大なソテツの前に長官の奥さん、私、長官と並んだ。写真を撮ると、長官はゆっくりと家へ向かって歩いていった。

その堂々とした様子、下の娘に支えられて歩く姿は、まるでパーキンソン病にかかったリア王のようだ。病にもかかわらず威厳があるというばかりでなく、この病気のために何か不思議な威厳を増しているかのようだった。

島のソテツについては、二〇〇年以上も議論が続いている。ジョンはグアム島の歴史に興味を抱いているので、初期の宣教師や探検家が残した資料の複製を手に入れていた。その中には、一七九三年に書かれたスペイン語の資料もあり、ファダンもしくはフェデリコのことを「神の恵み」と誉めたたえている。また、フレシネは一八一九年に出版した『世界旅行記』において、グアムでソテツが大量に収穫されるのを見たと書いている(48)。そこでは、実を水に浸してから洗い、乾かして、トルティーヤやタマーレ用の、あるいはアトーレと呼ばれる濃厚なスープをつくるための、どっしりと重い粉を作る入念な作業が解説図つきで記されている。またフレシネによれば、実を十分に洗わなければ強い毒が残ることはよく知られていたという。

フェデリコを最初に浸けた水を飲んだ鳥や山羊、羊や豚は死ぬが、二番目に浸した水で死ぬことは少なく、三番目に浸した水では危険はない。

人々の間では、実を洗えば毒を流し去ることができると思われてきたが、グアムの知事の何人かはソテツの摂取を控えるよう指示した。そして、頑丈なソテツ以外の農作物が台風の被害を受け、フェデリコが島の人々の主要な栄養源となったときには、食用を控えるよう特に強く訴えた。

パブロ・ペレス知事は、一八四八年の飢饉の時に次のような文章を残している。

サツマイモ、ヤムイモ、タロイモなどがなくなり、畑が嵐で破壊されるとチャモロ人は森に入って、わずかに残ったソテツの実を採り、有毒と知りつつも最後の手段として食用に使う。……今や、これが住民の主要な食料になっている。調理には細心の注意を払うものの、健康に悪いと誰もが信じているのである。

この考えは、ペレス知事の後継者であるドン・フェリペ・デラコルテにも引き継がれた。ペレス知事が先の文章を書いた七年後に、デラコルテ知事はフェデリコを「森の果物」の中で最も危険なものとして挙げている。(49)

その一世紀後、リティコ－ボディグを引き起こす感染病原体や遺伝的要因のはっきりした証拠を見つけられずにいたカーランドは、チャモロ人が摂取するファダンやその他の食料の中の何かに、彼が探し求めている原因が含まれているのではないかと考えるようになった。

そこで、カーランドはポーンペイ島で仕事をしていた栄養学者のマージョリー・ホワイティングをグアムに招いて調査を依頼した。ホワイティングは太平洋の島々に固有の植物とその分布に深い関心を寄せていたので、カーランドから問題点を大まかに説明されると、調査研究を引き受けたのである。彼女は一九五四年にグアムを訪れ、二つのまったく異なる性格の集落を調べてみることにした。その一つ、ジーゴはアガニャに近く、西欧化されたこの島の行政的な中心区域に属していた。そしてウマタックでは、伝統的なチャモロ人の生活様式を保っているキナータ家に寝泊りした。ホワイティングは彼らと非常に親しくなり、キナータ夫人や村の婦人たちに混じって、ウマタックで頻繁に行われる祭りのたびに料理作りに携わった。村の女性は、自分の農場や家で何か特別なご馳走を作るときにはホワイティングを招いた。

それまで、彼女はソテツに特に興味を抱いていたわけではなかった（ポーンペイ島にはソテツは生えていないのだ）が、今や目にするものすべてが、彼女の注意をグアム島と隣のロタ島でごく普通に見られるソテツへ向けさせようとしているようだった。ナンヨウソテツはもともとグアムに自生しているので、わざわざお金を払って実を買う必要などなく、ただ集めてきて調理すればいいだけだった。

私はミクロネシアへ来る途中、ハワイでマージョリーに会った。彼女は私に、グアムで過ごしたときの個人的な体験を生き生きと語ってくれた。六カ月の間、彼女は毎日フィールドワークに出かけ、毎晩キナータ家に帰ってきた。そして後になって初めて気づいてくやしがったのは、毎日食卓に上った濃厚なスープが、ファダンでとろみをつけられていたことだった。人々はソテツに含まれる有毒物や、ソテツを洗うときに細心の注意を払わなければならないことが分かってはいても、ファダンの味を、特にファダンで作ったトルティーヤやファダンでとろみを出したスープを好んでいた。「なぜかというと、ファダンには独特の粘り気があるからよ」とマージョリーは言う。チャモロ人はときどきソテツの実の緑色の皮をかんで喉の乾きを癒す。実を乾かすと、その皮に甘味が出てくるのだそうだ。

マージョリー・ホワイティングはグアムでの経験と、植物学者のF・R・フォスバーグと協力して世界中のソテツを残らず調査した結果から、さまざまな社会においてソテツが食料、薬、毒として使われていることを明らかにした。(50) また、歴史を調べると、古くは一八世紀に遡って探検家たちの間でソテツによる中毒死が起きていたことも明らかになった。そして、ソテツの神経毒がさまざまな動物に及ぼす影響について、系統的ではないが多数の事例をまとめて、一九六三年に『エコノミック・ボタニー』誌上に詳しい研究論文を発表したのだった。

彼女の指摘によれば、世界には九属に含まれる約一〇〇種のソテツがある。(51) そして、澱粉《でんぷん》(サゴ)を含むことから、その多くが食用にされている。澱粉は、根や樹幹、実からさまざまな方法で採られている。(52) さらに、ソテツは食料不足のときに非常食として利用されるばかりでなく、「特別な名声と人気」を誇る食べ物であるという。メルヴィル島では果物の収穫の儀式で使われ、オーストラリアのカラワ族は成人式で食べ、フィジーでは部族の長のみが食べることができる。オーストラリアの開拓者たちはソテツの煎った種子を「先住民のイモ」と呼んでいた。多くの地域や民族の間で、ソテツが食用にされてきたのである。芽吹いたばかりの柔らかい葉や緑色の実は「食べられる柔らかさになるまで煮ると、その白い果肉は煎った栗のような風味と歯応えがある」という。

フレシネと同様にホワイティングも、時間をかけて毒を取り除く作業について説明している。実を薄く切り、何日も、何週間も水に浸けてから乾燥させ、粉にする。地域によっては発酵させるところもある（欧米人は、発酵させたソテツの実がヨーロッパのとある有名なチーズに似ているという）。またアフリカのある地域では、エンケファラルトス・セプティムス種の樹幹から美味しいソテツ・ビールを作るし、日本の琉球諸島ではソテツから酒を作るという。(53) カリブ海地域では、発酵させたザミア属の澱粉から作ったアルコール入りの団子がご馳走とされているということだ。

ソテツを食用にする地域では、人々がそれぞれの方法で毒性を認識していることが、「悪魔のココナッツ」や「出来損ないのシダ」などといった名称に表われている。ある地域では、ソテツを毒として使っていた。ルンフィウス（オランダの博物学者で、その名前は太平洋に広く繁殖している種のルンフソテツに残っている）の記録では、セレベス島では「実の汁液を子どもに飲ませて殺す。こうすることにより、親は森の中の移動生活に支障をきたさずにすむ」(54) ホンジュラスやコスタリカでは、ザミアの根が犯罪者を処刑したり政敵を抹殺するために使われることがあるという。

いずれにしても、多くの地域でソテツには薬としての効用もあるとされてきた。ホワイティングは、チャモロ人がナンヨウソテツの新鮮な実をすりおろし、下腿の潰瘍《かいよう》に湿布すると

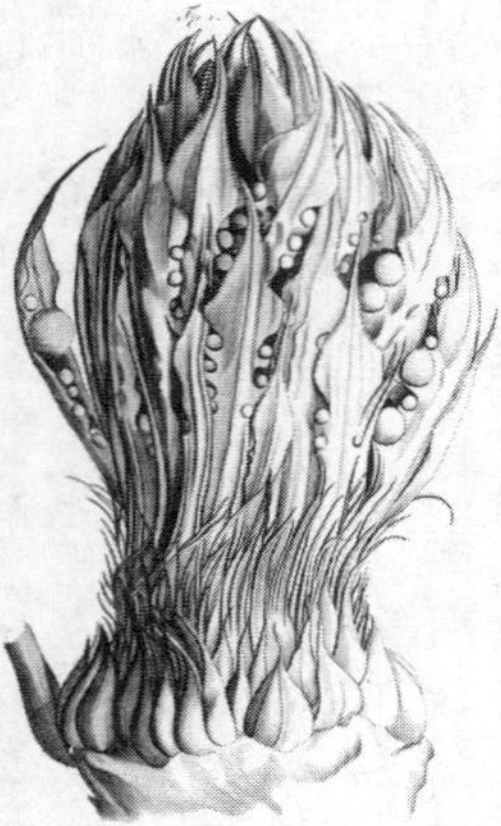

雌株の発達中の大胞子葉（左）はまず胚珠をつけ、その後大きな種子と幼葉（下）をつける。リード（1682 年）『マラバル地方に見られる植物標本』より。

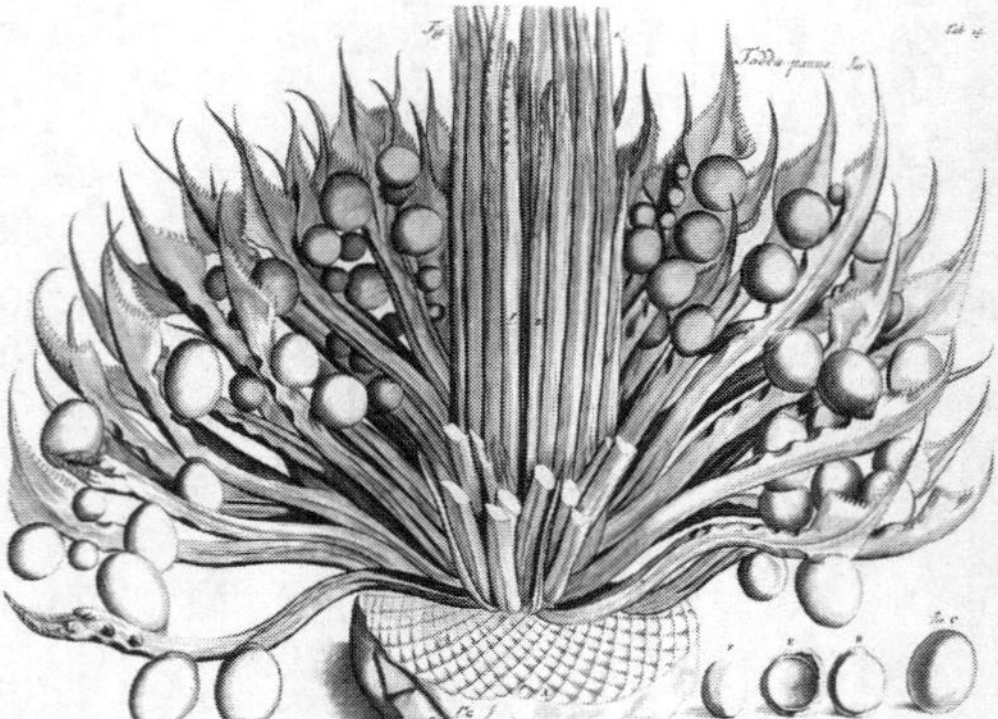

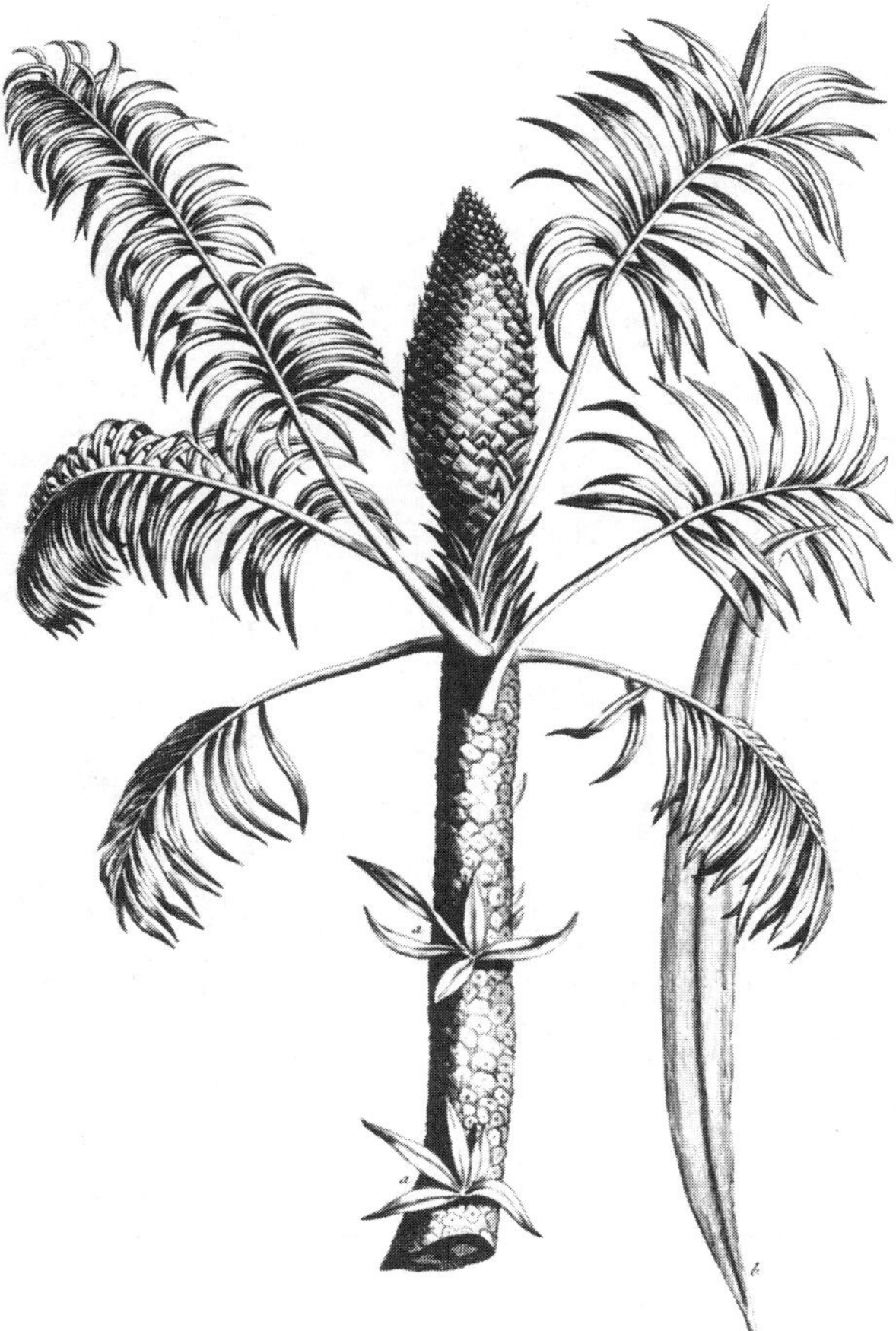

ナンヨウソテツ（*Cycas circinalis*）、雄株と球果　ルンフィウス（1741年）『アンボン地方植物標本集』より。

述べている。

ソテツは、多くの地域で独自の方法で毒を取り除いて食用に供されている。そこに至るまでにはもちろん、数え切れないほどの事故があったことだろう。特に、知識を持たない探検隊は多くの中毒事件を起こしたに違いない。クック船長の乗組員はオーストラリアのエンデヴァー川のほとりで生のソテツの実を食べてひどい中毒を経験したし、一七八八年にはラ・ペルーズの探検隊が、ボタニー湾でヤブオニザミアの実をほんの少しかじっただけで病気になっている。ソテツの実の中のおいしそうなサルコテスタには毒性のマクロザミンがぎっしりつまっているのだ。(55)それでも、食用ソテツによって地域全体が消滅するような事故が起こったことはないとホワイティングは考えている。

しかし、「本能的に」毒性を察知しないままに有毒植物を食べて中毒症状を起こした動物は数多く知られている。畜牛がワラビを食べて脚気あるいはチアミン欠乏に似た神経障害を起こすことがあるが、ワラビに含まれる酵素がチアミンを破壊することが原因である。また、カリフォルニアのセントラルバレーに生息する馬が、毒素を含むホシアザミを食べてパーキンソン病様症状をきたすことがあるのだ。ホワイティングは、ソテツをよく食べる羊や牛に注目している。オーストラリアでは、特に好んでソテツを常用し、ソテツを求めて長距離を移動する羊や牛たちが少なくない。ソテツ中毒による神経疾患がオーストラリアの畜牛で見られることは一九世紀の半ばから記録されている。牛が芽吹いたばかりのソテツの新芽を食べたときに(これは特に乾季に他の植物が枯れたり、火事の後に他の植物に先駆けてソテツが芽を吹いたときに起きる）ごく短時間、急性の胃腸病を患って、嘔吐や下痢を起こすことがある。しかし、それで死ぬことがなければ、病気は全快する。人間が急性ソテツ中毒を起こしたときも同様である。ところが、牛の場合には、その後もソテツを食べ続けると、中毒性の神経疾患を起こすことになるのだ。よろめいたりジグザグを描くような歩行（そのために一般には「ザミア腰ふり」と呼ばれている）に始まって、千鳥足をするようになり、最後には後肢が完全かつ永続的な麻痺状態になる。この段階でソテツを食べさせないようにしても手遅れで、一度よろめき歩行が定着するともう治らないのだ。

このような動物モデルからリティコの謎を解明できるのではないだろうか、とホワイティングとカーランドは考えた。そう考えさせる要素はあった。第二次世界大戦前にはファダンは広く食用にされ、日本の占領時代には他の作物が接収されたり損なわれたりしたため、ファダンはさらに重要な食料となった。そして小麦粉やとうもろこし粉が輸入され始めた戦後になると、ファダンの消費量は急速に減っていったのである。二人にとって、このことは有力な手がかりになると思われた。なぜなら、患者の発生は戦後まもなくピークに達し、その後は一定して減少の傾向があるからだ。つまりファダンの消費量と並行しているのである。

しかし、ソテツ原因説はいくつかの問題点を抱えていた。第一に、ソテツは世界中で、歴史的にも古くから食用にされてきたが、グアム以外の地ではソテツが原因として疑わしい慢性の病気はヒトでは見られていない。もちろん、グアムのソテツは何か特殊な成分を含んでいるかもしれないし、チャモロ人の体質が特異なのかもしれないのだが。第二の問題点は、食事を通してのソテツとの接触とリティコ－ボディグの発病との間には何十年という長い間隔があることである。このような神経系の中毒性疾患は前例がないのである。これまで知られた神経毒はただちに身体あるいは神経系に作用するか、数週間以内に一定レベルに蓄積して明らかな症状を起こすものばかりである。具体的な事例を挙げれば、重金属中毒による悪名高い水俣病、毒性のあるヒヨコ豆の食用によるインドの神経疾患ラチリスム、ソテツの神経毒による畜牛の神経病がある。[56] しかし、グアムの病気はこれらとまったく異なり、毒素が人間の身体にすぐには効果を及ぼさず、何年も後になってから特定の神経細胞が次第に崩壊していくのだ。このようなタイプの神経系の遅発性中毒疾患が報告されたことはなく、そういった概念は受け入れ難いものだった。

私たちはウマタックへ戻った。ジョンは私をもっと多くの患者に会わせたがっていた。往診に同行して患者に会ってほしい、と言う。私としても、彼のエネルギー、神経学的診療技術、さらに彼が患者に対して見せるやさしさに触れるのは楽しいことだった。それは、開業医であった父の往診について行った私の子どもの頃を思い起こさせた。私は微妙な症状や徴候を引き出す父の技術、巧みな診断などにいつも魅かれたものだが、それに加えて父と患者の間に流れる暖かい雰囲気が好きだった。ジョンについても同じものを感じるのだ。ジョンもまた開業医であり、何百人ものリティコ－ボディグの患者にとって彼は神経学の何でも屋であると同時に、どんな病気も診てくれる島のよろず引き受け医者でもあるのだ。しかも彼はある特定の患者だけを診る医師ではなく、ウマタック、メリッソ、ジョニャ、タロフォフォ、アガット、デデドなどのグアム全島に広がる一九の集落に暮らすリティコ－ボディグの患者やその家族、そしてコミュニティ全体をカバーする一般医なのである。

ファンはジョンの患者の一人で、ジョンに言わせれば、その病状はとても奇妙なものだということだ。「筋萎縮性側索硬化症とも違うし、パーキンソン病とも違う。リティコ－ボディグの典型的な症状とも違うんだ。ファンが起こす振戦はこれまでのリティコ－ボディグの患者には見たことがないようなものだ。でも、彼にとってはこれが病気の始まりに違いない、と僕は確信しているんだよ」ファンは五八歳で、頑丈そうな体つきをしており、よく日焼けしていて、年齢よりもずっと若く見える。症状が出始めたのは何年か前のことで、手紙を書いていて気がついたそうだ。手紙を書くと手が震え、一年も経たないうちに、少なくとも右手では字が書けなくなってしまった。しかし、その他にはこれといった症状は何もないのだ。

私はファンを診察し、振戦の状態を見て不思議に思った。それは通常のパーキンソン病で見られる「親指と人指し指の間で丸薬をまるめているような」と形容される安静時の振戦は起きず、身体を動かしたり、動かそうと思ったときに振戦が起きる。このために安静時の振戦は抑制されている。しかし、小脳に疾患がある患者で協調運動障害などの小脳徴候として見られる「意志的」振戦とも異なっている。その代わり、神経学で「特発性」振戦または「良性」振戦と呼ぶものに似ている。「特発性」というのは、脳の中に器質的病変がなくて発生する場合であり、「良性」というのは、通常自然に治りやすく薬にもよく反応して患者の生活に大きな支障をきたすことがないものである。

しかし、中にはそのような「良性」の振戦から本格的なパーキンソン病や他の神経変性疾患が発症する場合もあるのだ。たとえば、私がニューヨークで診ていた高齢の女性患者は、七〇代になってそのような振戦が発生して、生活がめちゃめちゃになってしまった。ちょっとした動作でも震えが突発し、それを止めるには石のようにじっと座っているしかないのだ。「これを良性と言うそうですが、一体どこが良性なんですか?」とその女性は言ったものだが、実はそれは彼女の生活を攪乱《かくらん》する重い振戦だったのだ。彼女の場合、振戦は大脳基底核の稀な変性疾患の最初の症状であり、筋肉の固縮に加えて痴呆が進行して、二年以内に死亡した。

ファンがこのような病気にかかるとは考えにくい。ジョンの考えでは――私は彼の直感を信頼するのだが――それは非常に穏やかなボディグの症状であるから、残りの人生を仕事をしつつ自分の力で生活していけるだろう、とのことだった。リティコ-ボディグは進行性で身体の機能を失わせるのが普通だが、ファンのようにわずかな症状ですんだり、一年か二年だけ急速に進行した後は止まるケースもある。しかし最近ジョンから聞いたところでは、ファンには今ではパーキンソン病の筋固縮が現われているという(57)。

放っておけばジョンは次々に患者の所へ私を連れて行ったことだろう。私がグアムに滞在する数日間のうちに何もかも見せたいと意気込んでおり、そのエネルギーと情熱はとどまるところを知らないかのようだった。しかし、私自身は一日としては充分な人数の患者を診て、そろそろ休憩したくなったし、泳ぎたかった。「ああ、そうだね、オリヴァー。ちょっと休憩しよう。アルマと一緒にシュノーケリングに行こう！」とジョンは言った。

アルマ・ファンデルフェルテはメリッソの海岸沿いに建つ素敵な傾いた家に住んでいた。家はツタに覆われているが、もしかするとそのおかげで倒れずにすんでいるのかもしれない。周囲にはシダやソテツが茂っていた。アルマはほとんど水中生物と呼んでもよいくらいに、一日の半分はリーフで泳いでいるとのことだ。関節炎がひどく、歩くのがつらそうだが、水の中では優雅に、かつ力強く泳ぎ、飽くことを知らない泳ぎ手である。彼女はまだ若かった頃に訪れたミクロネシアがすっかり気に入り、それ以来ここに住んでいる。つまり、もう三〇年以上もリーフで毎日泳いでいるのだ。どこへ行けばヒザラガイ、タカラガイ、ニシキウズガイを見ることができるか知っているし、タコが隠れている穴やめずらしい珊瑚が生えているリーフも知っている。泳いでいないときは、アルマはベランダに座って海や雲、海面に顔を出すごつごつしたリーフなどの絵を描いたり、読書したり、書きものをしたりと、完全に満ち足りた生活を送っている。彼女とジョンは仲がよく、お互いにほとんど口をきく必要がないほどだ。二人でベランダに腰掛けてリーフにぶつかる波を見ていると、ジョンはリティコ－ボディグのことをしばらく忘れていられるのである。

アルマは私たちを迎え、私が持参したフィンとシュノーケルを見てにっこりした。ジョンはベランダに残って本を読みたいと言うので、私とアルマはリーフへ出かけた。浅瀬の珊瑚から伸びるカミソリのように鋭い枝で足を切らないようにと棒を渡され、アルマが先頭に立って、私には見分けられないような通り道を進んだ。彼女はその辺りに詳しい様子で、私たちは沖の透明な水へと進んでいった。水が数フィートの深さになると、アルマは潜り、私も続いた。

行く手には巨大な珊瑚の谷間があり、さまざまな形や色の珊瑚が数限りなくあり、曲がりくねった枝を茂らせている。キノコや木の枝のように見える珊瑚の枝を、フグやカワハギがつついている。小さなミスジリュウキュウスズメダイや虹色の魚の群れが私を取り巻いて腕や脚の間を泳ぎ、私が動いても驚く様子も見せなかった。

私たちはベラ、ブダイ、スズメダイの群れを突っ切って泳いだ。鈍い色をした羽根のようなひれを持つミノカサゴが下のほうでじっとしているのが見えたので、手を伸ばしてその中の一匹に触れようとすると、アルマは頭を激しく左右に振った（後で、「羽根」には強い毒があるので触れてはいけないのだと教えてくれた）。ウミウシが水中を小さなスカーフのように舞っていたり、虹色の刺毛を持つ太ったゴカイなどもいる。また、びっくりするほど青い色をした大きなヒトデが海底をゆっくりと這っていた。鋭いとげを持つウニを見ると、フィンを履いていてよかった、と思わずにはいられなかった。

数ヤード進んだところで、突然深いトンネルに入った。海底までは四〇フィートもあったが、水があまりにも透き通っているので腕を伸ばせば届くほど浅く感じ、海底の細かいところまでよく見えた。このトンネルを泳ぎながらアルマが何かの身振りをしたが、私は彼女が何を伝えたがっているのか理解できなかった。その後、私たちは向きを変えて浅瀬まで戻った。浅瀬には何百というナマコがいて、中には一ヤード近い大きさのものもいた。海底をゆっくり移動していくナマコを私は楽しく見ていたが、驚いたことにアルマは顔をしかめて頭を振った。

「ナマコがいるのは良くないしるしよ」海から上がってシャワーを浴び、ジョンと一緒にポーチでサラダと新鮮なマグロを食べていたとき、アルマが言い出した。「海底の漁り屋よ。汚物と一緒にやって来るの。さっき、リーフがどんなに白っぽかったか気がついた？」確かに、この日見た珊瑚は変化に富んでいて美しかったが、想像していたほど鮮やかではなかったし、ポーンペイ島でシュノーケリングしたときに見た珊瑚ほど美しくもなかった。「年々白っぽくなっていくのよ。ナマコはどんどん増えているし。早く手を打たないと、リーフが死んでしまうわ[58]」

「トンネルの中で、身振りで何を言っていたんだい？」と私は尋ねた。

「あのトンネルはサメの通り道だということよ。サメの高速道路ってところかしら。サメは決まったスケジュールにそって行動するので、サメがあそこを通る時間には絶対に近寄らないわ。でも、今日私たちが通った時間は安全だったのよ」

　私たちはベランダでしばらくのんびりすることに決め、穏やかな時間を過ごした。居心地のよさそうな居間に入り、本棚を眺めていると、『グアム島における有用植物』というW・

E・サフォードの分厚い本に目が止まった。ばらばらになりそうだったので、そっと手にとった。題名から、米やヤムイモなどに関する簡単な、おそらく学術的な本だろうと想像し、ソテツの挿絵でもついていれば、と考えたのだ。ところがどうして、四〇〇ページもの厚さのこの本は、謙虚な題名からは考えられないほどの情報に満ち、グアムの植物、動物、地質を網羅していた。そればかりでなく、チャモロ人の生活や文化に関する描写は愛情に満ち、彼らの食べ物、工芸品、船、住居のことから言葉、神話、儀式について、さらには哲学的、宗教的な信条まで詳しく語られていた。

サフォードは島や住民について、さまざまな探検家が書き残した細かい描写を引用している。マゼランに同行したピガフェッタによる一五二一年の記録、レガスピによる一五六五年のもの、ガルシアの一六八三年のもの、その他にも六、七人の記録が引用されている。[59] そしてチャモロ人はとりわけ力強く、健康で、長生きだという点ではどの記録も一致していた。ガルシアは、スペインから派遣された最初の年に、一〇〇歳以上の人々が一二〇人以上も洗礼を受けたことを記録し、長生きの理由として頑強な体質、加工しない食べ物、邪悪なものや心配ごとがないことを挙げている。また、レガスピは、チャモロ人は皆素晴らしい泳ぎ手で、素手で魚を捕まえることができ、彼らは「人間よりも魚に近いように見えることがある」と書いている。チャモロ人は航海と農業の技術にも優れ、近隣の島々と活発に交易し、活力に満ちた社会や文化を築いていた。このような初期の資料には、ロマンティックな思い込みによる誇張も見られ、グアムを地上の楽園のように描いている面もある。しかし、この島が推定で六万人から一〇万人の人口を擁し、文化的・生態環境的に安定した大きな社会であったことは疑いようもない。

マゼランの上陸後一五〇年ほどの間、島にはたまに訪問者がある程度で、一六六八年にスペインの宣教師がやって来るまでは大きな変化はなかった。宣教師の目的は島の住民をキリスト教化することであり、強制的な洗礼に反抗する者には、野蛮な方法で報復が行なわれた。すなわち、一人でも反抗すると村全体が罰せられ、残虐な殺りくがそれに続いたのである。加えて、植民者は島に伝染病をもたらした。天然痘、はしか、肺結核、そして緩慢に進行するハンセン病である。(60) そして、実際の人口の激減や病気の発生の他に、強制的な植民地化とキリスト教化の倫理的な影響があった。それは文化全体の精神的な抹殺であった。

このような変容は……［島民に］非常に重くのしかかった。……絶望して自ら命を絶つ者すらいた。女性の中には、自ら子どもを産めなくし、生まれたばかりの赤ん坊を水に投げ入れて殺してしまう者もいる。辛く悲惨な一生を過ごすよりは、生まれたばかりのうちに死んでしまう方が幸せだというのだ……。彼らは従属させられることをこの世で最もみじめな境遇だと考えたのである。

一七一〇年には、グアムにはチャモロ人の男性は一人も残っていなかった。わずか一〇〇〇人ほどの女性と子どもが残されていただけだった。四〇年の間に、島の人口の九九パーセントが消滅したのである。抵抗運動が終わると、宣教師たちは今度は絶滅に瀕したチャモロ人を救済することにした。それは島民にとってはキリスト教および西欧文化の下で生きること、洋服を着てカトリックの教義を学び、島の神話や神々、習慣を捨てるということを意味した。時が経つにつれて、新しい世代では混血がしだいに増えていった。すなわち、グアムを従属させるためにやって来た兵士と結婚する女性が現われたり、あるいは強姦された女性が混血の子どもを産んだりしたのである。一八八七年から一八八九年にかけてマリアナ諸島を旅したアントワーヌ・アルフレッド・マルシュは、グアムにはもはや純血のチャモロ人は存在しないと述べている。多く見積もっても、二〇〇年前に隣のロタ島に逃げた数家族が残っているだけだった。チャモロ人の素晴らしい航海術はかつて太平洋じゅうに知られていたが、いまや失われてしまった。そして、その言葉も、スペイン語と混じり合っていったのである。

スペインのガレオン船交易の主要な位置を占めたグアムだが、一九世紀になるとしだいに忘れられていく。宗主国であるスペイン自身が没落しつつあり、自国内の問題や他の関心事にとらわれていたので、西太平洋の植民地はほとんど顧みられなくなってしまった。チャモロ人にとっては複雑な時代だった。以前ほど迫害を受けることもなくなり、征服者のくびきにつながれることもなくなった代わりに、彼らの土地、食料、経済はますます貧しくなっていったからである。貿易や物資は減り続け、グアムははるか彼方の忘れ去られた島となっていった。そして歴代の知事は事態を好転させる資金も影響力も持ってはいなかったのだ。

スペインによる支配は、ほとんど茶番劇といってもいい出来事によって幕を閉じた。きっかけは、一八九八年にやって来たたった一隻のアメリカ軍艦チャールストン号である。当時、島には二カ月もの間一隻の船も訪れていなかったので、チャールストン号と同行の三隻の船が沖合いに姿を現わすと、島じゅうが喜びに沸き返った。船はいったいどんな情報、どんな物資を運んで来たのだろう。チャールストン号の大砲が火を吹いたとき、ファン・マリーナ知事は来訪者が正式な挨拶を送ってきたと思い、感激した。ところが、チャールストン号が送ってきたのが礼砲ではなく戦いであることを知ると、知事はびっくり仰天してしまった。なぜなら彼はアメリカとスペインが戦争をしていることなど何一つ知らなかったのだから。その挙句、彼は捕虜としてチャールストン号上に鎖でつながれてしまったのだ。スペインによる三〇〇年のグアム支配はこうして終わりを告げた。

サフォード自身がグアムの歴史に登場するのはこの時だ。彼は当時海軍大尉であり、アメリカ人の初代知事であるリチャード・リアリー大佐の補佐をしていた。ところがリアリーは本人にしか知り得ない理由から、港に停泊した軍艦を降りずに、代理としてサフォードを上陸させた。サフォードはすぐにチャモロ語や土地の習慣を覚え、チャモロ人に対する敬愛と礼儀、そして興味を抱きつつ、島の人々と新しい支配者との間を結ぶ架け橋になったのである。(61)新しい支配者である米国政府はスペイン政府ほど島を放ってはおかなかったものの、あえて状況を改善しようともしなかった。それでも学校が開かれ、一八九九年にはサフォードが最初の英語の授業を行った。さらにサフォードは島の医療状況を格段に向上させた。一九〇〇年には発病率が高い「遺伝的な神経疾患」の最初の報告がなされた。「筋萎縮性側索硬化症」という病名は、早くも一九〇四年の報告に登場する。

島の生活は、それ以前の二〇〇年間とたいして変わらなかった。一六七〇年から一七〇〇年の大量虐殺以降、人口もゆっくりと回復していた。一九〇一年の調査によれば、島の人口は九六七六人で、その中の四六人を除くすべてが自らをチャモロ人と認識していた。七〇〇〇人近くが首都のアガニャと近隣の村々で暮らしていた。道路網は貧弱で、ウマタックのような南部の集落は雨季になると孤立し、外界との唯一のつながりは船だった。

軍事的視点から見れば、島の大きさと太平洋に占める位置から、グアムは重要な戦略拠点である。それでも第一次大戦中は、日本とアメリカが同盟国だったことからグアムが紛争の焦点になることはなかった。しかし、一九四一年一二月八日に真珠湾攻撃のニュースが伝わると、島は緊張に包まれる。それから数時間も経たないうちに、グアムもまた日本軍のゼロ戦による攻撃を受けたのだった。戦闘機は前触れもなくアガニャの上空に現われ、街を機関銃で攻撃した。その二日後、ロタ島に集結した日本軍の歩兵部隊がグアムに上陸したとき、グアムはほとんど無抵抗で日本軍に占領された。

日本による占領の下で、島民は大変な困難を強いられた。その悲惨さはスペインによる中南米支配に匹敵するものだ。多くのチャモロ人が殺され、あるいは拷問を受けたり軍用労働に駆り出された。そして数多くの島民が村や畑を捨てて丘やジャングルへ逃げ、何とか日本の支配を逃れて暮らそうとした。家族や村は離散し、畑の作物や食料は奪われ、飢饉が起きた。少なくとも二〇〇年間、ソテツの実は島民の重要な食料だったが、いまや一部の島民にとっては口に入るほとんど唯一の食料となっていた。戦争の終盤、特に日本の敗戦が避けられず、まもなくアメリカ軍によって島が「解放」されることが明らかになってからは、さらに多くのチャモロ人が無残に殺された。このように戦争中ひどく苦しめられたチャモロ人は、上陸したアメリカ兵を歓呼の声で迎えたという。

グアムが本格的にアメリカ化されたのは一九四五年以降である。戦前には島の人口の半分を擁していたアガニャは、アメリカ軍の再占領に当たって徹底的に破壊されたが、戦後再建された。背の低い伝統的な家々が並んでいた街並みは、今や舗装された道路が走り、ガソリンスタンド、スーパーマーケット、高層アパートなどが立ち並ぶアメリカ風の都会へと生まれ変わった。それと同時に、大規模な人口移入が起きた。その大部分はアメリカの軍人とその家族であり、島の人口は戦前の二万二〇〇〇人から二〇万人を超えるまでになったのだった。

グアムへの観光や移住は、アメリカ軍によって一九六〇年まで規制されていた。島で最も美しい浜辺や、古く美しいスメイ村(一九四一年に日本軍に占領され、一九四四年にはアメリカ軍により破壊された)がある北部や北東部には新しい基地が建設された。その結果、かつてそこに住んでいたチャモロ人すら、その一帯に立ち入ることができなくなったのである。一九六〇年代以降、この島には大量の観光客や移民が押し寄せている。何万人ものフィリピン人労働者、そして広大なゴルフコースや豪華なホテルにやってくる一〇〇万人近い日本人観光客が。

伝統的なチャモロ人の暮らしはウマタックのような辺鄙《へんぴ》な南部の村へと後退し、しだいに消滅しつつある。(62)

ジョンは患者を診察するときにはいつもフィル・ロベルトを伴っている。フィルはある程度の医学的なトレーニングを受けた若いチャモロ人で、ジョンの通訳や補佐をしている。ポーンペイ島のグレッグ・ディーヴァーと同様に、ジョンもミクロネシアはアメリカとアメリカ人の医者の影響が強すぎ、アメリカの価値観を押し付けられていると感じている。そして、島の人を教育して医師、看護師、診療補助者、技術者を育て、島民自身による医療システムを作ることが必要だと考えている。ジョンは、フィルが医師の資格を取り、自分が引退した後は仕事を引き継いでくれることを願っている。自分は医師として島のコミュニティの本当の核になることはできないが、チャモロ人であるフィルならなれる、と考えるからだ。

何年も前から、チャモロ人の間では欧米の医師に対する不信と怒りが高まりつつある。チャモロ人は彼らの研究のために自分たちの経験、時間、血液、そして死後には脳まで提供しているので、自分たちは単なる標本、あるいは研究の対象でしかないのではないか、島を訪れて自分たちにさまざまな検査を行う医師が関心を持つのは病気だけで、チャモロ人については関心がないのではないか、と感じることがあるのだ。「島の人たちにとっては、自分の家族にこの病気を患う者がいると公にすることだけでも大変なことなんですよ」とフィルは言う。「そして、自分の家に医療関係者を入れるとなると、また別の問題を抱えこむことになる。それなのに、治療やケア、医療介護、在宅介護という点に関して言えば、人々はたいした援助を受けていないのです。医師は次々にやって来て書類を作ったり検査をしたりしますが、患者のことは何も知りませんよ。患者の家を定期的に訪問して初めて、家族構成や過去のこと、どのような経緯で病気になったのかを知ることができるんです。ジョンはもう一〇年から一二年も患者と付き合っているんですよ。私たちは患者にインタビューをして、その模様をビデオテープに記録しています。もう何百時間分も収録しました。患者は私たちを信頼してくれるようになり、相談したときにはこう言うようになったんです、『だれそれの顔色が少し悪いんだが、どうしたらいいんだろう?』ってね。私たちがここにいるのは自分たちのためだと理解してくれているからですよ。

調査研究班がやって来ると、患者の血液を採ってアメリカに持ち帰るでしょう。それから何週間か後に患者の家を訪問するのは私たちなんです。そうすると、患者に質問されるんです、『この間の検査の結果はどうだったんでしょう?』って。でも、私たちには何も答えられないんですよ。だって、検査をしたのは私たちではないのですから」

翌朝早く、ジョンとフィルが迎えに来た。「昨日診たのはボディグでパーキンソン病に痴呆を併発した患者だよ。カーランドの考えでは、一九七〇年代にはこのタイプがそれまで多かった筋萎縮性側索硬化症に取って代わったんだ。でも、筋萎縮性側索硬化症(リティコ)

が絶滅したとは考えないほうがいいだろうな。僕はリティコの古くからの患者や新しい患者を何年間も診てきた。今日はそんな患者の何人かに会うつもりだよ」そう言うと、ジョンは少し間を置いて、こう続けた。「僕は筋萎縮性側索硬化症に何か、耐えられないものを感じるんだ。君も同じだろうと思うけれど。神経学者は皆そう感じているんじゃないかな。力を入れられなくなり、筋肉が働かなくなる。口を動かして話すことができなくなる人もいれば、ものを飲み込めなくて窒息死してしまう人もいる……。そんな人を大勢目にしながら、自分は何もしてあげられない。彼らを助けるために、何一つできないんだよ。特に耐えられないのは、彼らの知能は最後まで研ぎ澄まされたままで、自分に何が起きつつあるかを知っているということなんだ」

私たちは、ジョンがグアムに来て以来知っているというトマサという女性を訪ねた。ジョンが初めて会ったとき、トマサはすでに一五年間もリティコを患っていたという。その後もリティコはゆっくりと進行し、手足ばかりでなく、呼吸したり話したり、ものを飲み込んだりする筋肉をも麻痺させた。トマサの人生は終わりに近づいているが、彼女は今でも不屈の忍耐力でこの病気に耐えている。そして胃瘻管《ろうかん》の煩わしさ、頻発する窒息症状、他人に完全に依存した生活にも、それが運命であると信じて恐れず静かに耐えているのだ。確かに、彼女の家族は運命に翻弄されていると言っていいだろう。トマサの父親も二人の姉妹もリティコを患い、二人の兄弟はボディグと痴呆である。彼女の八人の兄弟のうち、実に五人までがリティコ－ボディグに冒されているのだ。

私たちが部屋に入ったとき、トマサの体は衰弱し、運動神経は麻痺していたが、知能はしっかりしていた。「こんにちは、トマサ。気分はどうですか？」ジョンはにこやかに声をかけ、彼女が横たわっているベッドに近づいた。そして、かがみこんで肩にそっと触れた。ジョンの動作を追うトマサの目は思慮深そうにきらきら輝いていた。ときどき不随意性と思われる微笑を浮かべるトマサは、私たちの言うことをよく理解しているようだったが、息を吐き出すときにはごろごろという小さな音をたてた。この明るい日差しにあふれた部屋で二五年間も無慈悲な病魔と闘ってきたトマサは、意識を完全に保ちつつ死んでいくことであろう。ジョンはトマサと付き添いの娘のアンジーに私を紹介した。誕生日を尋ねると、トマサは私に向かって私には聞き取れない言葉を発した。それをアンジーが一九三三年四月一二日、と通訳してくれた。私の頼みに応じて、トマサは口を開け舌を出した。舌は萎縮して裂け目が入り、まるでいも虫を集めたように小刻みに震えていた。トマサは再び私には聞き取れない言葉を発したが、「『サックス先生とスティール先生に飲み物を差し上げなさい』と言っています」と、アンジーが通訳してくれた。こんな状態になっても、トマサは客をもてなす心を失っていないのだった。「トマサは数え切れないほど大勢の人に、この島の病気について教えてきたんだよ」ジョンがそう言うと、トマサは微笑んだ。「心配しなくても大丈夫。アンジーはリティコにかからないからね。ありがたいことに、若い世代の人たちはもう誰もこの病気にはかからないんだよ」ジョンは優しく付け加えた。

トマサの枕元にはいつも家族や友人、近所の人たちが誰かしらやって来て、新聞を読んで聞かせたり、ニュースを伝えたり、うわさ話をしている。クリスマスには、彼女のベッドの傍らにクリスマスツリーが飾られる。地元の祭りやピクニックのときには、人々は彼女の部屋に集まる。トマサ自身はわずかしか動いたり話したりできないが、周囲の人々は彼女の人格を尊重しているし、彼らにとって彼女は家族やコミュニティの一員なのだ。彼女は自分の家で家族やコミュニティの懐に抱かれ、もう遠くはないであろう最期の日まで、完全な意識を保ち、誇りと人格を失わずに生きていくに違いない。

大家族に囲まれたトマサを見ていると、初期の宣教師フアン・ポブレ神父が一六〇二年に記したチャモロ人の記録が思い出される。ジョンの書斎で読んだものだ。

チャモロ人は非常に同情心の厚い人々である。……一家の主、あるいは妻や子どもが病気になると、村に住むすべての親戚が手持ちの最高の食材を使って食事を用意し、病人の家に届ける。それは病人が死亡するか回復するまで続けられる。

ここでは、トマサのように慢性に進行して何年も寝たきりになったまま治る見込みのない病人であっても、一個の人格として、社会の一員として受け入れられている。私はニューヨークにいる筋萎縮性側索硬化症が進行した患者のことを考えてみた。皆、病院や介護施設に入居していて、胃瘻管、吸引装置、ときには人工呼吸器などのあらゆる医療技術でサポートされている。しかし、彼らは孤独で、その家族は意識してかせずにか、彼らを避けている。

家族は患者の進行した病状に耐えられず、患者が人格を持った人間であると考えるよりは、むしろ終末医療の対象として現代医療による最高の「延命処置」を受けているのだと考えたがるのだ。こうした患者の多くは、医師からも敬遠され、救命患者リストから除外されてしまうことさえある。しかし、ここグアムのジョンとトマサの間には緊密な関係がある。そして彼女の最期のときには、家族と共にジョンも彼女の傍らで見守っていることだろう。

　私たちはトマサの家を出て、島の北部のデデドに向かってドライブした。とても乾燥しているように見えるソテツに覆われた丘を越え、グアム唯一の淡水湖である穏やかなフェナ貯水池の側を通った[63]。あるところで、ジョンは木々が黒焦げになり地面が広い面積にわたって黒く変色したままのところを指差した。そこは、前年の夏に起きた大規模な森林火災の焼け跡だったのだ。それでも、黒焦げのこの一帯にすら、緑色の葉が顔を出していた。焼けたソテツの茂みが芽吹いているのだ。

　デデドは近代的な町で、今やアガニャに次ぐグアム第二の人口を抱えている。ただ、そこには何かしら郊外の町といった雰囲気が漂い、家々はお互いに少し離れて建っているので、より「プライバシー」を感じる。もっとも、このように感じるのはチャモロ人の感覚というよりも西欧人のものだろう。ロケが住んでいるのは、こうした家の一軒である。年齢は五〇代の初め、がっしりとした筋肉質の体は、陸軍にいた頃の名残りの入れ墨だらけだ。ロケはもともと健康すぎるほど健康だったが、それは一年二カ月前に、何かが喉につまっているようだと訴えるまでのことだった。症状はやがて声、顔、両手に現われ、急激に進行する劇症型のリティコであることが判明した。現時点では体はそれほど麻痺してはいないが、ロケは自分にはあと数ヵ月の命しか残されていないことを覚悟している。「見通しを話してくれてもいいんだよ」私が躊躇しているのを見て、ロケは言った。「自分に隠し事はしないことにしているんだ」彼によれば、アガニャの医師たちが当たり障りのないことしか言わず、はっきり話してくれないことの方が問題だという。医師たちは彼に希望や安心感を与えようとするが、それはリティコを偽って楽観視することであり、急速に縮んでいく命や避けられない死と対峙することを妨げるものでしかなかった。彼の病状そのものが彼に真実を告げ、ジョンも本当のことを話した。

「俺はかなりのスポーツマンだったのに病気にやられてしまったんだ。その事実は受け入れるが、時々ものすごく落ち込んで、何かとんでもないことをやらかしたくなることがある……。自殺は良くないよ、それは正しいことじゃない。でも、治る見込みもないのにただ待っているよりは、神が俺の命を終わらせてくれればいいのに、とは思うよ。どうせ治らないのなら、命を終わらせてほしいものだ」

そして、子どもたちが成長するのを見守れないのが悲しい、と言った。まだ二歳にしかならない末の息子は、自分のことを何も覚えてはいないだろう。そして妻を後に遺し、年老いてもまだ健康な両親に先立つことは悲しい、と。

ロケはどうなるのだろう、と私はジョンに尋ねた。彼はトマサのように自宅で息を引きとるのだろうか、それとも病院でだろうか。ジョンは答えた。「それは状況によるね。彼や家族が何を望むか、それに病気の進行状況にもよる。もし延髄が完全に麻痺して呼吸に影響するようになったら、人工呼吸器を使わなければならないが、それを望む人もいるし望まない人もいる。聖ドミニク病院には人工呼吸器を着けている患者が何人かいるよ。明日、そこの患者を訪問しよう」

その日の午後も遅くなって、私はフィルと一緒にスメイのビーチに泳ぎに出かけた。そこはシュノーケリングをするにはグアムで最高の海だということだ。ただ、その一帯は軍事基地になっているので、フィルは前もって許可を得ていた。私たちは四時頃に基地のゲートに着き、許可証を提示した。ところが、守衛は無愛想で疑い深く、特にフィルがチャモロ人だと見て取ると、ひどい態度を取った。私はその場の空気を和らげようと、軽い冗談を言ってみたが、返ってきたのは無表情な視線だけだった。クワジェリン島での嫌な思い出が否応なく甦《よみがえ》ってきた。それと共に、軍隊という巨大な組織に対する一般市民の無力さ、礼儀のむなしさも。私はフィルから何も言わないのが一番だと聞いていた。二人が謙虚でおとなしい態度を示さなければ、軍は何かの理由をつけて入場許可を取り消してしまうだろう、と。その時にはフィルが大げさに言っているだけだろうと思ったものだが、それが本当だったことがようやく分かった。結局、守衛があちこちに電話をして許可を得たり確認を取ったりする間、私たちはゲートで一時間も待たされたのだった。五時になってようやく入場が許可されたが、もう基地が閉まる時間なので、いずれにしても遅すぎると告げられた。私の怒りは爆発寸前だったが、このとき幸運にも上級将校が通りかかった。そして今回だけは規則を無視してもいい、と言った。ところが、私たちは基地に入って泳ぐことはできるが、基地内では常に憲兵が同行しなければならないというのだ。

フィルはこの条件を受け入れたが、私は監視されるということに激しい怒りを覚えた。それでも、せっかくここまでがまんしたのだから、泳いでやろうと心に決めた。四人の憲兵が乗ったジープが視界に入るところで水着に着替えるのは落ち着かないものだ。私の心の中のあらゆる道徳に反発する部分が何かとんでもないことをしたがっていた。少々残念に思いつつそんな自分を抑え、憲兵のことを頭から追い払って水に体をまかせた。

スメイの海はこの上もなく美しかった。グアムには三〇〇種類以上もの珊瑚が分布するが、ここの珊瑚の色は、アルマと潜った海や、ポーンペイの沖合の見事な珊瑚と比べても、はるかに美しい。少し沖まで泳げば日本軍の沈没船を見ることができた。軍艦の輪郭はフジツボや珊瑚にびっしりと覆われて不思議な形になっていた。もっと細かく調べるためには、スキューバの装備をして時間をかける必要があるだろう。岸まで戻るときに透明な水を通して見ると、浜辺に停っているジープが光の屈折を受けてゆらゆらと揺れ、憲兵たちの姿もいびつに曲がっていた。薄闇の中で水を拭きながら、私は考えた。この完璧なまでに美しいリーフは政府の命令により封鎖され、グアムの人々は近づくことすらできないのだということを。

フィルの怒りはもっと深いものだった。基地を出て村へ帰る道すがら、彼はこう言った。

「基地のある場所は、かつてのスメイ村で、グアムで最も美しい村だったんです。日本軍はグアムに侵攻した最初の日にスメイを爆撃しました。そして、村人全員が立ち退かされるか殺されるかしたんです。連合軍がやって来ると、日本軍はあそこに見える丘の洞窟に立て籠りました。その日本軍を洞窟から引っぱり出すために、アメリカ軍がこの辺り一帯を爆撃でまっ平にしたんですよ。残ったのは教会の建物の一部と墓地だけです。私の祖母はここで生まれ、ここに埋葬されています。大勢の人の先祖の墓がここにあるので、私たちは墓参りをして先祖に礼を尽くしたいと願っているんです。それなのに、そのためにはさっきのような官僚的な手続きをしなければならないんですよ。これは屈辱です」

翌日、ジョンと私は聖ドミニク病院へ出向いた。そこは新しくて美しい病院で、修道女たちはそこを病院でなく「わが家」と呼んでいる。庭、パティオ、静けさに包まれた礼拝堂があり、バリガダ山の斜面に建てられた病院からはアガニャの街を見渡すことができる。ここに、ジョンの患者が二人入院しているのだ。二人ともロケと同様に五〇代で、最も悪性のリティコに冒されている。二人とも、一年半前にはとても健康そうだったとのことだ。ところが、今や呼吸筋が麻痺してしまい、人工呼吸器が必要なのだ。彼らの病室に近づくと、動物が呼吸するような人工呼吸器の低い音が聞こえてきた。それと共に、喉の分泌物を吸引する不快な音もする。二人はもう自分の唾を飲み込むこともできないので、機械的に吸引しなければ気管や肺に入り込んで窒息してしまう心配があるのだ。このような病状になっても果たして生命には価値があるのだろうか、と考えずにはいられなかった。しかし、二人にはそれぞれ子どもがいて——一人は成人した息子、もう一人は成人した娘——彼らとの間にわずかながらも意思の疎通が可能だった。そして、二人とも本を読んでもらったり、テレビを見たり、ラジオを聞いたりはできるのだ。彼らの知的活動はまだ活発で、たとえ筋肉が活動を止めても、生きていられるだけ生きていたい、機械につながれても生きていたい、との意思を表していた。二人のベッドの周りには宗教画や聖人の絵がところ狭しと飾られ、二人はそれらをまばたくことのない目で見つめていた。喉を苦しそうにゴボゴボと鳴らしてはいても、彼らの顔は穏やかそのものだ、私はそう考えたかった。

ボディグが進行した多くの患者が聖ドミニク病院へやって来る。患者によってはボディグの症状ばかりでなく、ひどい痴呆や痙《けい》性麻痺が見られる。そのような末期の患者は、口は大きく開き、よだれが流れている。口蓋はぴくりとも動かないので、話すことも何かを飲み込むこともできないのだ。そして、ひどく麻痺した腕や足は曲がったまま固くなって動かない。こうした末期患者を在宅介護するのは、どんなに献身的な家族でも難しいので、聖ドミニク病院で修道女たちの介護を受けることになるのだ。患者の世話をする彼女たちの献身ぶりに、私は深い感銘を受けた。彼女たちのそうした姿を見ていると、ニューヨークで一緒に働いた「貧しき人の姉妹」という修道会の修道女たちのことが思い出される。普通の病院で受けるサービスと違い、修道女たちは、最初から患者一人一人の尊厳を守りつつその心理状態に合った介護を行い、いつまでも患者に対する関心が薄れることはない。彼女たちはいつも患者に全人的に接する。患者は、単なる医学的な体でもなく、研究のための症例でもないのだ。そして、家族やコミュニティと患者との絆がとても強いので、聖ドミニク病院の病室、廊下、パティオ、そして庭には患者の家族や近所の人があふれ、いわば患者を取り囲むコミュニティがこの病院で小規模ながら再現されているわけだ。聖ドミニク病院に入院することは、愛しく馴れ親しんだ人々からの別れではなく、それらのすべてをできる限り病院の医療体制の中に移動させることを意味するのである。

リティコやボディグの末期状態にある患者たちを見た私は疲労感に襲われ、どこかへ行ってしまいたい、自分のベッドに倒れ込みたい、素朴なリーフでもう一度泳ぎたい、などといった考えが無性に浮かんできた。なぜそのように動転してしまったのか、自分でも分からない。ニューヨークでは治る見込みのない患者や障害のある人々と接しているのだが、それでも、筋萎縮性側索硬化症の患者を目にすることは稀で、二、三年に一人の患者を見る程度だった。

私は、ジョンがどのようにして自分の感情と向き合っているのだろうかと考えた。彼は進行したリティコ－ボディグの患者を四〇人かそれ以上も抱えているのだ。患者と一緒のときのジョンは、大きな声ではきはきと話し、楽観的であり、患者を元気づけ、陽気に見える。しかし、それは彼の表面にしかすぎず、その奥には非常に繊細で脆いジョンがいるのだ。一人になったり周りに誰もいないと思うときには、ジョンは患者の苦しみを考えると、彼らを助けるために何もできない自分と医学の無力さに涙を流すことがあるのだと、後でフィルが私に打ち明けた。

昼食の後で、私たちは聖ドミニク病院の別の施設を見に行った。それは雰囲気の良い開放的な部屋で、庭に面している。そこで開かれている午後のセッションに、外来患者の何人かが集まってきていた。聖ドミニク病院は単に長期的な療養のための病院ではなく、島じゅうからやって来る外来患者に対しても活発な活動をしている。患者たちはここに集まり、一緒に食事を楽しんだり、庭を散歩したり、ワークショップに参加したり、セラピーを受けたりできるのだ。セラピーはあらゆる種類にわたり、物理療法や言語療法、絵画療法や音楽療法などもある。ジョンが私をここに連れてきたのは、彼の患者であるユーフラシアに会わせるためだった。彼女は七〇歳ながら年齢よりずっと若く見えるが、二四年もの間ボディグによるパーキンソン病を患っている。まだ若かった彼女は戦後すぐに結婚のためにカリフォルニアへ渡り、グアムには何年も帰らなかった。そして、グアムを離れて二二年もたった一九六九年になって、ボディグを発症したのである。

ユーフラシアに会ったとたん、私はグアムに存在する（またはかつて存在した）何かに接触したことと、その後のリティコ-ボディグの発症との間に流れる時間のあまりの長さを考えずにはいられなかった。グアムを離れてから病気になるまでに四〇年以上の間隔があった患者のことを聞いたことがある、とジョンが教えてくれた。そして、他の場所からグアムへ移り住んで発症した人々にも同じような時間のずれが生じている。知られている限り、白人でこの病気にかかった人はいないが、グアムへ来てチャモロ人と結婚し完全にこの土地に溶け込んで生活している日本人やフィリピン人の何人かは、何年も後になってからリティコ－ボディグにかかっている。(64)

このような現象は、リティコ－ボディグが発症する過程において、表立った症状はないが病気が潜伏している驚くべき「静かな」期間のあることを表わす証拠であるとジョンは考えている。病気はこの期間じゅう水面下でゆっくりと進行しているのだろうか。それとも、もともと無害だが発症の引き金となるような新しい出来事があって病気が活発化させられるのだろうか。ジョンは第一の仮説が正しいと感じることもあれば、第二の仮説を支持することもあるという。ロケのような症例を見る限り、病気の発生はあまりにも急であり、ごく健康そうに見える人の身体の中で突然何かが爆発するように思える。したがって、水面下でゆっくりと進行していた病気が、あるとき顕在化するという仮説よりも、突発的に致命的な変化が起こると考えるほうが自然である。

非常に重い脳炎を最初に報告した内科医であるフォン・エコノモは、脳炎の急性期を脱して落ち着いた状態を「死火山」と呼んだ。L－DOPAが開発されてから、この新薬を脳炎後の患者に投与すると危険な症状が突発することがあるから、私は「休火山」とみなすのが適当であると考えるようになった。しかし、脳炎後遺症の患者は緩解期にも凍り付いたような筋固縮が明らかなのに対し、リティコ－ボディグの患者は、症状が現われるまではごく健康で活発である。「だが、臨床的な立場でいえば、そうとも言い切れないよ」とジョンは言う。「細胞レベルでは何が起きているか判断できないんだから」ユーフラシアがグアムを後にしてから二二年の間、彼女の体の中で一体何が起きていたのだろうか。私たちは考えこまずにはいられなかった。

ユーフラシアは一九六九年にカリフォルニアの医師によってL‐DOPAを投与されたが、それは興味深いことだ。なぜなら、ちょうど同じ年に私もまた担当した脳炎後遺症の患者たちにL‐DOPAを与えたからだ。通常のパーキンソン病の場合、L‐DOPAの効果は最初は順調に症状を改善させ、何時間か有効である。しかし、遅かれ早かれ薬の効果は不安定になり、患者はやがて落ち着きがなくなって、舞踏病のような不随意運動を示すこともある。そして約一時間ほどすると、オン‐オフ効果と呼ばれる極度の筋固縮に取って代わられ、動きがなくなる。そのようなオン‐オフ効果は、私の脳炎後遺症患者ではもっと早い時間に現われたが、ユーフラシアの場合も際立っており、薬に対して大げさな反応を最初から見せたとジョンは言った。しかし、そうした極端な反応はあるが、彼女はL‐DOPAのおかげで、毎日何時間かはある程度まで体を自由に使うことができる。

私たちが立ち寄ったとき、ユーフラシアは何時間か薬が切れた「オフ」状態にあった。椅子に腰掛けた彼女は微動だにせず、頭は低く垂れて胸にほとんどつきそうだったが、目だけは敏捷に動いていた。彼女の四肢の筋肉には極度の固縮が見られた。声は平坦でやっと聞き取れるくらいに小さいうえ、生気や感情がこもっていなかった。そして、口からはよだれが垂れ続けていた。

ジョンに紹介された私は、ユーフラシアの手を取ってそっと握った。彼女は話すことはできなかったが、目を細めて微笑んだ。そして、ほんの少しだけ手を握り返したのを感じることができた。

　私はユーフラシアにウィンクすると、ジョンに向かってこう言った。「いいものを見せてあげよう、僕ではなくてユーフラシアがね」そして、少し苦労したが彼女を椅子から立ち上がらせた。私は彼女のねじ曲がった両腕をとって、声をかけながら小幅に後退しつつ部屋から出て庭まで彼女を導いて行った。庭には石を小さな丘のように積み上げたロックガーデンがあり、さまざまな出っ張りや傾斜がある。私はこのロックガーデンを指差した。「さあ、これに登って。一人でだよ、さあ！」ジョンや修道女たちが驚愕の表情を浮かべる中、私はユーフラシアの手を離した。すると、それまでデイ・ルームのバリアフリーの平らな床の上ですらほとんど歩くことのできなかったユーフラシアは、脚を高く上げて岩の上に踏み出すと、もう一歩、もう一歩、と苦もなく頂上まで登った。そして微笑むと、登ったときと同じように楽々と降りてきた。ところが、地面に降り立ったとたん、彼女はまったく動けなくなってしまったのだ。その変わりように、ジョンは呆気に取られた様子だったが、ユーフラシアの口元にはまだ微笑みが名残りを留めていた。彼女自身は少しも驚いてはいなかったのだ。そして、もし口がきけたなら、私が診療した脳炎後の患者の多くのように、こう言ったことだろう。「世界が階段でできてさえいればねえ！」と。

「二時よ、薬の時間ですよ」と修道女が彼女に声をかけた。デイ・ルームの椅子に戻ったユーフラシアにL‐DOPAの小さな白い錠剤と水を持ってきたのだ。彼女が薬を服用すると、私たちはまるで化学反応か爆発を待つかのように時間を計測した。すると、一四分後に、彼女が突然ものすごい勢いで立ち上がったので、椅子は後ろにひっくり返ってしまった。ユーフラシアは廊下を突進し、筋肉が固縮していた間は話したくても話せなかった事を、収拾がつかないほどの勢いで一気にしゃべり始めた。それは単にパーキンソン病による運動障害が緩解しただけでなく、彼女の感覚、感情、振る舞いの変容だった。私は彼女がこのような反応を示すのを半分期待していたのだが、こうした変容を二〇年以上も目にしていなかったので、びっくりすると共に少々の懐かしさを覚えた。ユーフラシアを見ていると、私の患者のヘスターを思い出した。彼女も同様の瞬発的な変容を示し、オンとオフの二つの状態の間には中間的な状態、つまりいかなる形の過渡的段階も存在しなかったのだ。

しかし、その変容はユーフラシアにとっては単なる「目覚め」ではなかった。極端な変容を起こすヘスターにとって物事が単純でなかったのと同様に。なぜなら、活発な運動、活気、ちゃめっ気などが突然現われるのと同時に、辛辣《しんらつ》な言葉やチック症状、突然の凝視、ものに触れたり飛び上がったり突進したり、叩いたり蹴ったりするといった、いくつもの衝動的な行為もまた現われるからだ。堰を切ったようにあふれるこの生命力、極度の活発さは、健康なものと病理的なものの両方を示している。そして、約二〇分後、ユーフラシアは何度かあくびをしたかと思うと唐突に静止し、もとの状態に戻ってしまったのだった。

ジョンは、患者を診ないときは、タムニンにあるグアムメモリアル病院で若い医師を教育したり、研究室で研究をしている。彼は地元の病院の研究施設にもっと研究費を増やすよう働きかけ、リティコ－ボディグを解明するための研究センターをグアム島に建てて、神経病理学の研究機器やMRIスキャンなどの脳の画像診断機器といった設備を整えたいと考えている。今のところ、研究の多くは米国本土で行わざるを得ない。患者へのインタビューや家系調査など疫学的研究とさまざまな臨床的研究が島でなされているのが現状である。

ジョンは私に研究室を見せてくれた――私に見せたいものがあるという。そして「このスライド標本を見てくれよ、オリヴァー」と彼は私に顕微鏡を覗かせた。低い倍率で見ると、色素で染められた細胞がV字型に並んでいた。

「黒質だね。白っぽい色素が抜けた細胞が多いな。グリア細胞の反応が盛んで、色素の切れはしが少しある」顕微鏡の倍率を上げると、無数の変質した神経細胞の中には、濃染した神経原線維が団子状に絡み合っているのがはっきりと見てとれた。「大脳皮質、視床下部、脊《せき》髄《ずい》の標本を持っているかい？」と尋ねると、ジョンはスライドを手渡してくれた。一枚ずつ見ていくと、やはり変性した神経原線維のかたまりでいっぱいになっていた。

「なるほど、これがリティコ－ボディグの姿か。そこらじゅうで神経細胞が変性して脱落しているね」

「そうなんだ。それが典型なんだが、これは別のケースだ。これもちょっと見てくれよ」顕微鏡で見ると、前のスライドととても良く似ていて、かたまりの分布の仕方もほぼ同じだった。

「リティコ-ボディグはどれもこのように見えるのかな?」と私は尋ねた。すると、ジョンはにっこりしてこう答えた。「本当は、君がいま見ているのはリティコ-ボディグじゃないんだ。これは君の専門の病気の脳炎後遺症の細胞なんだ。ロンドンのスー・ダニエルが送ってくれたものなんだよ」

「僕は研修医のとき以来病理の方はあまりやっていないんだ。それに専門家でもないしね。それにしても、二つの違いが分からないよ」

私がそう言うと、ジョンは嬉しそうに微笑んだ。「ほら、他にもいろいろあるよ」私はスライドのセットを中脳の黒質部分から始めて次々に見ていった。

「いや、分からないな。リティコ-ボディグなのか、それとも脳炎後遺症なのか、まったく区別できないよ」

すると、ジョンはこう言った。「どちらでもないんだ。これは私の専門の進行性核上麻痺だよ。実は、これは一九六三年に私たちが報告した最初の症例の一つなんだ。当時すでに、これが脳炎後遺症と類似することは考えていたよ。今、グアムの病気を調べているが、リティコ-ボディグ、脳炎後遺症、進行性核上麻痺の三つの疾病は病理組織学的には事実上同じに見えるんだ。

パーキンソン病研究センターのスー・ダニエルやアンドリュー・リーズといった研究者たちは、このような病気が本当は相互に関係があって、もしかしたらウイルスが原因の一つの病気ではないかと考えたんだ」

ジョンは続けて言った。「この三つの病気の顕微鏡所見は、アルツハイマー病の脳の神経細胞にある神経原線維のかたまりにもよく似ている。ただアルツハイマー病では、神経原線維の数がこれほど多くはなく、並び方も違うけどね。それで、四つの主要な神経変性疾患には、神経系の墓石のようなかたまりがあるというわけだ。この変化は神経が変性する過程を理解する鍵となる情報を含んでいるかもしれないし、単に非特異的な反応を示しているにすぎないのかもしれない。それがまだ分からないんだ」

車でウマタックへ帰る間、ジョンはリティコ－ボディグの歴史を語った。一九六〇年代の後半には、この病気の自然経過が変容するという新しい現象が明らかになった。病気の性質に妙な変化が見られるようになったのだ。つまり、リティコに比べてずっと数が少なかったボディグの患者が一九四〇年代と五〇年代の初頭に増え出し、リティコよりも多くなっていったのである。同時に、発病年齢も高くなって、かつてカーランドが目にした一九歳の患者のような一〇代の患者は見られなくなり、二〇代の患者もほとんどいなくなった。

しかし、なぜ一つの病気が一〇年間はリティコとして、次の一〇年間はボディグとしての症状を表わすのだろうか。果たして患者の年齢に関係があるのだろうか。ボディグの患者は大体においてリティコの患者よりも一〇歳は年上である。あるいは、病原体の量が関係しているのだろうか。つまり、最もひどく病原体にさらされた患者の運動神経は一九五〇年代に破壊されてリティコのような症状を起こしたのに対して、媒体（それが何であれ）との接触がより少ない患者では脳への影響はより遅くなって現われ、その結果パーキンソン病や痴呆を引き起こしたというのだろうか？　果たしてリティコの患者が長生きすれば、晩年になってボディグの症状を起こすずだろうか？（これはもちろん解明できない疑問である。なぜなら、リティコの患者は激しい症状のために短命であるから。しかし、リティコにかかってから二五年も生きているトマサには、ボディグの症状のかけらも現われていないのである。）こうした疑問が挙げられたが、いずれにも答えは見つからないままである。

カーランドは常に、ソテツの毒性という可能性を、それがどれほど考えにくいものであっても、細心の注意を払って追求する必要があると考えていた。ホワイティングとともに一九六三年から約一〇年にわたって大規模な研究会を開催したのはそのためである。当初、参加者は興奮し、解決の糸口を見つけることができるにちがいないと考えていた。植物学者、栄養学者、毒物学者、神経学者、病理学者、人類学者などが参加して、世界の各地で行なった研究の成果を持ち寄って討論した。ソテツの種子はサイカシンという成分を含んでいる。それは一九五〇年代に分離された配糖体（グリコシド）の一種で、現在では多様な毒性を持つことが分かっている。サイカシンを多量に摂取すると急激な肝臓の機能障害により死に至り、摂取量が少なければ、肝臓は大丈夫だが後になってさまざまな癌の原因になる。サイカシンには成人の神経細胞に対する毒性はなさそうだが、発癌物質中では発癌性が最も高い。ソテツの種子に含まれる別の化学物質が分離されたときには新たな興奮が沸き上がった。

それはベータNメチルアミノレボアラニン（BMAA）というアミノ酸であり、神経系を麻痺させるベータNオキザリルアミノレボアラニン（BOAA）に非常によく似た性質を持つ。では、BMAAがリティコ－ボディグの原因なのだろうか。しかしジョンによれば、数多くの動物実験が行われたが、リティコ－ボディグを発病した動物は一匹もいなかったそうだ。

その間に、疫学の分野で二つの発見があった。カールトン・ガイデュシェックはニューギニア東部に多発した致命的な神経疾患であるクールーを研究し、後にその研究によってノーベル賞を受賞した人物だが、彼は一九六二年に西ニューギニアの南部海岸平野に住むアウユ族やジャカイ族にもリティコ－ボディグに似た風土病があることを見つけた[65]。そこは驚くべき「ホットな」地域で、人口一〇万人に対して一三〇〇人が発病し、患者の三〇パーセントが三〇歳未満なのである。同じ頃、木村清と八瀬善郎も、日本の紀伊半島でリティコ－ボディグに似た病気が集積する地域を発見した。しかし、どちらの地域でも、ソテツは食用とされてはいなかった。

これらの新しく見つかった事実と、動物実験で病気のモデルを作ることが困難なことから、研究者はソテツが原因だとする仮説をあきらめようとしていた。「ソテツ仮説を支持した研究者も、もうだめだと考えるようになっていたんだ」心なしか、もの思いに沈んだようなジョンの口調だった。「彼らはソテツでリティコ－ボディグの問題は解決したものと思っていたから、それをあきらめるのは大打撃だったのさ。しかも、ソテツに代わるべき仮説がなかったからね。ある種の学問的空白状態になってしまったんだよ」一九七二年の時点では、ソテツ説の可能性をまだ信じていたのはカーランドただ一人になっていた。ソテツ説はすでに過去のものであり、研究者たちは他の原因を探していたのである。

その夜、ジョンがアガニャの日本料理店へ連れて行ってくれた。「とにかく日本人の観光客が多いから、グアムで食べる和食は日本の外では最高の味なんだよ」と彼は言う。テーブルについてエキゾチックで豊富なメニューを眺めていると、フグ料理が載っていることに気がついた。興味深いことに、他の料理よりも一〇倍も高い値段がついている。

「食べちゃだめだよ!」ぴしゃりとジョンが言った。「二〇〇人に一人は毒に当たるぞ。料理人は厳しく訓練されているけれど、それでも時には失敗して皮や内臓が残るかもしれないんだ。フグを食べてロシアンルーレットの気分を味わう人もいるが、どうせ死ぬのなら他にもっといい方法があるはずだ。テトロドトキシンに当たって死ぬなんてまっぴらだよ」

ジョンによれば、グアムで最も頻繁に発生する海産物による中毒はシガテラ中毒だそうだ。「あんまりよく起きるから、ここでは単に『魚中毒』と呼んでいるよ」シガトキシンはとても小さい渦鞭毛藻の一種によって作られる神経毒素である。このプランクトンはリーフの水路に生える藻に付着して生育する。草食性の魚が藻を食べ、それを肉食魚が食べると、毒は捕食魚、たとえばフエダイ、ハタ、ニザダイ、大型のアジ類(これらのどれもが店のメニューに載っていた)などの体内に蓄積される。シガトキシンのために魚が病気になることはなく、逆にそのおかげで成長しているようにも見えるが、この毒は哺乳類、特に人間にとって非常に危険である。ジョンは、この中毒については専門家はだしだった。「二〇年前にマーシャル諸島にいたころ、シガトキシンの中毒患者を診察したことがある。一四歳の男の子が、ハタを食べて全身麻痺を起こしたんだ。呼吸機能も麻痺していた。その頃は同じような中毒患者をそれこそ何百人も見たよ。五五種類の魚にシガトキシンが含まれている可能性があることが分かったんだが、どの魚に毒があるかを漁師が見分けるのは不可能なんだ。それに、調理しても毒を抜くことはできない」

ジョンはこう付け加えた。「こうした魚の毒がリティコの原因ではないかと考えられたこともあった。でも、その証拠は見つからなかったんだ」

ちょうど食べ始めたときに店の電気が消え、「またか！」といううめき声が店じゅうから挙がった。ウェイターはすぐさまロウソクを取り出して火をつけた。「停電に慣れているようだね」と私は言った。

「もちろんさ。いつも停電するんだよ、蛇のせいでね」

「え？」私の聞き違いだろうか。それともジョンの頭が変なのか？　もしかして、ジョンは何かの魚を食べて幻覚を見ているのだろうか。

「変に聞こえるだろうね。グアムには茶色い〝木登り蛇〟がそれこそ何百万匹といるんだよ。島じゅうが蛇だらけといってもいいくらいだ。電柱にも登るし、変電所のダクトを通って変電器の中に入り込む。そうするとバンッ！　ときてまた停電だ。日に二、三度停電することもあるから、皆準備は万全だよ。ここでは停電をブラックアウトではなくてスネイクアウトと呼んでいるくらいさ。もちろん、いつ起きるかは誰にも分からないんだよ」

それから、ジョンは何気ない調子で尋ねた。「夜はぐっすり眠れるかい？」

「そうだね、普段より良く眠れるくらいだよ。家では、夜明けに鳥の声で目が覚めるんだが」

「ここではどう？」

「そうだな、そういえば夜明けに鳥の声を聞かないね。日中も聞かない。変だね、君に聞かれるまで気がつかなかったよ」

「グアムでは鳥の鳴き声はしないんだ。この島は静寂の中にあるのさ。昔はいろいろな鳥がいたんだが、今ではまったくいなくなってしまった。一種類も残っていないんだ。みんな木登り蛇に喰われてしまったんだよ」ジョンの口調には冗談っぽい響きがあり、私はその話を信じるべきかどうか分からなかった。そういうわけで、ホテルの部屋に戻って万能の『ミクロネシア・ハンドブック』をひもとくと、ジョンが言っていたことは本当だと分かった。木登り蛇は第二次大戦の終わりごろに海軍の船でグアムへ運ばれてきた。そして競争相手のいない島の環境でおびただしく数を増やしたのだ。この蛇は夜行性で、体長は六フィートにもなる。「しかし牙は顎の奥にあるので、人間の大人にとっては危険はない」ということだ。それでも、小型の哺乳類、鳥、卵を食料にするので、やがて島の鳥は全滅してしまった。その中には数多くのグアムの固有種も含まれている。残ったグアム特有のオオコウモリも絶滅の危機に晒されているのだ。そして、停電による被害の総額は毎年何百万ドルにもなるということだ[66]。

その翌朝、私はグアムの森へシダを見に出かけた。以前にニューヨークにある米国シダ学会で、植物学者のリン・ローラーソンのことを聞いていた。彼女と同僚のアグネス・ラインハートは、グアム大学の植物標本室に勤務し、書籍も出版している。その中には『マリアナ諸島のシダと蘭』という美しい本があり、表紙を飾るシダの生活史の絵はアルマが描いたものだ。私はグアム大学でリンと会い、ジャングルに入った。リンの学生であるアレックスも一緒で、彼は鉈《なた》を携えていた。アレックスによれば、ジャングルは場所によってはとても深いらしい。「方向感覚がどんなに鋭くても、完全に迷ってしまうことがあるんですよ。木が密集しているので、五ヤードほど進んだだけで自分のいる場所が分からなくなってしまうほどなんです」

少し歩くと、輝くような緑色の巨大なタマシダが道の両側に覆いかぶさるように生えている。見渡す限り、空に向かってまっすぐに伸びる何百、何千ものシダの海だ。このホウビカンジュウは、少なくとも私たちが目にした種類は、普通に見られるささやかなタマシダではなくマリアナ諸島に固有の種で、その巨大な葉は一〇フィートにもなることがあるという。シダの海を抜けたかと思うともうジャングルの中で、巨大なパンダナスやイチジクの樹冠があまりにも繁っているので空が見えないほどだった。木々の幹はいくつもの着生植物で覆われ、ほんのちょっとしたすき間にも何かしら生えている。アレックスは私たちの数ヤード前を歩き、鉈で下生えを払った。巨大な鳥の巣シダが見える。アレックスによれば、チャモロ人はこのシダを「ガラク」と呼ぶそうだ。そして、もっと小振りの鳥の巣シダもあった。私には近縁種に思えたが、リンの説明によれば違う属であり、マリアナ諸島に固有のウラボシだとのことだ。

私はあらゆる形や大きさのシダを見ることができて嬉しくなった。レースのようなシノブの三角形の葉があると思うと、ヒトツバの硬い葉がパンダナスの幹に突き刺さっている。そのパンダナスの幹からも他の木々からも、シシランのきらきら輝く細長い葉が垂れ下がっているのだ。湿った場所にはコケシノブ科のトリコマネスが生えている。私はまたしても嬉しくなってしまった。そのわけは、このシダが繊細で美しいだけでなく、サフォードがグアムにはコケシノブ科のシダは生えていないと書いていたからだ。サフォードがそう決めつけた理由は分からない。（リンによれば、実際には三種類のコケシノブ科のシダが生えているとのことだ）。珍しいハナヤスリ科のオフィログロスム・ペンドゥルムも見た。リボンシダで、水分を含んだ巨大な葉は木の股から垂れ下がり、先端はフォークのように分かれている。(67) この類いのシダを見るのは初めてだったし、リンでさえもそれを見つけて大喜びしていた。私たちはシダの横に立って写真を撮った。ちょうど漁師やハンターが仕止めたマカジキや虎と一緒に写真を撮るように。しかし、シダに触らないように気をつけたし、通ってきた道は数日中にはまた下生えに覆われて分からなくなると考えてほっとした。

「こっちへ来て」とリンが言った。「これは面白いシダなのよ。ほら、見て。葉が二種類あるでしょう。二股になっている葉は雄で胞子を作るけれど、尖った方の葉は作らないのよ。名前はフマタ・ヘテロフィラで、グアムへ来た最初の植物採集家が一七九〇年代にこのシダをウマタック（別名フマタグ）で見つけたことに由来するの。グアムを代表する植物と言ってもいいわ」

その日の午後、ジョンと私は数軒の家庭を訪ねた。ジョニャの村までドライブし、村に入って最初の家の前で車を停めた。ポーチにはジョンの患者のヘススが座っていた。ヘススの体はボディグのためにほとんど動きがないが、このポーチがどこよりも好きで、一日じゅう座っているのだという。彼が「マン－マン」であることは一目で分かった。「マン－マン」とはチャモロ語で宙を見つめているという意味だ。それでも、彼はただぼんやりと宙を見ているのではなく、その視線の先には道端で遊んでいる子どもたちがいて、ヘススは子どもたちをほとんど夢中といってもいいほどに凝視している。また、ときおり通りすぎる自動車や手押し車や、近所の人々が毎朝仕事に出かけ夕方帰ってくるのを見つめている。稀に強い風が吹いたり横殴りの雨が降るときを除けば日の出から夜半まで、ヘススは自宅のポーチに座り、またたきもしなければ身動きもせずに、亀のようにじっとしている。そして目の前でさまざまに変化しながら繰り広げられる人生、もはや自分がその一部になることのできない人生を夢中になって見つめているのだ(68)。私はイプセンのことを考えた。彼は年老いてから脳卒中で失語症と半身麻痺となり、外出したり文章を書いたり話すことができなくなったが、自室の窓側に立って港や道路などといった生き生きとした街の様子を見ていたい、と頑強に主張し続けた。その何年か前、イプセンは若い同僚に向かってつぶやいたという、「私にはすべてが見える」と。すべてを失ってもなお、世の中を観察する情熱は衰えなかったのだ。私はヘススを見ながら、そんなことを思い出していた。そして、ポーチに座る年老いたヘススにも、同じ情熱が宿っているにちがいないと思えてならなかった。

ジョンと私が挨拶すると、ヘススは単調で感情のこもっていない小さな声で挨拶を返してきた。彼の言葉は明瞭で、いろいろ詳しく話をしてくれた。彼は自分が一九一三年に生まれた街アガニャについて語った。当時はいかに静かで気持ちの良い街だったか（「今とはまったく違う。戦後すっかり変ってしまったよ」）、八歳のときに両親に連れられてウマタックへ来たこと、漁と農作業に明け暮れた日々のことなどを。そして妻のことも語った。ヘススの妻は日本人とチャモロ人との混血で、一五年前にボディグで亡くなった。妻の親戚にはリティコあるいはボディグを発病した人が大勢いるということだが、幸いなことにヘススの子どもや孫たちは心配しなくてもいいようだった。

ヘススは一日じゅうほとんど言葉を発しないこともあると聞いていたが、私たちが質問するのを待っているのだということがすぐ分かった。そして一度会話に引き込まれると、彼はおしゃべりと言っていいほどよくしゃべる。何かを聞かれればすぐに返事ができるのだが、自分から会話を始めることができないのだ。話し出すことだけでなく、運動を始めることもできないようだった。彼は身じろぎもせずに座り続け、誰かが動くよう彼に声をかけない限りは何時間でもそうしていることだろう。私はそれを見て、またもや脳炎後遺症の患者のことを思い出した。彼らもまた、話したり動いたりするには他者にイニシアチブをとってもらわなければならない。私はノートのページを破って丸め、それをヘススに向かって投げた。すると、それまで座ったきりでまったく動けないように見えていた彼は、腕を跳ね上げると丸めた紙を正確に受け止めた。傍らにいた幼い孫の一人はヘススのこの様子を見て、びっくり仰天したように目を見開いた。私は丸めた紙を投げ続け、孫に向かって投げるよう、ヘススに言った。それからもう一人の子どもに、さらに別の子どもに。すぐに、家族全員が紙のボールの投げ合いっこを始めた。筋肉が固縮状態のヘススはもはや無動ではなく、ボールを絶やさずに投げ続けた。それまで子どもたちは「麻痺した」お祖父さんが自分で動くことができるのを知らず、彼らには想像すらできなかったことだが、ヘススはいろいろな投げ方でいろいろな方向にボールを投げることができ、皆と素早い投げ合いをすることができるのだった。

これはヘススの孫たちにとっても新発見であり、ヘススと孫たちの関係を変える発見でもあったと考える。しかし、患者をこうした運動に呼び込むことは、コミュニティの仲間の間ではよく知られていることなのである。週に一度、ヘススは老人センターに出かける。そのためには迎えの車に乗せてもらわなければならない（「死体のようにね」と彼は言う）。しかし、センターに着いてトランプゲームのテーブルに座らせてもらえば、ヘススは素早く複雑に展開するジンラミーというゲームをすることができる。彼は自分からゲームを始めることはできないので、それは誰か他の人の役目になる。が、最初のカードがテーブルに置かれた瞬間、彼は突然生気を取り戻して自分もカードを切り、新しいカードを引き、ゲームを続けることができるのだ。ウマタック、メリッソ、デデド、サンタ・リタの人々はパーキンソン病の医学的知識はわずかしか持っていないが、日常生活に有用な知恵は豊富だ。それは何十年もの間ボディグの患者たちを詳しく観察してきた結果得られた、民間の神経学というべき知識なのである。凍り付いたような不動の患者を動かすには、誰かが患者と一緒に歩くか、リズミカルで音楽的な拍子が必要である。パーキンソン病の患者が歩くのに床や地面の模様が役に立つこともわかっている。平らな地面の上はほとんど歩けない患者が、複雑な障害物があったり凹凸のある地面は簡単に歩けることもよく知られている。(むしろバリアーがある場所のほうがうまく歩けるのである)。そして押し黙って動かないパーキンソン病の患者が、話したり動いたりはできないだろうと思われた場合でも、音楽、歌、踊りにはとてもよく反応することも。

しかし、リティコ-ボディグの原因として一度は有力と思われながら消え去っていったものは、一体何だったのだろうか。ジョンによれば、七〇年代初頭のソテツ原因説が崩れたときには、研究の空白状態が生まれたという。その間にも多くのチャモロ人が病死し、症状によっては治療を受けることができた。しかし、少なくともグアムにおいては、研究はしばらくの間足踏み状態を続けていた。

それでも一九七〇年代にはある重要な発見がなされた。フランク・アンダーソンとレオン・チェンという二人の病理学者が、二〇〇人のチャモロ人を死後解剖した。その多くは交通事故により突然亡くなった人たちだった。戦前のアガニャは、すぐに水があふれる道にはわだちの後が残り、主要な交通手段は角の大きな水牛に引かせた荷車というのんびりした小さな町だった。ところが、第二次世界大戦が終わると、特に米軍関係者によって人口が急増し、道路が整備されてスピードの速い車が登場した。その結果、スピードに慣れていないチャモロ人の間で交通事故で亡くなる人の数が激増したのである。これらの人々の中で生前に神経症状を見せた人は誰もいなかったが、一九四〇年以前に生まれた人の七〇パーセントが神経系に明らかな病理的変化を示していた。それは平野朝雄がリティコ－ボディグの患者の神経細胞で発見した神経原線維のかたまりと似ていた。こうした神経原線維の変化は一九四〇年代生まれの人々の間では激減し、一九五二年以降に生まれた人々の間ではまったく見つからなかった。この奇妙な事実から次のことが推測できる。つまりリティコ－ボディグはある時期までのチャモロ人の間にありふれたものだが、臨床的に明らかな神経症状を発生させる人はその中のわずかにしかすぎないのではないか、ということだ。さらに、発病のリスクは現在では非常に低くなっており、もし患者が新規に出続けるとしても、それは何年も前にかかったのが症状に現われたにすぎないものだろう。「今僕たちが目にしているのは、ずっと以前に発生した原因による結果が遅れて出てきたにすぎないんだよ(69)」と、ジョンは車のハンドルを叩いて強調した。

八瀬善郎は神経学者であると共に釣りを趣味にしていたが、紀伊半島で新しく奇病が見つかったとの情報に接して、さっそく研究に出かけた。その地域の川には魚がほとんどいないと聞いた彼は、当時まだ記憶が鮮明であった水俣病のことを考え、河川の水質を分析した。すると、川からは感染病原体や毒素は見つからなかったものの、カルシウムとマグネシウムの数値が普通よりも低いことが分かったのである。果たしてそれが神経病の原因なのだろうか。

ガイデュシェックは八瀬のこの発見を聞いて有頂天になった。アウユやジャカイの村の周辺の湿地帯の赤土が鉄分やボーキサイトを豊富に含んでいることが分かったときより喜びは大きかった。一九七四年にガイデュシェックが再び足を運んだとき、西ニューギニアはインドネシアの侵攻を受けてイリアン・ジャヤと名前を変えていた。ガイデュシェックは赤土に浅く掘られた井戸から水を採取し、カルシウムとマグネシウムの数値が極端に低いことを突き止めた。それとは逆に、鉄分、アルミニウム、その他の金属の数値は高いのだった。

この頃メーヨークリニックへ移ったカーランドは、他の研究課題を進めようとしていた。ソテツ仮説を放棄したわけではなかったが、実証することは難しいだろうと考えたからだ。カーランドが国立衛生研究所で占めていたポストはガイデュシェックが受け継いだ。ガイデュシェックは西太平洋の神経病と鉱物との関係を突き止めるために八瀬を国立衛生研究所に招いて、共同でグアムの井戸水を調べ直すことにした。その結果、そこでもカルシウムとマグネシウムの数値が低いことが判明したのである。西ニューギニア、紀伊半島、グアムという三つの地域における結果は明白な意味を持つように思えた。ガイデュシェックは次のように書いている。

西ニューギニア、グアム島、紀伊半島に集積する筋萎縮性側索硬化症（ALS）およびパーキンソン病を相互に比較することは重要である。また、チャモロ人以外の集団でのパーキンソン病とALSの症状は、この二つの疾病の間に深い関係があるばかりでなく、共通する未知の環境要素が原因として存在することを示唆している。

飲用水の中のカルシウムとマグネシウムのレベルが低いことと、その結果として神経系に及ぼす影響には、未知の環境要因がかかわっているようだった。つまり、そのような低い数値を補うべく副甲状腺が反応し、カルシウム、アルミニウム、マンガンが過度に体内に吸収されることになるかもしれないとガイデュシェックは考えたのだ。これらのミネラルイオンが神経組織に蓄積して、リティコ－ボディグに見られる神経細胞の老化と細胞死を招くかもしれないのだ。

一九八三年にジョンはガイデュシェックの研究グループに加わって病気を打開したいと希望したが、もう遅いと言われてしまった。ガイデュシェックからの返事によれば、リティコーボディグの原因はすでに解明されたし、チャモロ人の食生活が高カルシウムの西欧的なものへ変化したために、病気はほぼ消滅しようとしている。残された研究課題はあまりなく、ガイデュシェックのグループももうすぐ研究から撤退するだろう、ということだった。一緒に仕事をしたいと望んでいたジョンは、ガイデュシェックのあまりにも断定的な口調に驚くと共にがっかりしたという。それでもジョンはグアムへ移り、研究者としてではなく一般医として、リティコーボディグの患者を診ていくことにしたのだった。

グアムに着いた翌日、ジョンはジマーマンが四〇年近く前に経験したものと同じものを目のあたりにすることになる。アガニャの海軍病院に勤務することになった彼の最初の診察に、十数人のリティコーボディグの患者が訪れたのだった。その一人は進行性核上麻痺を患っていた。その症状は複雑な眼球運動障害で、左右を見ることはできるが上下方向に眼を動かすことはできない。リティコーボディグではこのような眼球運動異常が報告されたことはないが、ジョンが二〇年も前にトロントで同僚と研究した核上麻痺の特徴的症状に一致するものだった。この経験から、リティコーボディグは消滅したわけでも十分に解明されたわけでもなく、さらなる研究の余地が残されていることをジョンは確信したのだった。

グアムの海軍基地には素晴らしい医療施設があるが、点在する村々では、基本的な医療ケアさえ十分ではなく、神経学的な診療はほとんど行なわれていないに等しい。五万人のチャモロ人を含む一五万人の住民に対して、神経学を専攻する医師はチェン・クワンミン博士がいるだけで、博士はさまざまな仕事に忙殺されている。チェン博士がジョンに語ったところによると、リティコーボディグを患う数百人のチャモロ人の他に、一年に何十件もの新しい症例が次々に現われているそうだ。そしてこれらの新しく診断される症例は、既存のリティコやボディグとは違う型のこともあるという。先の進行性核上麻痺の症状の男性がその好例である。

ジョンが言うには、ますます多くの高齢者、とくに女性患者が、痴呆を伴わない極端な物忘れや記憶喪失、パーキンソン病によく似た無動状態（エステラのような）、パーキンソン病の症状を伴わない単純な痴呆（エステラの義理の姉のような）、覚醒障害（ユーフラシアのような）、あるいは分類不能の神経症状（ファンのような）といった、これまで報告されていないような新しい型の病気を患っているとのことだった。

ジョンはグアムに集積した神経病の原因として鉱物が原因とする仮説にこだわり、さらに確証を得るための研究を推進したいと考えた。そこで友人でトロント時代の同僚でもあるドナルド・クラッパー・マクラクラン（神経化学を専門として、一九七三年にまで遡ってアルツハイマー病患者の脳の中のアルミニウム値の増加を報告した）をグアムで共に研究しようと誘った。そして、二人はグアム大学の同僚と共に、ウマタックとグアムの他の五五カ所の土壌のサンプルおよび島内各地の井戸水を採取して、無機イオンの含有量を再調査してみた。

驚くべきことに、その結果はガイデュシェックと八瀬の調査結果とは大きく異なるものだった。ウマタックの水源の一つであるピガの泉は以前の調査ではカルシウム値が低いことになっていたが、今回はまったく異なる結果が出た。その他の水源でもすべての土壌でも、まるで石灰質の土壌のように高い濃度のカルシウムが検出されたのである。土壌とそこで採れる野菜をさらに分析すると、カルシウム、マグネシウムのレベルは適切で、アルミニウムも通常値だった。この結果、ミネラルの欠乏またはアルミニウムの過剰摂取がリティコ－ボディグの原因であるという仮説は、根元から揺らぐことになった（だが、完全に否定されたわけではない）。

ジョンは理論や概念を情熱的に尊重するところがある。彼はガイデュシェックの洞察力に深い敬意を抱き、無機イオン仮説に深く傾倒していたので、自分の研究によってその仮説を検証して病気の原因解明に貢献することを望んでいたのだった。ガイデュシェックと八瀬の仮説に大きな期待を抱いていた彼だったが、突然すべてが崩れてしまった。ジョンは一〇年前にカーランドが味わった研究の空白状態に引き戻されてしまったのである。

一九八六年になって、ジョンは医学専門誌『ランセット』に掲載された論文を読んで驚いた。ソテツ説が復活していたのである。神経中毒の専門家であるピーター・スペンサーがソテツの種子から採ったアミノ酸BMAAを精製して猿に投与すると、それが人間のリティコと類似する神経疾患を誘発することを発見したのだ。

スペンサーの研究は一九七〇年代に遡る。そのころ、彼は同僚のハーブ・ショーンバーグと共に神経病の研究のためにインドへ出かけた。その地域の人々の間では、ヒヨコ豆を常食すると下肢に痙性麻痺が起きることが何世紀も前から知られていた。その原因が一九六〇年代になって科学的に解明されることになる。つまり、ヒヨコ豆の中のアミノ酸ＢＯＡＡの毒性によって大脳皮質の運動細胞と脊髄の下行神経が損傷を受けて引き起こされるのだ。スペンサーの研究は、このＢＯＡＡがいかにして運動神経系の神経伝達物質であるグルタミン酸に対する感受性を過敏にし、活発に働かせるかを新たに解明した。すなわちＢＯＡＡの毒素により、グルタミン酸の受け手である神経細胞は過度の興奮と疲労で文字どおり死んでしまうのである。ＢＯＡＡは興奮性毒素《エキサイトトキシン》――これは新しい用語だ――と呼ばれる。ＢＯＡＡと構造が似ているＢＭＡＡもまた興奮性毒素として神経細胞に作用して、リティコのような神経障害を生み出すのではないだろうか、とスペンサーは考えた。

そのような障害を動物実験で実証しようとする試みは一九六〇年代に行われたが、確固たる結果が得られないまま、この方面の研究は中断されていた。そして今、スペンサーはカニクイザルにＢＭＡＡを繰り返し投与する研究を八週間続けた結果、大脳皮質と脊髄の運動神経系を損傷する「運動神経変性疾患」を発生させることに成功したのだった(70)。さらに検討した結果、ＢＭＡＡには二つの異なる効果があることが分かった。投与量が多ければ筋萎縮性側索硬化症に類似の症状を急速に引き起こし、少なければ長い時間が経過した後にパーキンソン病の症状が現われる。このような二重作用は、グアムの病気を思わせるものであった。

一九六〇年代にはソテツ説に対して動物実験で再現できないという批判が向けられたが、これらの研究成果はそうした批判に対する反論の根拠となるだろうと考えられた。さらにスペンサーは、持ち前のエネルギッシュな闘志を見せて、ソテツ説に対するもう一つの決定的とも思える批判、つまり紀伊半島やイリアン・ジャヤでは生のソテツを食用としないという主張に反論すべく研究に取りかかった。ガイデュシェックと同じように、彼もまたイリアン・ジャヤのジャングルに踏み込んで、ソテツが地元でどのように使われているかを調べたのだ。そして分かったことは、イリアン・ジャヤにもソテツはあり（グアムのソテツとは異なる種のようではあったが）薬として使われているということだった。紀伊半島でも、ソテツはやはり薬として使われており、ソテツの生の実が傷口に塗布されることもあった。かくして、実験室とフィールド調査での二つの発見により、一五年間放棄されていたソテツ説がよみがえったのである。

これらの新しい考えや発見を目にして、ジョンは興奮を抑え切れなかった。何もかもがぴったりとおさまるべき所におさまったようだった。ジョンはオレゴンに住むスペンサーに電話し、二人は何時間も、時には一晩中、ソテツとマリアナ諸島における病気との間にある、偶然とは思えない一致点について熱っぽく語り合うのだった。ジョンは同僚のタマラ・グズマンと一緒に、マリアナ諸島でのソテツの分布とソテツがどのように使われているかを再調査した。彼らの観察では、ソテツが豊富に生えるグアム島とロタ島のチャモロ人の間ではリティコ－ボディグはありふれた病気であるのに対し、サイパン島では報告がない（少なくとも、ここ七〇年間はない。それ以前にサイパンのチャモロ人にこの病気があったかどうかは不明である）[71]。しかも、サイパン島のソテツの森は日本人によって一九一四年に切り倒されてサトウキビ畑に変えられ、その後まもなく、ファダンの食用も絶えている。そして、やはりリティコ－ボディグの存在しないテニアン島では、ソテツの森はあってもチャモロ人はソテツを食用にしていなかった。そこで、グアムでこの病気がはっきりと遺伝はしないが特定の家族の構成員に発生する原因は、個々の家庭でファダンを調理するときの方法が関係するのではないかと二人は推測した。ある家庭のレシピでは、ソテツの実を一晩だけ水に浸け、別の家庭では三週間も浸ける。海水で洗うレシピもあれば真水を使うものもある。また、あるレシピでは強い風味を残すために実を洗う過程を短縮している。ジョンとグズマンは報告の最後に、二〇年前にたった一度ファダンを食べたためにリティコ－ボディグにかかった人々の驚くべき事例を挙げている。

しかし、当初の興奮が冷めると、研究者の多くが、スペンサーのカニクイザルを使った実験でBMAAの投与量が異常なほど多かったことを指摘した。それはファダンを常食にしている人が一生のうちに消費できる量よりも多かったのである。そして、ガイデュシェックの計算では、スペンサーの実験を人間に当てはめると、被験者は一二週間に生のソテツの実を一・五トンも食べなければならないことになる。実験的毒物学では、一定した実験結果を短期間に得るために最初の実験で大量の投与をするのが普通なので、ソテツの大量投与そのものは決定的な批判対象にはならない。しかし、各家庭でファダンを作る前にソテツの実に含まれる毒がいかに注意深く取り除かれているかを知ったジョンは、ファダンに含まれるBMAAの量を調べることにした。そしてサンプルを分析したところ、ファダンの中にはBMAAをほとんど含まないものがあることを知って驚いたのだった。

その頃、ガイデュシェックの研究グループはリティコ－ボディグの動物モデルを作ろうと、カニクイザルに低カルシウム、高アルミニウムの餌を与えていた。四年にわたる実験でサルたちは何の症状も起こさなかったが、解剖の結果、神経組織の広い範囲で神経原線維の固まりや運動神経の変性が確認された。これらの変化は、アンダーソンやチェンが報告したリティコ－ボディグあるいは前兆候的な変化に似ているようだった。彼らは、より長期のカルシウム不足または毒素を含むミネラルの摂取が明白な病気につながるのかもしれないと推測した。そして、一九八三年にリティコ－ボディグはグアムから消滅しようとしているとジョンに言明したガイデュシェックはイリアン・ジャヤで調査を続け、一九九三年の時点でなお罹病率が非常に高い事を確認した。ガイデュシェックたちはアルミニウムの神経毒性がリティコ－ボディグとその他のさまざまな症状の原因であると考え続けている。

スペンサーはBMAAを使って神経疾患を発生させることに成功して大喜びしたものの、すぐに慎重になった。カニクイザルではBMAAの投与により神経障害が劇的で速やかに発生したが、経過は進行性ではなかった（この点では、むしろ狂牛病に似ている）。それに対して人間のリティコ－ボディグの場合には明確な潜伏期間があり、いったん発病すると、それは必ずといっていいほど進行性である。そこで、BMAA以外の何らかの要因が作用して症状が何年も表面化しないのではないか、とスペンサーは考えた。ガイデュシェックは遅発型ウイルス感染（スローウイルス感染）の存在を記しており、それに似た遅効性毒素があるのではないかとも思われた。この時点で、そのような毒素がどう働くのか、またどうやって証明できるのか、スペンサーに具体的な考えがあったわけではなかった。

スペンサーは、ガイデュシェックが遅効性毒素という学説を支持してくれるものと期待したが、実際には激しい反論にあった。『ソテツの毒性はグアム島、紀伊半島、西ニューギニアに多発する筋萎縮性側索硬化症／パーキンソン病／痴呆の原因ではない』という厳しいタイトルの論文でガイデュシェックは、そのような仮説は第一に飛躍しすぎであり、第二に前例がない、第三に説得力がない、第四に成立しない、と述べている。

どんな神経毒でも、接触してから何年も経ってから中枢神経系の疾病や臨床兆候が出現するという前例はない。事実、毒物との接触の何年も後にいかなる器官にも進行性損傷を与える例は存在しないのである……。スローウイルス感染症や晩発性遺伝病のみが長期の経過後に発症することが分かっている。

自説を信じるスペンサーはこのガイデュシェックの論述を自分に対する挑戦と受け止め、いまだ医学界に知られていない新しい種類の毒素、新しい発生機序を発見することに力を注いだ。六〇年代や七〇年代には発癌現象に注目が集まった。放射線、毒素、ウイルスといった発癌物質に最初に接触してから何年も後に癌を発病する患者もいるのである。カーランドが開いたソテツ研究会議においては、サイカシンが潜在的な発癌物質であり、肝臓癌、結腸や腎臓の奇形を発生させることが確認された。さらに、生まれて間もないラットにサイカシンを多量に含む餌を与えると、分化途上の小脳のプルキンエ細胞（小脳にある神経細胞の一種で、身体運動の調整や協調に関係がある）が奇妙な多核性形態異常や異所性集塊を示すことが観察された。また、人間のリティコーボディグのケースでも、時に同様の所見が報告されている。

それでは、もはや分裂しない成人の神経細胞に対するサイカシンの影響は何なのだろうか、とスペンサーは考えた。そのころ彼は、サイカシン（またはその成分であるMAM──メタゾキシメタノール）は神経細胞中のDNAに強く結合すると仮定した（そのようなDNAと結合する特性は、サイカシンの発癌性、催奇形性の基盤になると考えられている）。こうして神経細胞中のDNAが変質すると、細胞の代謝機能がわずかずつだが持続的に変化して、神経細胞は自己の神経伝達物質グルタミン酸に対して過敏に反応するようになる。その結果、グルタミン酸自体がエキサイトトキシンとなるのではないか、とスペンサーは推測した。この段階になってしまうと、神経症状を引き起こすために外因物質が加わる必要はないのである。なぜなら病的に過敏な状態では、神経が普通に働いても神経伝達物質が受容細胞を過度に興奮させ、いずれ細胞を死に追いやってしまうからである。

このような遺伝子レベルでの毒素の概念は、一〇年前に考えられていたほど特異なものではなくなっている。そしてスペンサーは、サイカシンと接触させた培養神経細胞におけるDNAの変化を観察し、リティコーボディグにおいてもこうしたメカニズムが働いているのではないかと推測している。このような遺伝子に毒性をもつサイカシンは、神経細胞の遺伝的性質を変化させ、結果として遺伝子に異常を来して神経の過敏性障害を作り出すであろう。

スペンサーはサイカシンが神経細胞に与える効果を調べるために、伝統的な方法で調整されたソテツの粉を改めて分析した。すると、ジョンが以前に得た結果とは反対の結果が出た。つまり、ＢＭＡＡの量は少ないが、サイカシンを多量に含んでいることが分かったのである。しかも、サイカシンを最も多量に含んでいるのは、リティコ－ボディグの患者が最も多い村のソテツであり、サイカシンの毒性が原因だとする仮説を有力に支持する結果であった。[72]

ジョンの話は生き生きとしていて、人をひきつけるものがある。単に科学的な研究の話ではなく、彼自身の情熱に満ちた希望や失望についての話から、彼が当時抱いていた感情が手に取るように分かった。ジョンは自分がガイデュシェックやカーランドとの親密な関係、さらに科学的な情熱にあふれたスペンサーとの関係を楽しんでいた。しかし、一九九〇年にソテツ説を放棄したときには、さらにその四年前には鉱物説を放棄したこともあって、強い孤独感に苛まれ、自分が皆から背教者と見なされているのではないかと感じていたという。ガイデュシェックとスペンサーがアルミニウムやソテツという自然界に存在する毒性物質についての研究を続けたのに対し、ジョンは一九九〇年代初めにリティコ－ボディグ、進行性核上麻痺、そして脳炎後遺症の臨床病理学的類似性（ジョンの研究室の顕微鏡で見たような）に非常に強い関心を抱いていた。そして、原因はやはりウイルスなのではないかと考えたのである。しかし最近では、特定の家族がこの病気にかかる傾向があることに関心を寄せている。それは一九八三年にグアムへやって来たばかりの頃、彼を驚かせたことだ。遺伝的な要因という説は完全に放棄されてしまったのだろうか。一九五〇年代にカーランドとマルダーが最初に遺伝説を唱え、そして放棄してから、遺伝学の分野ではずいぶん多くのことが明らかにされてきた。古典的なメンデルの遺伝法則に加えて、いくつかの遺伝子変異を伴う遺伝子と環境要素との複雑な相互作用などについての理論が生まれた。さらに、分子生物学の世界では、それまでの研究者が目にしたことのないような新しい研究技術や理論を使って遺伝子を直接検討できる時代を迎えているのである。

人類学者のヴェレナ・ケックと共に、ジョンはこれまで診察したすべての患者の家系図を集めた。従来の報告にない正確かつ精密な方法で、五〇年前まで遡って調査した家族の健康状態も含まれた資料である。家系図が増えるにつれて、ジョンはこの病気には何らかの遺伝的疾病素因があるのではないかと確信するようになった。なぜなら、リティコとボディグは家系ごとに異なるパターンの病状をとることが分かってきたからだ。ある家系では患者の皆がリティコにかかっているかと思うと、別の家系の臨床症状はいずれもボディグであり、両方にかかる家系も少しだが存在する。リティコとボディグの病理的な類似性が研究者を間違った方向に導いていたのではないか、とジョンは考えた。つまり、家系をたどっていくと、二つは異なる病気のようにみえるのだった。

ジョンは最近、新しい研究を始めた。すべての患者からDNAのサンプルを採取し、本国の研究所に送って遺伝子分析をするのである。予備的な分析の段階ではあるが、いくつかのボディグの症例には疾病のマーカーとなる遺伝子の存在が認められ、リティコの症例や健康な人では認められない、という結果が出ている。このことを知った彼は最初、大喜びした。「こんなに興奮するのは、八六年にスペンサーの学説に夢中になって以来のことだったよ」と彼は言う。しかし、ジョンはあまり有頂天にならないように自分を抑えていた（「分析結果が何を意味するのか、よく分からないんだ」）。疾病の原因となる遺伝子を探すことは非常に面倒で困難な仕事である。たとえば、ハンチントン舞踏病の原因遺伝子を見つけるために、多くの研究者が一〇年以上も絶え間なく働かなければならなかったのだ。しかも、ジョンはこの予備的な分析結果が何かにつながるという確証を持っているわけではないのだ。

ジョンと同僚が一九六〇年代の初めに進行性核上麻痺について検討し、特殊な疾病ではあるが一般的な神経変性疾患の解明につながる知見を与えるのではないかと考えてから三〇年以上が経っている。リティコ－ボディグ、脳炎後遺症および進行性核上麻痺の臨床上の類似性は、相変わらず彼を悩ませている。ジョンが最初から関心を寄せているのは、核上麻痺をおこすリティコ－ボディグの患者がいるという事実であり、時には脳炎後遺症の患者にも核上麻痺が見られるということだ（最近ニューヨークへ行った際に、ジョンは三〇年以上も核上麻痺を患っている脳炎後遺症の患者の一人に会いたいと思ったそうだ。その人はかつての私の患者である）。しかし、これらの関係をどう解釈していいのか、彼はまだ分からずにいる。

ジョンはまた、リティコ－ボディグ、脳炎後遺症、進行性核上麻痺に共通して見られる神経原線維のかたまりと古典的なアルツハイマー病に見られるそれとの類似性にも興味を持ち、バンクーバーの神経病理学者パトリック・マクギアと共同研究を進めている。かたまり自体は実質的には同じものであり、また炎症部分の反応も同じである（しかしアルツハイマー病には他の特徴もある。中でも特筆すべきは、他の三つの神経病には見られない、いわゆる「斑」の存在である）。かたまりの周囲のこうした炎症部分の存在から、はたしてリティコ－ボディグにおいては抗炎症剤が有効なのだろうか、とジョンは自問する。アルツハイマー病における抗炎症剤の有効性は今のところ研究中であるが、ジョンはそれが致命的なリティコ－ボディグの進行を遅らせることに役立つのかどうか知りたいと願っている。それは、慢性的で悪くなる一方の症状に苦しむ患者を毎日診ている彼に、治療の上での楽観的な考えや希望を与えてくれる数少ない材料の一つなのだ。そしてジョンは普通のアルツハイマー病やパーキンソン病が世界の各地で着々と増えつつあることを憂慮している。これらの古典的というべき慢性神経疾患は、第二次大戦前にはグアムではほとんど見られなかったものである。

リティコ－ボディグの原因論に関する四〇年以上にわたる研究で、四つ（あるいはそれ以上）の仮説が唱えられてきた。遺伝、ソテツ、鉱物（ミネラル）、ウイルス（アルマはプリオン、つまりスローウイルス感染症の病原体に賭けている）であり、それぞれが支持を集めてはいるが、どれもが決定的な証拠を欠いている。答えは単純なものではないだろうとジョンは考えている。多くの病気と同様に、さまざまな遺伝要因と環境要因とが複雑に絡み合って作用しているにちがいない。(73)

もしかすると原因はまったく違うものかもしれない、とジョンの研究仲間の一人であるウラ・クレイグは言う。「一体何を探しているのか分からないのよ。それでも、ジョンと同じように私も何かのウイルスの存在を感じてはいます。おそらくは突然変異したウイルスで、直ちに体に影響を及ぼすのではなく、免疫システムの反応を介して、後になって症状が出てくるのでしょう、はっきりとは分からないけれど。私たち研究者には何かが欠けているのではないかしら。必要なのはきっと、新鮮な目で物事を別な角度から見ること、私たちが思ってもみなかったような疑問を抱く研究者の存在なのでしょうね。私たちは複雑な何かを探していますが、もしかすると予想外に単純なものを見逃しているのかもしれません」

ジョンは言った。「一九四〇年代から五〇年代には、数カ月もすればリティコ－ボディグの原因を解明できるだろうと考えられていたんだ。五三年にドナルド・マルダーがやって来たとき、彼はその六週間後にカーランドが到着するまでには原因が見つかるだろうと考えた。ところが、それから四五年たっても、まったくの謎のままなんだ。原因は決して分からないのではないかと考え込んでしまうことがあるんだ。これは時間との競争でもあるんだ。僕たちが原因を見つける前に、病気の方が消滅してしまうかもしれないのだから……。僕はこの病気にありったけの情熱を注いでいるんだよ、オリヴァー。それが僕のアイデンティティでもあるんだ」それがジョンの情熱の対象でありアイデンティティであるなら、それは同時にカーランドの、そしてスペンサーのものでもあり、他の多くの人のものでもある。彼らを知っており、とても尊敬している私の同僚はこう言っている。「彼らにとってグアムはタールでできた人形なんだ。一度くっついたら、もう二度と離れられないんだよ」

確かに、病気はようやく消滅しようとしている。それゆえ時の経過と共に研究者に対する原因解明の圧力は高まり、彼らを苦しめるだろう。科学が与え得るすべての材料を使って四〇年も追い求められてきた獲物は、ついに追っ手の指が伸びようとする瞬間に、彼らの目の前から消えてしまうのだろうか。


私たちはまたジョンの車に乗り込んだ。「これからフェリペを診に行こう。君もきっと好きになるよ、とてもいい人なんだ。リティコ－ボディグの少なくとも四種類の症状を示しているんだよ」ジョンはゆっくりと首を横に振った。

フェリペは家の裏にあるパティオの椅子に座っていた。一日のほとんどをそこで過ごし、口元に見えるか見えないかほどの微笑みを浮かべて、庭を見つめている。素敵な庭にはこの土地の植物があふれ、パティオにはバナナの木が影を落としている。フェリペは人生のほとんどをウマタックで過ごし、漁や畑仕事をしてきた。彼が飼っている十数羽の若い雄鶏は、どれも見事な色をしていて、とてもおとなしい。フェリペの神経学的な検査は何度も雄鶏の鳴き声にさえぎられ、フェリペは鳴き声を大声でそっくりに真似するのだった（それは話すときのほとんど聞こえないくらいの声と好対照をなしていた）。それに雄鶏たちが私たちの体にとまったり、フェリペの黒い犬が鼻を押し付けたり吠えたりした。私にとっては、それらのすべてが微笑ましいことだった。グアムの片田舎の、田園風神経学といったところだ。

フェリペが語った彼の人生は感動的だった。彼はたまにファダンを食べた(「皆が食べたものだよ」)が、他の多くのチャモロ人とは違い、戦時中にそれしか食料がなかったわけではない。反対に、彼は戦時中は米国海軍の水兵としてバージニア州のポーツマスに一時駐屯し(それで彼は英語がとてもうまいのだ)、グアムを日本軍から奪回した海軍部隊の一員だったのである。彼自身もアガニャ爆撃に加わり、自分の故郷を破壊せざるをえなかった。それはどんなにか悲しいことだっただろう。そしてリティコ－ボディグにかかった友人や家族のことを語るフェリペに私の心は動かされた。「今では、私も患者になってしまった」物静かに、簡単にこう言った彼の声には、自己憐憫やドラマ的な響きは少しもなかった。フェリペは五九歳だ。

彼の記憶は、過去についてはしっかりしているが、最近のものはひどく蝕まれている。実は、私たちは訪問の前日に彼の家を通りかかり、立ち寄って挨拶していたのだ。だがまったく覚えていないようで、私たちの訪問が二度目だということを認識していないようだった。ジョンが自分の名前をチャモロ語で言うと(ジョン・スティールはチャモロ語に訳すと「ファン・ルラク」となる)、フェリペは笑って繰り返すのだが、何分も経たないうちに忘れてしまう。

彼は最近の出来事を記憶できず永続的な記憶へ転換できないが、他の認識力の欠如は見られない。言葉遣い、知覚力、判断力はすべてしっかりしている。ここ一〇年ほど、記憶力は非常にゆっくりとではあるが悪化してきている。そして、筋肉の萎縮も見られる。農作業で鍛えられ、かつては太く力強かった腕の痩せ細りようは著しい。さらに、彼は何年か前にパーキンソン病を発病したために、とうとう活発な仕事から引退し、毎日自分の庭で過ごすようになったのだ。ジョンが何ヵ月か前に診察したときにはパーキンソン病の症状は体の片側にしか出ていなかったが、それ以来あっという間に進行して今では体の両側に広がっている。そして、今や眼球運動障害が始まっているのをジョンが示してくれた（リティコ－ボディグの第四の型では、眼球を動かす筋肉も麻痺する）。しかし、病気にもかかわらずフェリペの礼儀正しい人柄は完璧に保たれ、鋭い洞察力やユーモアもそのままだ。別れ際、私が手を振ろうとふり返ると、彼の両腕には雄鶏が一羽ずつとまっていた。「また来てください。あなたに会ったことは忘れているでしょうから、また初めてお会いすることができますよ」彼の声は明るかった。

ウマタックへ戻る途中、私たちは村よりも高い丘の中腹にある古い墓地に寄った。ジョンの隣人でもあるベニーが墓地の世話をしている。小さな教会のために草を刈り、寺男の役目を果たし、必要なときには墓穴を掘ったりもするのだ。彼が墓地を案内してくれた。ジョンに聞いたところでは、ベニーの家系は病気の発生がウマタックで最も多く、カーランドが四〇年前にここを訪れたときに注目した三つの家族の一つだったということだ。一八世紀の末に土地の神父からマンゴーを盗み、この世が終わるまで子孫代々にわたって致命的な麻痺を患うだろうと告げられたのは、実に彼の先祖である。これはウマタックの伝説だ。

私たちはベニーの後をゆっくりと歩いた。石灰岩の墓標は、古いものは時の重みでゆがんだり沈み込み、新しいものはシンプルな白い十字架の形をしていて、多くはプラスチックの聖母マリア像や墓の主の写真、そして生花で飾られている。ベニーは墓石の間を歩きながら、一つ一つの石を指差した。「これはヘルマン、病気で死んだ。……あれは従兄弟。……ここにあるのがもう一人の従兄弟のもの。この夫婦の墓では、奥さんが病気で死んだ。……そうだ、みんなリティコ－ボディグで死んだんだ。ここの、妹の義理の父親もこの病気だった。……従姉妹とその両親も同じことさ。……村長の妹さんもそう。……これはやっぱり病気で死んだ従兄弟。もう一人の従姉妹、ファニータとその父親、二人ともそう。これはサイモンおじさんの墓で、リティコ－ボディグで死んだ家族の中で一番年をとっていたよ。……ここの従兄弟はつい何カ月か前に死んだんだ。別のおじさん、同じ理由さ。それからその奥さんも同じ。おじさんの名前は忘れちゃったな、あまりよく知らなかったから。私が物心つく前に死んだからね」

ベニーの説明は続いた。墓石から墓石へと歩きながら、終わりのない悲劇的な祈禱を続けている。ここに私のおじさん、ここには従兄弟、その奥さん。こっちには妹。それから弟。……そしてここに（と、この圧倒的な悲劇を前にこう話し続ける彼の声が聞こえるように思えた）私も眠るんだ、家族やウマタックの人々に囲まれ、リティコ－ボディグで死んだ人々と共に、海の見えるこの墓地に。繰り返し現われる同じ名字を見て、私はこの墓地がリティコ－ボディグに捧げられていること、そしてここに眠る人が皆一つの家系、または二つか三つの血縁関係のある家系に属し、同じ呪いを受けたのだと思わずにはいられなかった。

墓石の間をゆっくりと歩きながら、私はマーサズヴィニヤード島で訪れた、同じように海を臨む墓地を思い出していた。それは一七世紀にまでさかのぼれる非常に古い墓地で、そこでもまた、同じ名字を繰り返し目にしたのだった。マーサズヴィニヤード島では、先天的に耳の聞こえない人々の墓地だった。ここウマタックでは、リティコ－ボディグの墓地なのだ。

マーサズヴィニヤード島を訪れたとき、そこには先天性難聴の人はもういなかった。最後の一人が一九五二年に亡くなると、その死と共に、二〇〇年以上も島の歴史とコミュニティの一部であった不思議な聾文化は消え、それを育んだ島の孤立もなくなったのである。デンマークの小さな全色盲の島、フール島でも同じだった。そして、おそらくピンゲラップ島にも同じことが起きるだろう。グアムでもきっとそうだろう。不思議な遺伝的異常、混乱、振動は、島の特性や孤立によって短い間存在するのだろう。そして、いったん島が開放され、人々が死んだり外部の人と結婚すると遺伝子変異の圧力は弱まり、やがて疾病は消滅するのだ。孤立した環境でのこのような遺伝病は六世代から八世代、およそ二〇〇年ほど続いて消滅し、その記憶や痕跡も、未来へ向かって進む時間の流れの中にやがて消えていくのである。

ロタ島

五歳の頃、私が住んでいたロンドンの家の庭にはシダがたくさん生えていて、私の頭をはるかに越える高さのシダがジャングルのように茂っていた（しかし第二次世界大戦が始まるとキクイモの栽培が奨励されたため、シダは根こそぎ抜かれてしまった）。母と叔母は二人とも庭いじりと植物が大好きだった。私の一番古い記憶は、二人が並んで庭を歩き、立ち止まってはシダの新芽や渦の巻いた若葉を優しく見つめているというものだ。シダ、そしてのんびりと静かにそれを観察することは、幼少時代、無邪気、戦前の時代といった思い出とつながっているのである。

私の母が敬愛する人の一人にマリー・ストープス（避妊運動家になる前は化石植物学者だった）がいた。彼女には『古代の植物』という著作があり、それを読むと私はいつも不思議な興奮に襲われるのだった。(74) というのも、そこに書かれた植物の一生の「七つの時」についてて読んだときに私は初めて、古代の植物と私たちとの間に横たわる何百万、何億年といった深遠な時の流れに思いを馳せたからである。「人間の心は、大きな数字、巨大な空間、永劫の時の流れの意義を推し量ることはできない」とストープスは書いている。しかし、彼女の本にはかつて地上に存在した膨大な種類の植物——そのほとんどが絶滅してしまった——の絵が載っていて、私はそこから永劫の時の流れに対する最初の親しみを感じたのだ。[75] 本を開くと、顕花植物のページを飛び越して最も原始的な植物、つまりイチョウ、ソテツ、シダ、ヒカゲノカズラ、トクサなどを何時間も眺めたものだ。それらの名前すら、私を魅了した。ベネティタレス、スフェノフィラレス、と声に出して読むと、これらの名前は私の体の中でまるで呪文のように繰り返し響き続けるのだった。

戦争の間、私の叔母はチェシャー州の学校の校長をしていて、デラミア森の奥深くにある学校を「新鮮な空気の学校《フレッシュ・エア・スクール》」と呼んでいた。生きているトクサを私に初めて見せてくれたのがこの叔母である。トクサは一、二フィートの高さで、森の小川の岸辺の湿った土に生えていた。叔母は私を節目のある硬い茎に触らせ、それが植物の中で最も古いものの一つであることを教えてくれたのだ。そしてこのトクサの祖先は巨大な大きさに成長し、うっそうとしたロボクの茂みをつくっていたことも。その木は竹に似ていて、私たちがいる森の木々の二倍もの高さになったという。何億年も前、巨大な両生類が原始の沼地でしぶきを上げていたころ、大地はこの木に覆われていたのだ。それから叔母は、トクサの根が蜘蛛の巣のように広がって、柔らかい根茎から一つ一つの根が出ている様子を見せてくれるのだった。[76]

叔母は他にも、小さいヒカゲノカズラ科のいろいろなシダやタッセルシダなどを見つけては教えてくれた。鱗片のある葉を持つこれらのシダもやはり、かつては一〇〇フィート以上に成長し、巨大な鱗片のある茎からは房のある群葉が生え、球果を頂いていた。夜になると私は、三億五〇〇〇万年前のもの言わない巨大なトクサやシダ、平和な沼地に覆われた景色を夢に見た。それは古生代のエデンの園であり、目が覚めたときには私はわくわくして、同時に喪失感をも味わったものだ。

このような夢、過去を取り戻したいという情熱は、戦時中に私が（他の何千もの子どもたちと同様に）家族のいるロンドンから避難していたことからきていたように思う。私の子ども時代は戦争によって失われ、想像の中にしか存在しないので、私は無意識のうちに、古生代という遠い過去のエデンの園を私自身の魔法の「過去」、決して変わることのない全《まった》き存在としていたのだろう。それは動きのない絵のような世界で、ごく稀に動きがあるとしても、風が木を揺らしたり水を波立たせる程度のものだった。夢の中では何も進化したり変化せず、何も起こらない。それはまるで琥珀《こはく》の中に閉じ込められたように固まった世界だった。私自身すらも夢の中の風景に入り込んでいたことはなく、まるでジオラマを見るかのように外から風景を見ているだけだったように思う。その中に入り込み、木に触れ、その世界の一員になりたいと望んでいたにもかかわらず、そこに入る道はない。私の夢の中の風景は過去のように閉ざされたものだった。

叔母は私をよくロンドンの自然史博物館に連れていってくれた。化石の庭園には古生代のヒカゲノカズラ科のリンボクがたくさんあり、その幹はまるで鰐のように、ざらざらした菱型の鱗片に覆われていた。その他に、細い茎をしたトクサ科のロボクもあった。博物館の中に入ると、「デヴォン紀の沼沢地の生物」という題が付けられた古生代のジオラマが広がっ

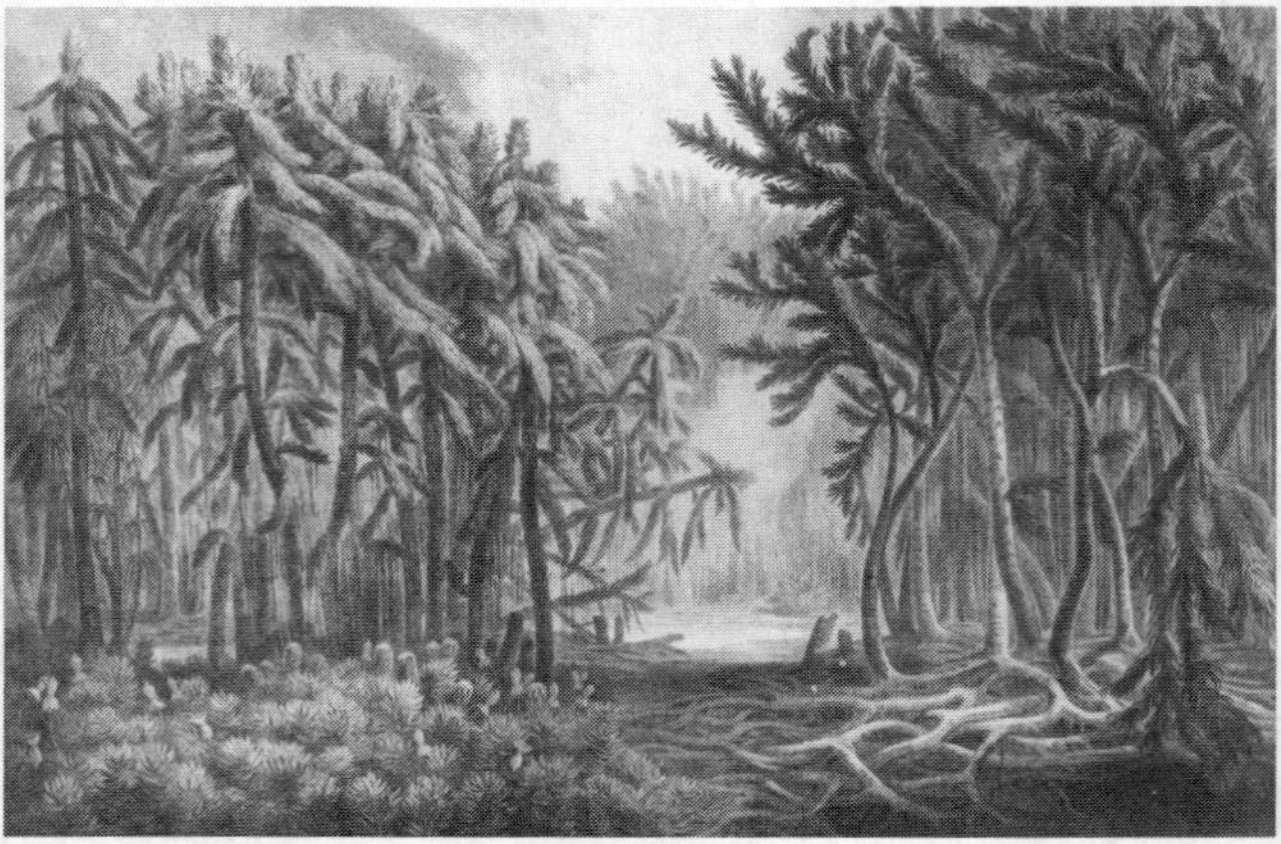

デヴォン紀の巨大なヒカゲノカズラ科のシダ、フランツ・ウンガーの『プリミティブ・ワールド』より

ている。これらのジオラマはマリー・ストープスの本の絵よりさらに面白く、私の夢の中の新しい風景になった。しかし、私は実際に生きている巨木を見たいと望んでいたから、トクサ科の木もヒカゲノカズラ科の木も、巨大な植物はすべて絶滅したのだと叔母から聞いてがっかりしてしまった。すると叔母は、実《じつ》は木々の多くは沼地に沈んだので、何億年という時の間に圧縮されて石炭に変わったのだと教えてくれた（彼女は一度、家にあった石炭の玉を二つに割って、中の化石を見せてくれたことがある）。

それから私たちは、何歩か進んだだけで一億年という時空を下り、ジュラ紀（「ソテツの時代」である）のジオラマを眺める。そこには、古生代のものとはうって変わってどっしりとした木々が生えているのだ。ソテツのてっぺんには巨大な球果や葉が生えている。

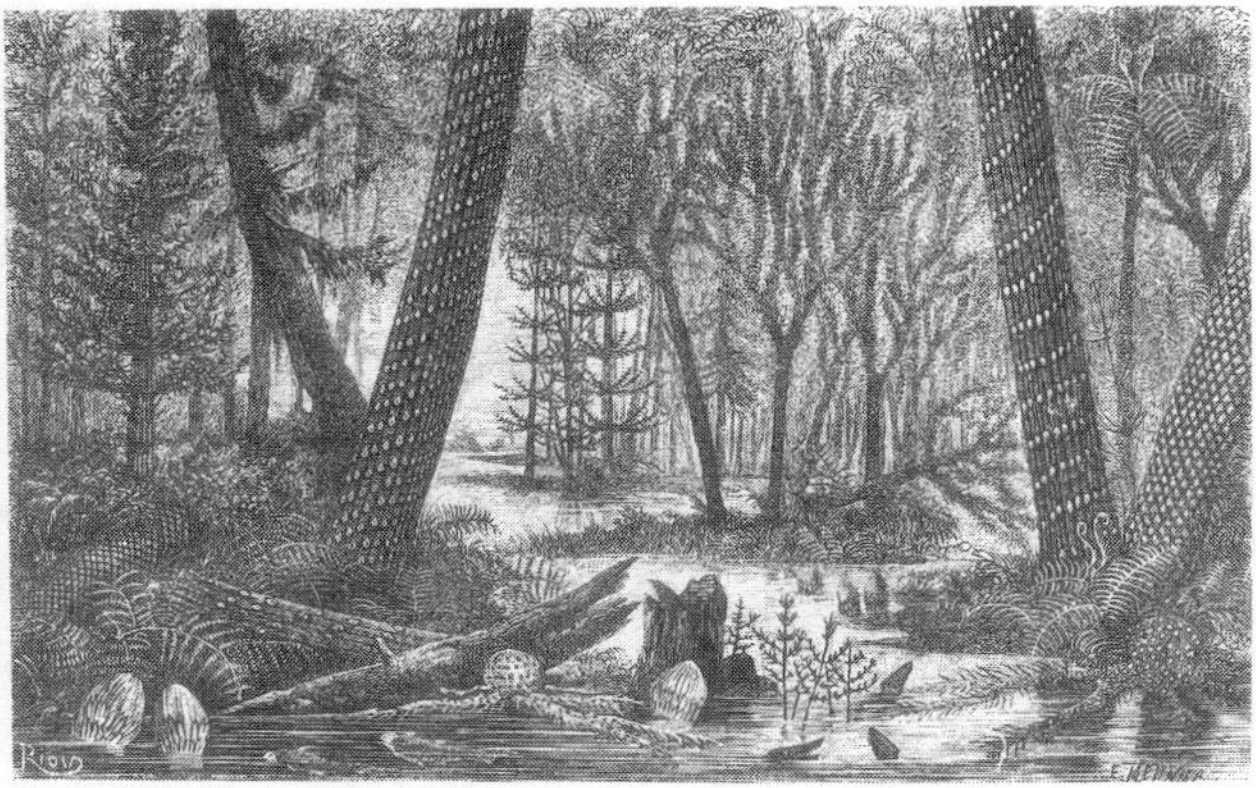

石炭紀のリンボクとロボク、ルイ・フィギエの『ノアの大洪水前の地球』より

叔母によれば、大地は一時期、ソテツに覆われていたという。そしてソテツの間を翼竜が飛び回り、恐竜が球果をムシャムシャと食べた。私は生きたソテツを見たことはなかったが、分厚く硬い幹を持つこれらの巨大な木の方が、より古くて想像もできないロボクやコルダイテスの木よりも親しみがわき、存在を信じられるような気がした。ソテツはシダとヤシの木の中間にある植物のように思えたのだ[77]。

夏の日曜日には、叔母と一緒に地下鉄のディストリクト線に乗ってキュー王立植物園に出かけたものだ。ディストリクト線は一八七七年に開通し、その頃は開通当時の電車がまだ使われていた。入場料は五シリングで、それで園内のすべて、広い遊歩道や谷間から一八世紀に建てられたパゴダ、そしてガラスと鉄で造られた私のお気に入りの温室などを回ることができた。

エキゾチックなものへの私のあこがれは、専用の温室に入れられた巨大な睡蓮のオオオニバス（*Victoria regia*）を何度も見に行ったころから始まっていたのだろう。その大きな葉は子ども一人を楽に乗せることができるのだと叔母が教えてくれた。そして、この睡蓮はギアナで発見され、年若きヴィクトリア女王に因んで名付けられたのだということも[78]。

それよりも、グロテスクなサバクオモトにはなお強く引かれたものだ。長く皮のように硬い絡みあった二枚の葉を持つこの植物は、私の目には不思議な植物の蛸《たこ》のように映った。この植物は故郷のナミビア砂漠以外の土地ではうまく生育せず、キュー植物園にある大きなサバクオモトは栽培に成功した数少ない木なのでとても大切にされていた（この木を名付け、ヴェルヴィチア族から株を手に入れたジョゼフ・フッカーは、それを英国に持ち込まれた最も興味深い、しかし最も醜い植物と呼び、その進化と原始の入り混じった特徴的な姿にひかれたダーウィンは、「植物界のカモノハシ」と呼んだ[79]）。

叔母のお気に入りはもっと小規模のシダの温室だった。私たちの家の庭には普通のシダが生えていたが、この温室で私は初めて木生シダを目にしたのである。それらは二〇フィートから三〇フィートもの高さがあり、頂上からはレースのような葉が生え、幹の広がった根元からはケーブルのような根が出ている。それは力強く生命力に満ちていて、それでいて古生代のシダと少しも変わらないように見えた。

そして私が初めて生きたソテツを見たのも、このキュー植物園でのことだった。ソテツは大きなパームハウスの片隅で、一世紀以上も前と変わらず群生していた。[80] ソテツもまた遠い過去から生き抜いてきた植物で、その古さはあらゆるところに刻まれている。巨大な球果や鋭いとげをもつ葉に加え、円柱のようにどっしりとした幹は葉が枯れた後も残る葉の基部で覆われて、まるで中世の鎧のようだ。木生シダが優雅だとすれば、ソテツは偉大であると共に、幼い私の心はそれに哲学的な広がりまでを見た。かつては地上を覆っていたのに、今では数属にまで減っているソテツは、私には悲劇的な、そして英雄的な植物と映った。悲劇とは、ソテツが勢力を誇った古代の世界を失ったことである。ソテツと関係の深い植物、古生代のベネティタレスやコルダイテスなどは皆とうに地上から姿を消し、いまやソテツは小型でうるさく動き回る動物や成長が早く鮮やかな花をつける植物が支配する時代における奇妙な少数派であり、その偉大な時間の尺度とはまったく相容れない世界に生きているのだ。そして英雄的なのは、恐竜をも滅ぼした環境の激変を生き抜き、異なる気候や環境に適応してきたことである（鳥類や哺乳類の覇権を逆手に取ったソテツは、いまや種子を散らして繁殖しているのだ）。

ソテツの苦難、それが誕生した遠い過去への関心は、いくつかの植物の樹齢を知ると共に私の中で大きくなっていった。一つはアフリカのナガバオニソテツであり、一七七五年にキュー植物園に運ばれた、園内最古の鉢植えの木だという。もしこうした不思議な木がキュー植物園で育つなら、自分の家でも育てられるのではないか、と私は考えた。そこで、一二歳のとき（戦争は終わったばかりだった）、私はロンドン北部のエドモントンにある苗木畑に出かけ、綿毛でおおわれた木生シダのキボティウムとザミアという小さなソテツの苗を買ってきた(81)。そして家の裏側の部屋に備え付けた小さな温室で育てようとしたが、家の中が寒すぎたので、二つとも弱って枯れてしまった。

もっと大きくなって、私は三角形をした美しいアムステルダム植物園を訪れた。このこじんまりとした植物園はとても古いもので、いまだに中世の香り、植物園の先祖である薬草園や修道院の庭の雰囲気を伝えている。温室にはとりわけソテツが豊富で、その中には、ふしだらけで年月の重みで曲がりくねった一株もあった（あるいは鉢に植えられて狭い場所に置かれているためにそうなったのかもしれない）。このソテツもまた、世界で最も古い鉢植えの植物だと言われているのだそうだ。それはスピノザソテツと呼ばれていて（スピノザ本人がはたしてこのソテツを見たかどうかは知らない）、言い伝えが正しければ、一七世紀半ばに鉢に植えられたということだ。その点では、キュー植物園のソテツといい勝負だろう(82)。

それでも、いかに大きくても庭は庭であり、生命の複雑さと雄大さ、進化や絶滅を押し進める力を感じることができるのは自然の中でのみだ。私が見たいと願っていたソテツは、植えられてラベルを付けられ、自然から隔離されたものではなく、自然のままに生え、バニヤンと隣りあい、パンダナスやシダに囲まれていなければならなかった。本物のソテツの森、そこはすべてが調和と複雑さの中にあり、私が幼少時代に夢見た風景が現実となった姿なのである。

ロタ島は同じくマリアナ諸島に属するグアム島から最も近く、地理的にも似ている。二つの島々は四〇〇〇万年も前から隆起と陥没を繰り返し、そのたびにリーフが形成されたり破壊されたりした。植生や動物も似ているが、ロタ島はグアム島ほど大きくなく、大きな港はなく商業的、農業的な開発の余地も小さいので、グアム島よりも近代化がずっと遅れている。つまり、ロタ島は生物学的にも文化的にもほとんど手つかずのまま残され、グアム島がまだ深いソテツの森に覆われていた一六世紀の姿を想像させてくれるのだ。私がロタ島を訪れたいと思ったのは、そんな理由からである。[83]

私はロタで、残された数少ない女まじない師《メディシン・ウーマン》であるベアータ・メンディオーラに会うことになっていた。彼女と息子のトミーを何年も前から知っているジョン・スティールはこう言っていた。「二人はソテツやロタ島の原始的な植物や食べ物、自然の薬や毒について誰よりも詳しいんだよ」二人は私を空港の滑走路で出迎えてくれた。息子のトミーは二〇代後半から三〇代前半の知的な人物で、チャモロ語に加えて英語も上手だ。ベアータの痩せて色黒の体からは、力強いオーラがあふれている。彼女は日本による占領時代に生まれ、チャモロ語と日本語しか話さない。それで、トミーが通訳をしてくれるというわけだ。

舗装されていない道を車で何マイルか走ると、ジャングルの端に着き、そこで車を降りた。トミーとベアータは鉈を持ち、私は二人の後を歩く。場所によっては木々があまりにもうっそうと茂っているので陽の光も通らないくらいだ。木の幹や枝の一つ一つが着生コケやシダに覆われていて、私は時々、まるで魔法の森のようだと思った。

私がグアムで見たソテツは二株か三株が一緒に生えているものばかりだった。しかし、何百ものソテツが森を支配しているここロタでは、ソテツはそこらじゅうに生えていて、やぶを作るものもあれば、一株だけで生えて一二フィートから一五フィートもの高さになっているものもあった。しかし大部分は五、六フィートと比較的背が低く、シダに厚く覆われている。古い葉痕や葉の基部に覆われたソテツの幹は、まるで機関車か恐竜のステゴサウルスのように強そうに見える。この辺りの島は定期的に強風や台風に襲われるため、木々の幹はあらゆる方向にねじ曲がり、中には地を這っているものすらある。そうした姿さえも、ソテツの力強さを増すばかりだ。なぜなら、幹が曲がったところから、特に根元からは新しい芽がいくつも出てきており、まだ黄緑色で柔らかい若葉まで頂いているのである。私たちがいる辺りのソテツのほとんどは背が高く、生命力のすべてが空へ向かっているかのように枝がないが、他にも巨大で制御を失ったかのようにあらゆる方向に枝を伸ばし、不遜なまでに植物の力をみなぎらせて繁茂しているソテツもある。

ベアータはそれぞれの幹を覆う非常に硬い葉の基部を示した。新しい葉の冠が頂に芽吹くと古い葉は枯れるが、その基部は残るのだ。「こうした葉痕を数えればソテツの樹齢が分かるのよ」と彼女は言った。そこで私はさっそく、地面を這う巨大なソテツの樹齢を数え始めたが、そんな私を見てトミーとベアータは微笑んだ。「幹を見れば簡単よ。古いソテツのほとんどの幹には一九〇〇年に輪ができているの。その年にひどい台風が来たから。それに、とても強い風が吹いた一九七三年にも輪ができているわ」

「そう」とトミーが言葉を継いだ。「そのときには時速二〇〇マイルの風が吹いたそうだよ」

「暴風で葉が全部引きちぎられるから、いつものようには成長しないのよ」とベアータが説明した。最も古いソテツの中には、樹齢一〇〇〇年以上のものもあると彼女は考えている。[84]

ソテツの森はマツやオークの森のように高くはない。森のソテツは低くがっしりとしていて、とてつもない団結力や力強さを感じさせる。ソテツは丈夫な木であり、背が高いわけでも、華やかなわけでも、現代の木のようにあっという間に伸びるわけでもないが、長生きし、台風や干ばつに耐えられるのだ。どっしりとして鎧を着こみ、生長が遅く、巨大なソテツは、まるで恐竜のように二億年前の中生代の「スタイル」を備えている。

ソテツが雄であるか雌であるかは、成長して見事な球果をつけるようになるまで分からない。雄のソテツは巨大でまっすぐ上を向いた球果をつける。長さが一フィートまたはそれ以上あり、重さが三〇ポンドはある球果はまるで巨大な松ぼっくりのようで、格子模様があり、分厚く大きな芽鱗《がりん》が優美ならせんを描いて球果を取り巻いている。[85]一方、雌のソテツは球果をもたず、その代わりにけば立った柔らかい葉で覆われた大きな房をつける。房の中の大胞子葉はオレンジ色でベルベットのような手触りで、V字型の刻み目がある。そして葉の裏には暗い青みをおびた灰色をした胚珠が八から一〇個ついている。多くの植物では顕微鏡を使わなければ見えない胚珠だが、ここでは杜松実《としょうじつ》ほどもの大きさがあるのだ。

私たちは球果の一つを観察した。それは一・五フィートほどの高さで、熟して花粉でいっぱいだった。トミーが木を揺すると、花粉が雲のように飛び散る。舌や鼻を刺激する強い香りがして、私は涙を流し、くしゃみをした(風の強い季節には、ソテツの森は花粉で満ちていることだろう。研究者の中には、この花粉を吸うことがリティコ－ボディグの原因になるのではないかと考える人もいる)。雄の球果の臭いは普通、人間にとっては不快なものである。一七九五年には、庭に植えられたソテツの球果を取り除くようにとの法令がアガニャの街で出されたほどだ。だが、もちろんその臭いは私たち人間に向けられているのではない。トミーによれば、この強い臭いに蟻がひき寄せられ、時には鋭い顎をもつ小さな蟻の大群が木から飛び出してきて球果に群がるのだそうだ。「ほら、その小さい蜘蛛が見えるでしょう? チャモロ語でパラス・ラナスと呼ばれているんだ。『蜘蛛の巣を編むもの』という意味だよ。この種類の蜘蛛はたいていソテツに付いていて、蟻を食べる。ソテツが若くて緑色のときは蜘蛛も緑色をしていて、ソテツが茶色くなり始めると同じ体色に変わる。ソテツに蜘蛛がいれば、果物を採るときに蟻に噛まれる心配がないからほっとするんだ」

湿った土からは、鮮やかな色をしたきのこが生えている。ベアータはそのすべてを知っていて、どれに毒があって、毒に当たった場合はどんな治療をすべきかも分かっている。そしてどれを食べれば幻覚作用が起きるか、どれが食用になるかなども。きのこのいくつかは夜になると光るんだよ、とトミーが言った。そして、シダのいくつかも夜光性だという。シダを見下ろしていた私は、背が低くてひげのようなマツバランを見つけた。それは淡い色をしていて、鉛筆の芯ほどの直径の茎は硬くて葉がない。下草の中で二股に分かれ、数インチごとにまるで木のミニチュアのように枝分かれしている。体を屈めてじっくり見ると、小さな枝一つ一つに、切り込みが三つ入った黄色い胞子嚢がついていた。それは針の先ほどの大きさで、胞子を包んでいるのだ。マツバランはグアムとロタではそこらじゅうに生えている。川岸、草原、建物の周り、それに木に生えることもあり、その場合はサルオガセモドキのように枝からぶら下がるのだ。植物の本来の姿を見ることができ、私は不思議な感動を覚えた。気づく人もいなければ集める人も、評価する人も敬意を表す人もいない、小さく単純で葉も根も持たない植物であり、収集家を夢中にさせるような見事な外見とは無縁だが、私にとっては最も興味深い植物の一つである。なぜならシルル紀のプシロフィテスは導管システムを発達させた最初の植物であり、それによって水から出て陸上で生活できるようになったからだ。こうした先駆者から、ヒカゲノカズラ科やその他のシダ、今では絶滅したソテツシダ、ソテツ、球果植物、それに今では地上のあらゆるところに広がっている顕花植物が生まれた

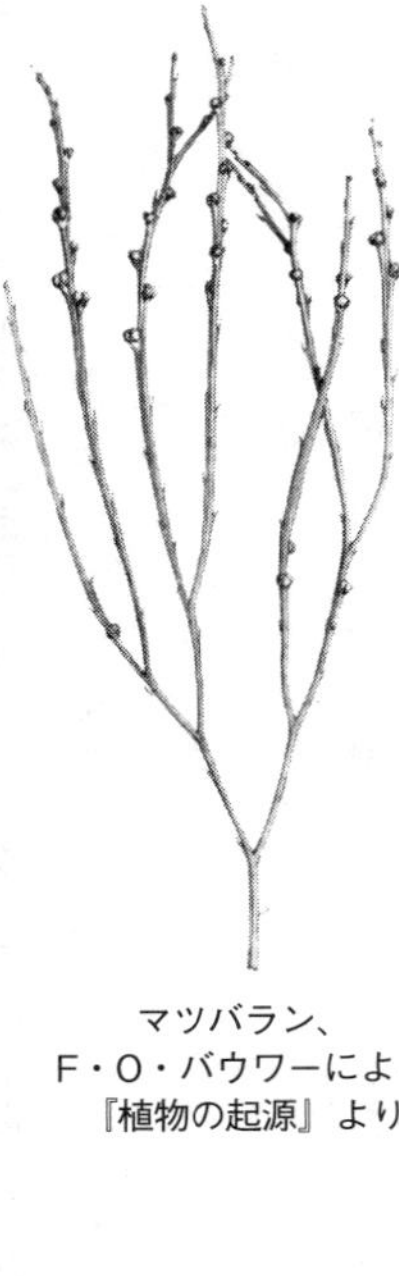

マツバラン、
F・O・バウワーによる
『植物の起源』より

のである。ところがこの先駆者はいまだにひっそりと、それが生み出した数え切れない種と共に生活しているのだ。もしゲーテがそれを見たなら、きっと「原植物（*Ur-pflanze*）」と呼んだことだろう。[86]

もしソテツがジュラ紀の豊かな森を見せてくれるとしたら、マツバランが見せてくれる風景はシルル紀の裸の岩山だ。二億五〇〇〇万年前、海中には巨大な頭足類や甲冑魚、広翼類、三葉虫が生息していたが、陸上の生き物といえば何種類かのコケや地衣類のみだった。[87]そんな中で、プシロフィテスは他のどの藻類よりも硬い茎をもち、最初に大地を覆ったのである。私が子どもの頃に夢中になった「最初の陸上の生物」のジオラマでは、原始の水から肺魚や両生類の四肢動物が現われ、呼吸をしながら水陸の境を越えて緑色の陸へ這い上がってくる様子が表わされていた。プシロフィテスやその他の初期の陸上植物が土壌、湿気、覆い、食料を作り出さなければ、陸上ではいかなる動物も生きてはいけなかったのである。

もう少し歩いたところで、私は地面に積み重ねられたココヤシの割れた殻が山をなしているのを見てびっくりした。ところが周りを見回してもココヤシの木は見当たらず、目に入るのはソテツやパンダナスばかりである。そこで、道徳心のない旅行者が森へやって来て殻を捨てたに違いない、と考えた。が、ロタに来る旅行者はほんのわずかしかいない。ここにごみを捨てるなんて、森に敬意を払うチャモロ人らしくないことだ。そこで、私はトミーに尋ねた。「これは何だい？　誰がここに殻を捨てたんだろう？」

「蟹だよ」とトミーは答え、私の困惑した顔を見て、こう続けた。「大きなヤシガニがジャングルに入ってくるんだ。ココヤシの木はこっちに生えているよ」彼の指先を目で追うと、数百ヤードほど離れた浜辺に並ぶココヤシの木々が見えた。「浜辺でココナッツを食べていると邪魔が入ることをヤシガニの方でも分かっていて、ジャングルの中まで持ってきて食べるんだよ[88]」

一つの殻には、まるで二つにかみ切ったかのような大きな穴が開いていた。「こんなことをするなんて、本当に大きな蟹なんだろうね」と言うと、トミーが殻をじっくり眺めた。「化け物みたいな蟹だよ！　ココナッツの殻にこんな穴が開いているときは、ヤシガニがそこらじゅうにいるんだよ。それで、僕らはヤシガニを探して、食べるのさ。こんな穴を開けたやつを捕えたいものだよ！　ヤシガニはソテツも大好物なんだ。だからソテツの実を採りに来るときは、ヤシガニ用の袋も持ってくるんだよ」トミーは鉈を使って下生えを切り開いて道をつくっていった。「この方がソテツにもいいんだ。枝を伸ばす場所ができるからね」

「この球果を触ってごらんよ」大きな雄のソテツに近寄ると、トミーが言った。触ってみると、驚いたことに暖かい。「暖房のように花粉を暖めているんだよ。夕方になって気温が下がってくると、もっとよく分かるよ」この現象については、植物学者の間では一〇〇年ほど前から知られている（ソテツ収集家はもちろんもっと前から知っている）。受粉の準備ができると、球果は二〇度くらい、あるいは周囲の温度よりも高い熱を出す。成熟した球果は、殻の内部の脂質や澱粉を破壊することにより毎日何時間も発熱するのだ。熱によって虫を魅き付ける臭いを強め、花粉の分散を高める仕組みである。まるで動物のように温かい球果に興味をそそられた私は衝動的にそれを抱きしめ、もう少しで厚い花粉の雲に覆われてしまうところだった。

『グアム島の有用植物』の中でサフォードはチャモロ文化におけるナンヨウソテツの役割と食料としての用途について多く語っている。そして、（ここで、彼が植物学者であることを思い出そう）「ソテツの独自性はその開花と結実の方法にある」と続けている。この時点で、サフォードは強い情熱と興奮を抑えきれない調子で、花粉がどのようにしてむき出しの胚珠に付着して内部に管を伸ばし、雄の胚細胞である精子が作られるかを説明している。成熟した精子は「知られている限りの動植物の中で最大のものであり、肉眼でも識別できるほどである」そして、運動性の精子が活発なせん毛運動によって卵細胞の中に入り、「細胞質は細胞質と、核は核と」完全に結合する。

サフォードがこの記述を行った当時、こうした観察は非常に新しいものだった。一七世紀のヨーロッパ人もソテツについて報告しているが、その起源と植物界での系統関係については混乱が続いた。一八九六年に日本の植物学者、池野成一郎によって運動性の精子が発見されてようやく、ソテツは裸子植物に分類され、シダや他の「下等な」胞子植物（同様に運動性の精子をもつ）との関係が明らかにされたのである。サフォードの記述のわずか数年前になされたこれらの発見は新鮮かつ重要なものであり、それによりサフォードの知的意欲はますます高まったのだった。ソテツの受精現象を自分でも見たいと思い、私は虫眼鏡を取り出し、受精のドラマが目の前で行われるのではないかと球果を覗き込み、ついで刻み目の入った胚珠を覗いた。

トミーとベアータは私の見当違いな情熱に大笑いした。というのも、彼らにとっては、ソテツは基本的に食料でしかないのだから。したがって、彼らの関心は雄のソテツや花粉、胚珠の中でつくられる巨大な精子には向けられていない。それらは、彼らにとっては、単に雌のソテツを受粉させる道具でしかなく、ぴかぴかしたスモモほどもある大きさの実をつけることが重要なのだ。実を集め、薄く切ると何度も洗い、最後に乾かして挽くと、繊細なファダンの粉が出来上がる。トミーとベアータは、最高のものしか扱わない玄人らしく、これは受粉していない、これはまだ熟れていない、などと言いながら木から木へと歩き回った。すると、重く熟れた実の房を十いくつもつけた花序が見つかった。トミーは鉈で房を切ると、落ちてきた房を受け止めた。それから、高すぎて鉈が届かない房は、「棒でつつくから落ちてきたら受け止めてくれ」と私に頼んだ。気がつくと、私の指は白く粘っこい液汁で覆われていた。「その毒は本当に強いから、絶対になめてはいけないよ」とトミーが言った。

幼少時代の私を引きつけたのは、単にソテツの受粉機能や裸子植物特有の巨大な精子だけではなかった（精子、卵細胞、成長する頂部、球果など、すべてにおいてソテツは植物界で最大級である）。もちろん、ある種の魅力を感じていたことは否定できないが、私を夢中にさせたのは、ソテツが強い生命力と環境に適応する優れた能力を発達させて、同時代の植物が次々に消滅する中で、二億五〇〇〇万年前から今日まで生き続けているという事実だった（毒性があまりにも強かったので、恐竜の食料にならなかったのかもしれない、と私は子どもの頃に考えていた。もしかすると、恐竜の絶滅の原因はソテツにあるのかもしれない！）

ソテツの頂部は確かに裸子植物の中で最大のものである。その繊細な頂部は、葉が枯れた後も脱落しないで残る葉の基部によって美しく防御されているのだ。このために、ソテツは火事を始めあらゆる災害に驚くほど強く、災害が過ぎると、他のどんな植物よりも早く新しい芽を吹くのである。また頂部が損傷を受けても、肉芽に頼ることができる。ソテツの花粉は風や虫によって運ばれるので、そこに選択の余地はない。しかし、ソテツは過去五億年の間に多くの植物種に起きた過度の分化を防いでいるのだ[89]。たとえ受粉しなくても、ソテツは分枝や吸枝といった無性生殖で繁殖できる（ある種の植物は自動的に雌雄を代えることができるとの指摘もある）。またソテツの多くは独特のコラロイド根を発達させて藍藻類と共生している。それによって大気中の窒素を吸収することができ、土壌の有機窒素のみに頼る必要がなくなるのだ。素晴らしい、と私は感心した。しかも、種子が栄養分の乏しい土壌に落ちても、環境への高い適応力をもつ素晴らしい能力を備えているのだ。野菜や顕花植物がそのような能力を発達させるには、少なくともあと一億年はかかるのではないだろうか[90]。

ソテツの種子は大きく、非常に頑丈な構造になっている上に栄養分が豊富なので、落ちた環境で生き抜いて発芽する可能性はとても高い。さらに種子の分散には一種類だけではなく、さまざまな方法が使われている。コウモリ、鳥、有袋類から齧歯類《げっし》までのあらゆる種類の小動物は、ソテツの実の鮮やかな色や外側の栄養分に魅かれて実を運び、外側を齧ってから、最も重要な内部の核には触れないまま種子を捨ててしまう。齧歯類の中には種子を地中に貯蔵するものもいる。そして結果としては種子の発芽を助けているのである。大型の哺乳類は実を丸ごと、たとえば猿は実を一つずつ食べ、象は球果を丸ごと食べる。そして、かなりの距離を移動してから、硬い殻に包まれた内胚乳はそのまま排出されるのだ。

ベアータは別のソテツの木を調べながら、柔らかいチャモロ語でトミーに話しかけていた。雨が降ると、その実は水に浮くのだという。森の中で種子がどの方向へ流れていったかは簡単に分かる。なぜなら、小さな流れに沿ってソテツの若木が点々と芽を出しているからだ。ソテツの実は海を漂って他の島へも流れ着くとベアータは考えている。彼女は話しながら実を割り、外皮の下に幾層にも重なった海綿質の浮子を見せてくれた。それはマリアナ諸島のソテツや、海岸や海岸近くの森に生えるソテツの種に特有のものである。

ソテツは気候風土の異なる多種多様な土地へ広がっていった。ジュラ紀に繁栄した熱帯の多湿地帯から、ほとんど砂漠のような土地、草原、山、そして海岸にまで。中でも海岸種は、種子が水に浮き、海流に乗って長距離を移動できることから、最も広く分布している。その

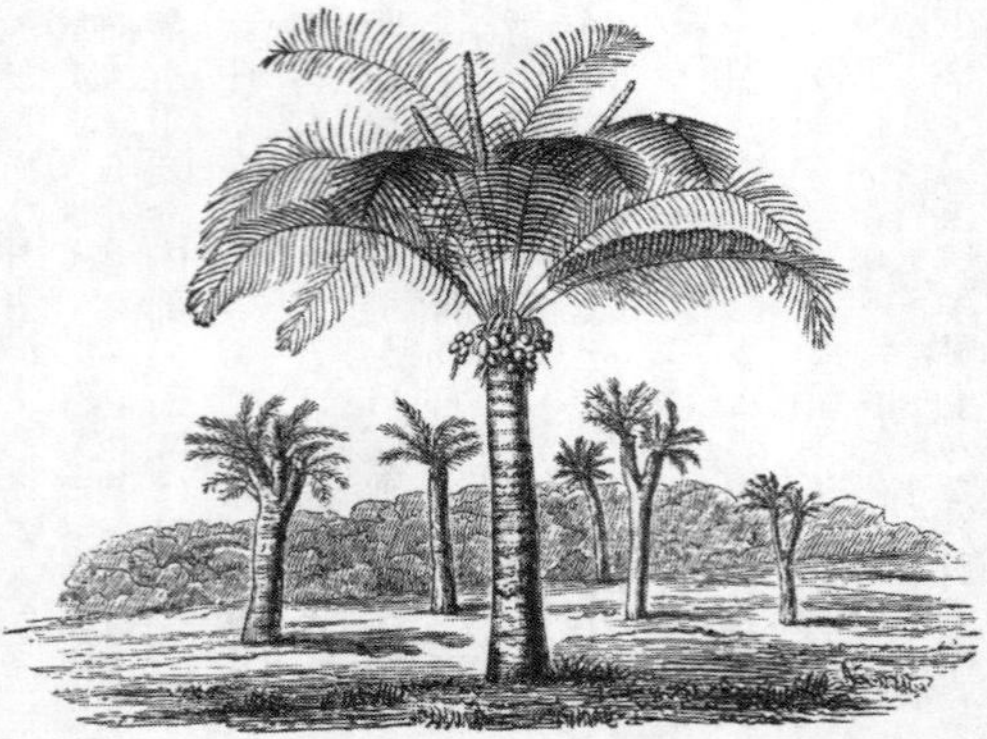

群生するソテツ、E・ワーミングの『植物分類学』より

中の一つトゥアルシ種は、アフリカ大陸の東海岸からマダガスカル島、コモロ諸島、セイシェル諸島にまで広がっているのだ。別の海岸種であるナンヨウソテツとルンフソテツは元々はインドや東南アジアの海岸沿いの平野に生えていたと考えられている。おそらく種子はそこから海流に運ばれて太平洋を越え、ニューギニア島、モルッカ諸島、フィジー島、ソロモン諸島、パラオ島、ヤップ島、カロリン諸島やマリアナ諸島に広がったのだろう。そしてもちろん、グアム島やロタ島にも。ソテツは驚くほどの多様性を生み、その中のいくつかはさらに分かれてダーウィンをも喜ばせたであろう変化を起こし、六、七種類あるいはそれ以上の新種を生み出してきたのだ。[91]

ソテツの大きさや特徴はさまざまであり、高さ六〇フィートに達するものから地下に根茎をもつ繊細なものまで存在するが、六〇種を越えるソテツの仲間は、どれも似通っている（反対に、たとえばザミア属の仲間はあまりにも違いが大きいため、それらがすべて同じ属の植物であるとはなかなか信じられない）。だから、互いによく似たソテツ属のソテツの間で、混同や取り違えが起きやすい事情がよく分かる。私自身、グアムへの旅から戻ってからサンフランシスコの苗木屋へ行き、知人の結婚祝いにナンヨウソテツを買おうとしたところ、グアムで見たものとは明らかに違うソテツが出てきたので驚いたものだ。苗木屋の女主人にそれを指摘すると、彼女は憤然と、店にあるソテツがナンヨウソテツであり、私がグアムで見たソテツは違う種だったのだと主張した。このように、専門家の間でも混乱が生じているのは嘆かわしいことだ。『世界のソテツ』の著者であるデイヴィッド・ジョーンズは、島のソテツの複雑さと識別の難しさを次のように述べている。

ソテツは何世代もの間にいろいろな方法で、周囲の独特な環境や気候に適応してきた。……そして海流に運ばれて定期的に流れ着く新しいソテツの種子の存在が、状況をさらに複雑にしている。これらのソテツは成熟すると、既に島に根付いているソテツと交雑して種の多様性をさらに高めるので、学問的な分類が妨げられるのだ。したがって、キルキナリス種は非常に多様であると見なす必要がある。

グアムから戻ってから、私はグアム島とロタ島のみに生えているソテツについて調べてみた。それらは何世紀にもわたってキルキナリス種の一つだと考えられていたが、最近になっ

てルンフィイ種の「種群」の一つであることが分かり、新しくミクロネシカ種と名付けられたのである。(92)

ミクロネシカ種は、形態学的にばかりでなく、化学的、生理学的にも研究されている。発癌物質や毒性物質(特にサイカシンとBMAA)の含有量は、これまでに調査された他のどのソテツよりも高い。そこで、他の地域では比較的安心して食べられるソテツが、グアムとロタでは非常に危険なのだ。そして、新しい生物の誕生を説明するダーウィンの進化論は、人間における新しい病気についてもきっと説明してくれるだろう。

私は木々の豊かな下生えの上をそっと歩いていた。小枝を折ったり何かを邪魔したりしないように気をつけながら。なぜなら、周りは静寂と平和に包まれていて、少しでも静寂を乱すことはもちろん、人間の存在そのものが邪魔であり、もしかすると森の怒りを買うのではないかと思えたからである。先ほど聞いたトミーの話が私の耳によみがえってくる。「僕は、たとえ後ろ向きに歩いても森のものを何一つ壊さないで歩けるように教えられてきたんだ……。森の植物は生きているんだよ。植物には力があるから、もし敬わなければ人を病気にさえしてしまうかもしれない……」確かに森には圧倒的な美しさがあるが、それを表現するためには、「美」という言葉では単純すぎる。なぜなら、森の中にいることは単に美しいものを鑑賞することではなく、神秘を感じ、畏怖の念を覚えることでもあるのだから。

子どもの頃、シダの木の下に立つたびに同じような思いに囚われたものだし、もっと大きくなってキュー王立植物園の巨大な鉄門をくぐるときもそうだった。私にとって、キューはただの植物園ではなく、神秘的、宗教的な存在でもあったのである。父は私に、「パラダイス（＝楽園）」という言葉は庭を意味するのだと教えてくれ、ヘブライ語の庭という単語「パルデス」の文字（ペー、レッシュ、ダレット、サーメフ）を書き出してくれた。しかし、エデンであれキューであれ、庭はここでは正しい象徴にはなり得ない。庭と違って原始は人間と何の関わりもなく、太古の昔、すべてのものの始まりである。ここでは、原始のもの、崇高なものと言った言葉のほうがぴたりとくる。なぜならその世界は道徳や人間から遠く離れ、私たちはあらゆるものの始まりが隠された巨大な空間や深遠な時間を見つめることになるからだ。ロタ島のソテツの森をさまよい歩きながら、私は自分の感覚が拡大し、まるで新しい感覚、時間の感覚が私の内部で生まれ、秒や分という短い時間を理解するのと同じくらい簡単に、一〇〇〇年や一〇億年といった途方もなく長い時間を理解できるようになる気がしたのだった。(93)

私は島に住んでいる——ニューヨークのマンハッタン島に。この街は人間の手によるはかない産物だ。それでも、毎年六月になると、カブトガニが間違いなく海からやって来て浜に上がり、つがいをつくって卵を生み、ゆっくりと海へ還っていく。私はハドソン湾でカブトガニと一緒に泳ぐのが大好きだ。彼らは私のことなど気にも留めない。遠いシルル紀の祖先が四億年前にしていたのと同じように、彼らは毎年陸に上がって交尾する。ソテツと同様、カブトガニも見ためはいかめしく、辛苦をなめて生き残ってきたのだ。ガラパゴス諸島で巨大なカメを見たメルヴィルは、『魔の群島』の中でこう書いている。

これらの生き物を見ると、時について、その無限の苦しみについて考えさせられる。彼らはこの世界を支える土台のその下から、たった今這い出てきたかのように見えるのだ。

毎年六月にカブトガニを見ると、私もまたそのような感慨にふけるのである。深遠な時の感覚は、それと共に日常生活の時間や忙しさからかけ離れた深い平和をもたらしてくれる。火山島や珊瑚礁を目にし、そして何よりもロタ島のソテツの森をさまよったことで、私は地球の古さ、それぞれの生物がゆっくりと進化したり誕生する、とぎれることのない流れについて深い親しみを覚えるようになった。こうして森の中に立つと、自分が大きな、そして静かな存在の一部だと感じることができる。それはまるで我が家にいるような感覚、地球と自分が仲間であるという感覚なのである。(94)

夕方になり、トミーとベアータは薬にする植物を採りに行った。私は波打ち際に腰を下ろし、海を眺めた。ほとんど水に届きそうな所にもソテツが生えていて、水辺はその大きな実や、変てこなフォーチュンクッキー（中華料理店で食後に出される薄いクッキーで、中に運勢、格言などを印刷した紙片が入っている）のような形をしたサメやエイの硬い卵嚢などでいっぱいだ。微風がソテツの葉を揺らし、海面にさざ波を立てた。日中の熱から身を隠していたスナガニやシオマネキが現われ、砂の上を一直線に走っていく。聞こえる音といえば、浜に打ち寄せる波の音くらいだ。大地が海から顔を出した時以来、何億年もの間絶えることなく打ち寄せる波の音は古く、心を和らげ、穏やかにする。

私はソテツの実を眺め、種子がどのようにして海を漂い、長い旅に耐えるかというベアータの言葉を思い出していた。波打ち際にある実の多くは、私の頭上のソテツから落ちたものに違いない。しかし、そのいくつかはきっとどこかから運ばれてきたのだろう、グアムや、もしかするとさらに遠くの島、ひょっとするとヤップやパラオ、そのもっと向こうから。

大きな波が打ち寄せて実がいくつか波にさらわれ、浜辺近くの水面にぷかぷかと漂った。五分もすると、そのうちの一つはまた浜に打ち上げられたが、もう一つは波打ち際から数フィートのところに浮かんでいた。これらの実はどこへ行くのだろう。果たして生き残れるのだろうか。ロタへ戻ってくるのか、または何百、何千マイルと運ばれて、太平洋のどこかの島にたどり着くのだろうか。その一〇分後には、実はもう見えなかった。このソテツの実は一隻の船のように、波高い太平洋の旅へと出発したのである。

註

島めぐり便

1　イースター島の巨人像の大半は、実際には海に向けて建てられたのではなく、海とは反対の方向、身分の高い人の住居に向いていたのである。また巨人像は目を欠いていたのではなく、元々は白珊瑚で作られた白目と赤い火山岩でできた瞳からできた輝く目を持っていた。そのことが確認されたのは一九七八年で、私が幼い頃に読んだ百科事典には、眼球のない巨人像が空しく海を見つめていると書かれていた。そのような説明はきっと初期の探検家によって語り伝えられた伝説を踏襲したものだろうし、一七七〇年代にキャプテン・クックと共にこの島を訪れたウィリアム・ホッジスの絵も参考にされたのだろう。

2　巨大な竜血樹についてのフンボルトの最初の記述は、一七九九年六月にテネリーフェ島で書かれた手紙の追伸にある次のくだりである。

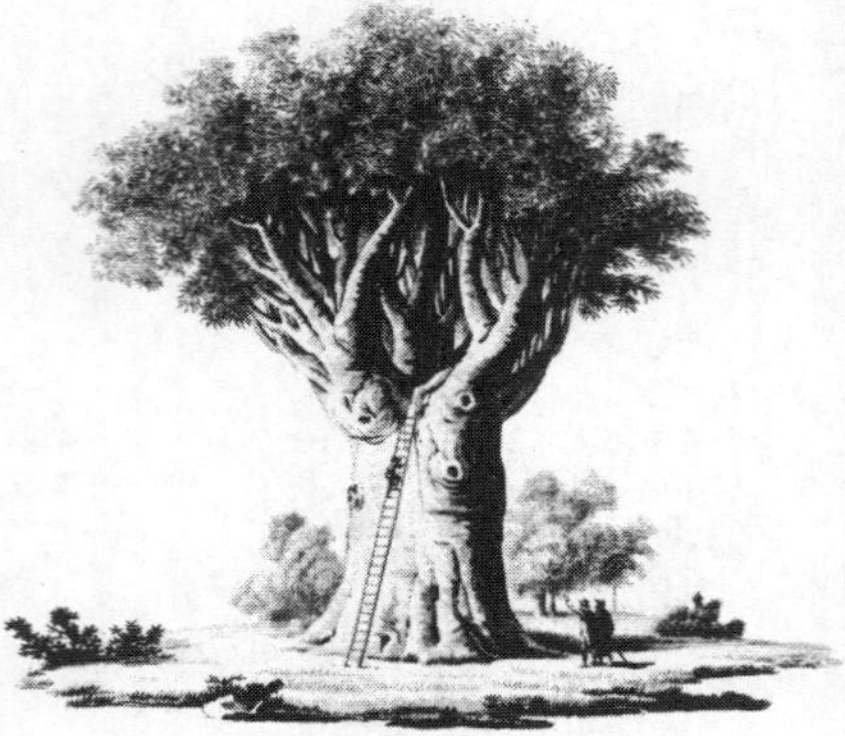

フンボルトの竜血樹

オロタバ地区にある竜血樹の幹は、周囲が四五フィート（約一三・八メートル）もあります。……この幹は四世紀前にはすでに今ほどの大きさになっていたのです。

その後何年もたってから書かれた『新大陸赤道地方紀行』の中で、フンボルトは三章を割いて竜血樹の由来をくわしく考察している。

アフリカ大陸の原野ではこの木は発見されていない。したがって、原産地は東インド諸島であるが、そこからどのようにして、辺境の地であるテネリーフェ島に運ばれたのだろうか。

その後、フンボルトは著書『植生』（他のエッセーと共に『自然の諸相』に収録）の中でも、「オロタバの巨大な竜血樹」について九ページをあてて、実際の観察に基づいて、その荘厳さを豊かに記述している。

この巨大な竜血樹は学名をドラカエナ・ドラコという。オロタバという小さな町のフランキ氏の家の庭に生えており、そこは世界で最も魅力的な場所の一つである。一七九九年六月に、テネリーフェで最も高い山に登ったとき、この巨大な木は周囲が四八フィート（約一六・八メートル）もあることが明らかになった。……竜血樹は成長が遅いので、オロタバの巨木は非常に古いものだと考えられる。

フンボルトは、この木の樹齢を約六〇〇〇年と推定し、「ピラミッドの建設者と同じ時代を生き、その誕生は北ドイツでも南十字星が見えた頃だろう。しかもその驚くべき樹齢にもかかわらず、いまだに花を咲かせ、実を付け続ける」と述べている。

なお、ダーウィンはフンボルトの著書『新大陸赤道地方紀行』を読みふけり、妹のキャロラインに宛ててこう書き送った。「テネリーフェ山頂とその竜血樹を見るまでは、私の心はまったく落ち着かないのです」ダーウィンは師であるヘンズロー氏と一緒にテネリーフェを訪れる計画を立てていたが、テネリーフェの検疫局から上陸を許可されなかった。それでも、ライエルの『地質学原理』と共に『新大陸赤道地方紀行』をビーグル号に持ち込み、自分の航海とフンボルトの南米旅行とを照らし合わせて同じ記述を見つけては大喜びし、「以前はフンボルトを賞賛するだけだったが、今では親愛の念でいっぱいだ」と書いている。

3　さまざまな動物種の驚くべき分化や進化は、離島のみでなく特殊な環境や周囲から切り離された環境でも起きる。たとえば、パラオ諸島の一つイール・モーク島の内陸部にある塩水湖では、最近刺さないクラゲが発見された。ナンシー・バーバーの記述によれば、

この湖のクラゲはマスティジアス属で、パラオ諸島のラグーンでごく普通に見られるクラゲと同種である。強力なトゲのある触手を持ち、それで身を守ると共に餌のプランクトンを捕獲する。ところで、このモーク島の湖は元来は水面下のリーフの凹《くぼ》みだったが、今から何百万年か前に火山活動によってリーフが隆起した際、内陸に残されたものである。したがって祖先は内陸の湖に取り残されたと考えられる。そして餌が少ない代わりに敵も少なかった湖で暮らす間に、この湖のクラゲのもともとの太い触手は短くなりトゲのない付属器官に進化し、自己の体内に共生する藻類に栄養分を頼るようになっていったのだろう。藻類は光合成によりエネルギーを作り、それをクラゲの栄養分に変える。そのため、クラゲは日中は水面近くを泳ぐことにより、光合成が活発に行われるようにしているのである。……毎朝、一六〇万匹以上のクラゲの大群が湖の反対側の岸へ移動する。そして時計と反対に回転し、傘の中のすべての藻類が等しく日光を吸収できるようにする。午後になると、クラゲは向きを変え、湖の反対側へ戻る。夜には湖の中間層まで潜り、窒素を吸収して藻類に栄養を与えている。

4　ダーウィンはオーストラリアへの旅についてこう書いている。「私は日当りの良い岸辺に寝そべって、この土地で見た不思議な動物と他の土地の動物を比べてみた」このとき、ダーウィンは有袋類が胎盤哺乳類の対極にあると考えたのである。なぜならこの地の動物は彼が親しんできた動物とはあまりにもかけ離れていたからだ。

　自分の想像力を超えたものを信じない人ならこう言うだろう、「二人の創造主が別々に仕事に励んだのに決まっている」と。

そして、ダーウィンは巨大なアリジゴクとその円錐形の落とし穴に注目する。その底からは砂が跳ね上げられ、斜面に起きる小さな雪崩に巻き込まれた蟻が落とし穴に落ちる仕掛けになっている。それはヨーロッパにいるアリジゴクの落とし穴とまったく同じものだった。

　もしも二人の創造主が別々に種を創造したとしたら、これほどまでに楽しく単純で芸術的な、しかもまったく同じ仕組みを作るだろうか。そうは考えられない。したがってこの世界は確実に一人の創造主の手によって創られたのだ。

5　フランシス・フッターマンは、彼女自身の視覚についても分かりやすく説明してくれた。

「全色盲」という言葉は、私たちの視覚の欠陥についてしか説明していません。つまり私たちに備わっている能力や、私たちが見たり作りだしたりする世界については何も語っていないのです。夕暮れ時は私にとっては魔法の時間です。目の眩《くら》むような光と影の対比がなくなると、視野が広がり視力も突然良くなるのです。これまでに目にした最も美しい世界は、どれも夕暮れ時かあるいは月明りの下で見たものです。満月のときにヨセミテ国立公園を歩き回ったことがあります。そこでは知り合いの全色盲の人が夜間のガイドとして働いているのです。また、地面に寝そべって巨大なアメリカスギの間から見上げた星空は、私が見た最も美しいものの一つでした。

子どもの頃には、夏は夜になると蛍を追いかけたものです。遊園地へ行って点滅するネオンを見たり、暗いお化け屋敷に入るのも大好きでした。お化け屋敷が怖いとはちっとも思いませんでした。古い大きな映画館の内装や、屋外の劇場も好きです。クリスマスの時期には、お店のショーウィンドーや木々に付けられた明りが点滅するのを眺めて楽しんでいます。

6　この絵葉書には説明が付いている。それによると、ダーウィンはここマジュロで珊瑚礁についての説を「発見した」ことになっている。実際には、ダーウィンは珊瑚礁を見る前にすでにこの仮説を確信していた。ダーウィンはタヒチを訪れたが、マーシャル諸島やカロリン諸島、ましてやマジュロに立ち寄ったことはない。しかし、ポーンペイ島のことは、『珊瑚礁』の中でプイニペーテあるいはセニャヴィネと呼んで簡単に触れている。ピンゲラップ島も、そのころ使われていたマカスキル島という名前で登場する。

7 エベイ島から思い浮かべるのは、「行き止まり」という言葉だ。その特徴は驚異的な人口過密や病気ではなく、文化的アイデンティティやコミュニティとしての島民の絆が失われ、消費主義や貨幣経済に取って代わられたところにある。野心的な植民地主義は、その初めから牙をむいていたのだ。「発見」からわずか二年後の一七六九年にタヒチ島を訪れたトーマス・クックは、日記にこう書いている。「白人の登場が太平洋の文化の滅亡を宣告することになるのではないだろうか」と。

白人は彼らのモラルを堕落させ、以前には存在しなかったような欲望や病気を伝えた。それによって先祖代々伝えられてきた平穏な暮らしは破壊された。白人が現われなかった方が彼らにとっては良かったのではないか、と私は時々考える。

8 ストレプトマイシン使用のパイオニアであるウィリアム・ペックは一九五〇年代にミクロネシア諸島での医療サービスに参加するとともに、マーシャル諸島で行われた核実験の公式オブザーバーでもあった。ペックは実験後に島民の間で大発生した甲状腺機能異常、癌、白血病、流産等を最初に指摘した人物だが、当時はその公表を禁じられた。著書『島のこざっぱりした宇宙』の中でペックは、ビキニ環礁での水爆実験（ブラボーショット）が行われた後の、ロンゲラップ島における放射性物質の降下の様子を次のように詳しく述べている。

放射性物質の降下は爆発の四時間から六時間後に始まった。もやのようなものが空から降ってきたと思うと、すぐに白色の細かい粉状に変わった。クワジェリンで映画を見たことのある島民は、それを雪のようだと形容した。ジマコとティナは年少の子どもたちを率いて村中を駆け回り、この奇跡に歓声を挙げた。「ほら、僕たちはクリスマスの絵みたいに雪の中で遊んでいるんだよ」肌にくっつき、髪を覆い、霜のように大地を縁どるこの白い粉に彼らは大喜びしたのである。

夕方になる頃には目に見える大きさの放射性物質の降下は止んで、最後には何か人工的なものが月明りにきらきらと輝く程度になった。村の誰もが体を掻いていた。……朝になってもかゆみは治まらず、涙が止まらない人もいた。白い粉は汗でべったりと体に張り付き、冷たい水で洗い流そうとしても落ちなかった。皆が気分が悪いと言い、そのうちの三人が吐いた。

9　太平洋の人々の圧倒的多数が、ときに糖尿病を伴う肥満に蝕《むしば》まれている。ジェイムズ・ニールは一九六〇年代に、肥満は「倹約遺伝子」によって引き起こされるのではないかという学説を発表した。この遺伝子は飢饉のために脂肪を蓄えておく働きをするというのだ。ニールの説によると、こうした遺伝子は収穫と飢饉が不規則に起きる土地で最小限の食糧に頼る人々の生活を助ける役割を果たすが、第二次大戦後のオセアニアのように、食糧事情が好転し高カロリー食を日常的に摂取するようになると、順応不良になる。西洋化からわずか一世代後のナウルでは、島民の三分の二が肥満で、三分の一が糖尿病を患っている。その他の多くの島でも同じような統計が発表されている。こうした遺伝子の性質と危険な生活様式の関係について、ピマ・インディアンについての調査がある。日常的に脂肪分の高い食事を摂取する、米国アリゾナ州の先住民であるピマ族は、肥満や糖尿病の罹病率が世界最高である。しかし、彼らと遺伝的に近いメキシコのピマ族は、農業や牧畜で得られる最小限の食糧で暮らし、人々は肥満もなく健康である。

ピンゲラップ島

10 もし聾の人が世界を旅する途中で聾の人々に出会ったら、クヌートが味わったような親しみを覚えるに違いない。以下は、聾であり教育者でもあるフランス人のローラン・クレールが一八一四年にロンドンの聾学校を訪れた時の模様を描写した文章だ。

夕食中の子どもたちを目にしたとたん、クレールの顔がぱっと輝いた。それはまるで優れた感性を持つ旅人が、遠く離れた異国で突然同国人に出会ったときに見せる感情のようだった。……クレールは子どもたちに近づいた。彼が手話で語りかけると、子どもたちも手話で返事をした。この思いがけない会話に彼らが大喜びする光景は、我々にとっても心に強く残る表現や感情の現われだった。

私は、トゥレット症候群を患う友人のローウェル・ハンドラーと一緒に、カナダのアルバータ州北部にあるメノナイト派の人々が暮らす田舎町に出かけたことがある。そこでは遺伝的なトゥレット症候群がごく普通に見られるのだ。初めは緊張ぎみで気を遣っていたローウェルはチックをうまく抑えていたが、何分か後には、トゥレット症候群に特徴的な高く鋭い声を挙げていた。いつものように、人々が振り返ってローウェルを見た。そして、皆がにっこりと微笑んだ。彼らはローウェルの行動を理解し、チックを始めたりかん高い声を挙げて彼に返事する人さえいた。トゥレット症候群の人々に囲まれて、いろいろな意味でローウェルは自分がようやく「家に帰った」気持ちになったという。彼はこの町を「トゥレット町《ヴィル》」と呼び、メノナイト派でトゥレット症候群の美しい女性と結婚してそこでいつまでも暮らすことを想像して楽しんでいた。

11　R・L・スティーヴンソンは、ポリネシアについての回想録『南洋にて』の中で豚について触れている。

豚は島民の主要な動物性の栄養源である。……多くの島民は、我々が犬と暮らすように豚と共に暮らし、我々に飼われる犬も彼らに飼われる豚も、同じように自由に炉端に集まってくる。島に暮らす豚はなかなか活動的で冒険好きな上、賢くもある。ココナッツの殻を自分で割ったり、聞くところによれば太陽の下で転がして殻を壊したりする。……豚は泳げないと子どもの頃に教えられたものだが、船から海に飛び込んで浜まで五〇〇ヤードも泳いで、飼い主の家まで帰ったという豚もいる。

12　私にはピンゲラップ島のすべてが驚くほど緑色に見えた。森ばかりでなく、果物も緑色なのだ。パンの実やパンダナスの実はどちらも緑色をしているし、島に生えている様々な種類のバナナの実もそうだ。パパイヤ、マンゴーなどは鮮やかな赤や黄色だが、これらは一八二〇年代にヨーロッパ人によって持ち込まれた外来種である。

色盲の仕組みについて卓越した研究を行っているJ・D・モロンによれば、旧世界ザルは「特にオレンジや黄色の果物に興味を示す（鳥は反対に赤や紫色の果物に興味を示す）。哺乳類のほとんど（実際には脊椎動物のほとんど）は短波長と中波長の光に対応した二色型色覚のメカニズムが発達していて、周囲の状況、食べ物、共存する動物、敵などを認識している。ごく限られた範囲ではあるが、ともかく色のある世界に暮らしているのである。そして、霊長類のいくつかの種だけが完全な三色型色覚を発達させ、様々な緑色の背景から黄色やオレンジ色の果物を見分けることができる。サルは三色型色覚を持っており、その機能に対応する形で、果物の方も一緒に色を進化させたのではないかと、モロンは推測している。三色型色覚は二色型色覚よりも繊細な色彩感覚を可能にするから、色に対する感情のひだを表現することも出来るようになる。サルも人間と同様に怒りを表現したり性的なアピールを行うことができる。

全色盲の人は、動物が古生代に発達させた最も原始的な二色型色覚の機能さえも失っている。もし、二色型色覚の人が明度がばらばらの森に散らばる色のついた果物を見分けることが困難であるなら、全色盲の人にとってはさらに障害は大きく、二色型色覚者のために整備された世界でも生きていくことに大変不自由するだろう。しかしここで適応と補償ということが重要な役割を果たす。フランシス・フッターマンは、この極めて困難な知覚の方法についてこう説明している。

新しい物に出会うと、私はその触感、匂いなど色彩以外のすべての属性を徹底的に感じとるようにします。叩いたり軽くこつこつと打ってみて、その音を調べたりもします。すべての物には独特の性質があり、それを感じるのです。様々な明るさや暗さの中で見ることもします。表面につやがないか輝いているか、繊維、模様、透き通った素材かなど、すべてを間近で、慣れている方法で調べます。このような方法は私の視覚的な欠陥を補うために始めたものですが、物事についてより多くの情報を知ることができます。もし私が色を見ることができたら、印象はどう変わるでしょうか。物の持つ色に圧倒されて、その他の性質を認識できなくなるかもしれません。

13 ダーウィンの友人かつ同僚であったジョン・ジャッドの記録によれば、海底火山説を最も強く提唱していたライエルは、若きダーウィンが自説の沈下説について語ると「非常に喜んで、体をねじまげて踊り回った」とのことである。しかし、ライエルは続いてダーウィンにこう忠告した。「君の説が支持されると思い上がってはいけないよ。少なくとも、世の不思議な事象について絶えず研究し悩み続けた末に私のように頭が禿げてしまうまでは」

14 スティーヴンソンが「植物のキリン。……あまりにも美しくぶかっこうで、ヨーロッパ人の目にはあまりにも異質なもの」と描写したココヤシは、ポリネシアやミクロネシアの人々にとって最も貴重な財産である。彼らは植民したすべての島にこの木を植えた。メルヴィルは『オムー』の中でこう書いている。

ココナツの木が与えている祝福《めぐみ》は数えきれない。くる年もくる年も、島民らはその木影で憩いながら、その果実を食べ、飲む。その枝では屋根を葺き、それを編んで食べ物を運ぶ篭を作る。若葉を板にしてうちわを作っては涼をとり、日よけ帽を作っては太陽から頭を隠す。ときには、幹の根元を包んでいる繊維から、衣服を作って着ることもあり、その弾力に富む幹を棒にして、これにハシバミを刺して、ろうそくに使うこともある。大きな実は、殻を薄くして磨き上げると、美しい玉杯がとれる。小さい実は、彼のきせるになる。乾いたさやは彼の火をともす。繊維はよじって彼のカヌーのために延縄《はえなわ》と索縄を提供する。ココナッツの果汁を調合した芳香は彼の傷を癒す。果肉から搾油した油は死人の遺体に塗る芳香となる。

その気高い幹さえもが無価値なのではない。鋸《のこぎり》でひいて柱材にして、島民の住み家を支えているし、木炭に変えて、彼の食事を料理する。……その木質で作ったかいで彼のカヌーを漕いで海を渡る。おなじ堅い材料で棍棒と槍を作り、彼は戦闘にでかける。……

こうして、ある航海者もいう通り、この実を地中に落とす人間は、多くの人が生涯を冷寒の地で労苦するより大きな、より確実な利益を自分のためにも、子孫のためにも付与するのだ。

15 ピンゲラップ語がポーンペイ語からはっきりと分かれたように、ミクロネシアの遠くはなれた島々では言語が何度も分岐した。言語と方言の違いはどこで区別されるのかは不明だが、E・J・カーンが『ミクロネシアのレポーター』でこう書いている。

マーシャル諸島ではマーシャル語が使われ、マリアナ、チャモロでも同様だ。そこまでは単純だが、その先が複雑になる。言語の中には……ソンソロル島の八三人とトビ島の六六人の住民にしか使われていない言語がある。この二つの島は相互の距離も短く、共にパラオ州に属しているのだが、その言語はパラオ語とはまったく違う。ソンソロル島とトビ島にはもともと言語が存在せず、その州の主要言語であるパラオ語の方言が話されていると見られてきた。ミクロネシアのもう一つの主要言語はヤップ語で、一三の母音と三二の子音を持つ非常に複雑な言葉である。ヤップ州にあるウリシ環礁とウォレアイ環礁にはそれぞれ独自の言語があるが、そういえるのはウォレアイ語をウリシ語の方言ではなく独立した言語と見なした場合である。ヤップ州の同じ地区のもう一つの環礁であるサタワル島の三二一人の住民により話されている言葉を一つの言語と見なすこともできるが、チューク諸島の主要言語であるチューク語の方言だとする見方もある。

サタワル語を数に入れなくても、チューク語には少なくとも一〇の方言があり、その中にはプルワタ語、プラプ語、プルスカ語、モートロック語などがある（一八世紀の探検家に因んで名付けられたモートロック諸島で使われている言葉は、実際には独立した言語だと主張する学者が多い）。ポーンペイ州では、ポーンペイ語に加えてクサイエ語がある。またポーンペイ州はミクロネシアだが、そこにはヌクオロとカピンガマランギという、本来ポリネシアに属するはずの二つの環礁が含まれ、お互いに方言的な言語が使われている。最後に、ポーンペイ群島に属するモキル島とピンゲラップ島の二つの島で使われる言葉は、標準的なポーンペイ語の方言ではなく、モキル語、ピンゲラップ語として別の言語に分類すべきだという主張もある。

「ミクロネシアの人々の中には非常に優れた語学的才能を見せる人がいる」とカーンは続けている。

16 ピンゲラップ島には灯油発電機が二つある。一つは行政府の建物、薬局、その他のいくつかの建物の照明に使われ、もう一つはビデオの上映や収録用だ。一つ目の発電機はもう何年も壊れたままだが、修理したり取り代えたりする気配はない。ロウソクや灯油ランプのほうが信用されているのだ。二つ目の発電機の方は手入れが行き届いている。なぜならアメリカ製のアクション映画の上映を中止することなどできないからだ。

17 ウィリアム・ダンピアはパンノキについて記した最初のヨーロッパ人である。彼は一六八八年にグアム島でパンノキの実を目にした。

その実はりんごのように主枝に実り、大きさは小麦の値段が一ブッシェルで五シリングだとすると一ペニーするパンほどもある。形は丸く、皮は厚くて固い。熟した実は黄色で柔らかく、甘くて美味である。グアムの先住民はこの実をパンのように焼く。実が大きくなるとまだ緑色で固いうちに収穫し、かまどで焼くのだ。外皮は焦げて黒くなるが、中味は柔らかく、しっとりとしていて色は白い。まるで私たちのパンのように、すべてが白い果肉で種子がない。焼いてから一日以上たったものはざらついて喉につまりやすいが、置きすぎなければとても美味しい。この実は一年のうち八カ月以上にもわたって収穫できるので、その間、人々は私たちのパンのようなものを食べることはない。

18 ナマコ類の多くは体壁に小さな骨片《こっぺん》を持っている。骨片には、ボタン、顆粒《かりゅう》、円形、棒、ラケット、スポーク付きの車輪、錨《いかり》のような様々な形がある。この骨片、中でも錨の形をしたものは本物の錨のように鋭く、何時間かさらには何日もゆで続けなければ溶けない。だから、ナマコをそのまま食べると、内臓に刺さってかなりひどい出血を起こし、痛みに苦しむことになる。ナマコが珍重された中国では、何世紀にもわたってその針骨が殺人に使われていたそうだ。

19 アイリーン・モーメニー・ハッセルズとジョンズ・ホプキンス大学の研究者はピンゲラップ島の住民とポーンペイ島やモキル島に住むピンゲラップ人の多くから血液サンプルを採取している。DNAを分析することにより、マスクンの原因となる遺伝子異常を突き止めようというのだ。この研究が成功すればマスクンの遺伝子を持つ人を特定できるはずだが、モーメニー・ハッセルズはそのことが引き起こすかもしれない民族的、倫理的な問題を危惧している。たとえば、その遺伝子を持つ三〇%の人々が結婚や就職の面で差別されるかもしれないのだ。

20 一九七〇年にモーメニー・ハッセルズとモートンはハワイ大学の遺伝学者のグループと共にピンゲラップ島を訪れた。マイクログローリー号に乗り、光刺激に対する網膜の反応を測定するための網膜電位図記録装置を運んできたのだ。検査の結果、マスクンの人々の網膜では杆体視細胞は正常に反応するが、錐体視細胞はまったく反応しないことが分かった。しかし、網膜の視細胞を生体で直接観察できるようになったのは、一九九四年になってからのことで、ロチェスター大学のドナルド・ミラーとデイヴィッド・ウィリアムスが天文学で使われる光学技術を応用して眼底像を記録し分析することに成功したのが最初である。この装置はまだ先天性全色盲の検査には使われていないが、錐体視細胞が実際に欠如しているかどうかを検証する面白い結果が得られるであろう。

21 スティーヴンソンはこう書いている。「食人行為はマルケサス諸島からニューギニア、ニュージーランドからハワイといった太平洋全域で行われている。……メラネシア全域がこの習慣に汚されている。……しかし、ミクロネシアのマーシャル諸島では、私は旅行者として滞在しただけだが、その証拠を見ることはなかった」

ところがスティーヴンソンはカロリン諸島を訪れていないのである。オコネルは、ピンゲラップ島の姉妹環礁の一つであるパキン島（オコネルはウェリントン島と呼んでいる）で食人を見た、と次のように書き残している。

私は実際にウェリントン島を訪れるまで、この島の住民が食人種だとは信じなかった。ところがそれは私の目の前で行われたのである。彼らには食人への抑え切れない熱情が沸き起こるようで、その被害者は捕虜だけでない。ここでは酋長への送り物として両親が子どもを差し出し、酋長がこの忌まわしい目的のために子どもを受け取ることが良しとされるのだ。ウェリントン島は、正確には三つの島がリーフによって結ばれて出来ていて、島の一つには人が住んでいるが、残りの二島は無人島で、何人かの酋長が領土を主張して争っている。それはまるで戦争に口実を与え、人肉に対する忌まわしい熱情を満たすためのようなものだ。

22　ピンゲラップ島の伝説は、吟誦詩であるリアムウェイウェイという物語によって世代を超えて受け継がれてきた。一九六〇年代に一六一の詩のすべてを知っていたのはナンマルキだけだったので、もしジェーン・ハードがそれらの詩を文字化していなければ、この島の歴史は今ごろは失われていたことだろう。

しかし、人類学者は先住民の詩や儀式そのものだけを研究の対象として扱う傾向があるので、その内面や精神、詩を吟ずる人の視点にまで立ち入ることは難しい。人類学者にとっての歴史は、たとえば外科医にとっての患者のようなものだ。異なる歴史観や文化を十分に理解したり共有するためには、歴史家や科学者の技術を超えた何かが必要なのだ。つまり、特別な芸術的、詩的な感性が必要とされるのである。たとえば詩人のW・H・オーデンは常にアイスランドの文化研究者として認められている（オーデンのファーストネームであるウィスタンはアイスランドの名前だ。彼の初期の作品に『アイスランドからの手紙』がある）。アイスランドの偉大な詩歌集である古エッダの超人的な現代語訳を行ったのは彼の言語学的、詩的な力量によるところが大きい。

ウィリアム・ペックは外科医であると共に詩人で、三五年前からミクロネシアに暮らし、仕事をしている。若い頃にアフリカ南部で医者として働いていた彼は、民話や先住民の芸術に強い興味を抱き、土地の文化に深い親しみを覚えるようになった。核実験の公式オブザーバーとしてミクロネシアにやって来た彼は、島の人々があまりにもひどい扱いを受けていることにショックを受けた。後に彼は太平洋諸島信託統治領（当時ミクロネシアはこう呼ばれていた）の保健委員として、ジョン・スティールやグレッグ・ディーヴァーのようなエネルギッシュで情熱的な医師を集めて新しい医療活動を始めた。この活動は現在ではミクロネシア保健サービスと呼ばれている。また看護師が外科医の助手ができるよう訓練も行っている。

一九七〇年代の初めにチューク島に住んでいたペックは、チューク人の古い伝承文学や神話にすっかり魅せられてしまった。そしてウドーのキントーキ・ジョゼフ酋長に会って「めざめの儀式」に参加し、その後の何週間かを酋長と一緒に過ごして、詩歌を聴き、録音した。その経験は、ペックの記述によれば、こうだ。「それはまるで死海文書やモルモンの書を見つけたような、得難い体験だった。酋長は腰掛けたまま神がかりになったかのようだった。

首を前後にリズミカルに振りながら祈ったり詩を吟じた。それから身振りと共にドラマティックにイッタン語で吟じる時、その声は栄光の場面、恐ろしい場面、闘いの場面にしたがって高くなったかと思えば低くなった。……酋長は私にこう言った。『このように詩を吟じていると、私はこれらの詩を最初に口にした古代の詩人と同じように感じるのだ』」

この出会いにより、ペックには新たな仕事が生まれた。それはチュークやミクロネシアのあらゆる詩や神話を記録として保存し、次の世代のために新たに創作することである。もっとも、彼の仕事はまだ『チューク人の聖書』と『私は時の初めを歌う』の二冊といくつかの論文や詩などが出版されるにとどまっている。彼の作品には科学的かつ詩的な透明性があり、ミクロネシアの詩人にも引けをとらないほどだ。ペックは引退後はロタ島で暮らしながら執筆活動を行っている。彼はロタ島でチャモロ人以外では初めての名誉市民の栄誉を授けられた。私が彼のロタ島の家を辞去するとき、ペックはこう言った。「僕は年を取った医者で詩人なんだ。八三歳になったいまでも、古い伝説を翻訳して未来のために残そうとしている。ここの人々が僕にくれた贈り物のお返しをしているんだよ」

23　生物発光を行う微生物は海水一リットル当たり三万個体もいる。数多くの観察者が夜光虫でいっぱいの海の驚異的な明るさについて記録を残した。チャールズ・フレデリック・ホルダーは一八八七年の著書『生体の発光――燐光性動植物概説』の中でM・ド・テッサンによる記述について触れている。ド・テッサンは燐光性動物の光について「稲妻のように見え、

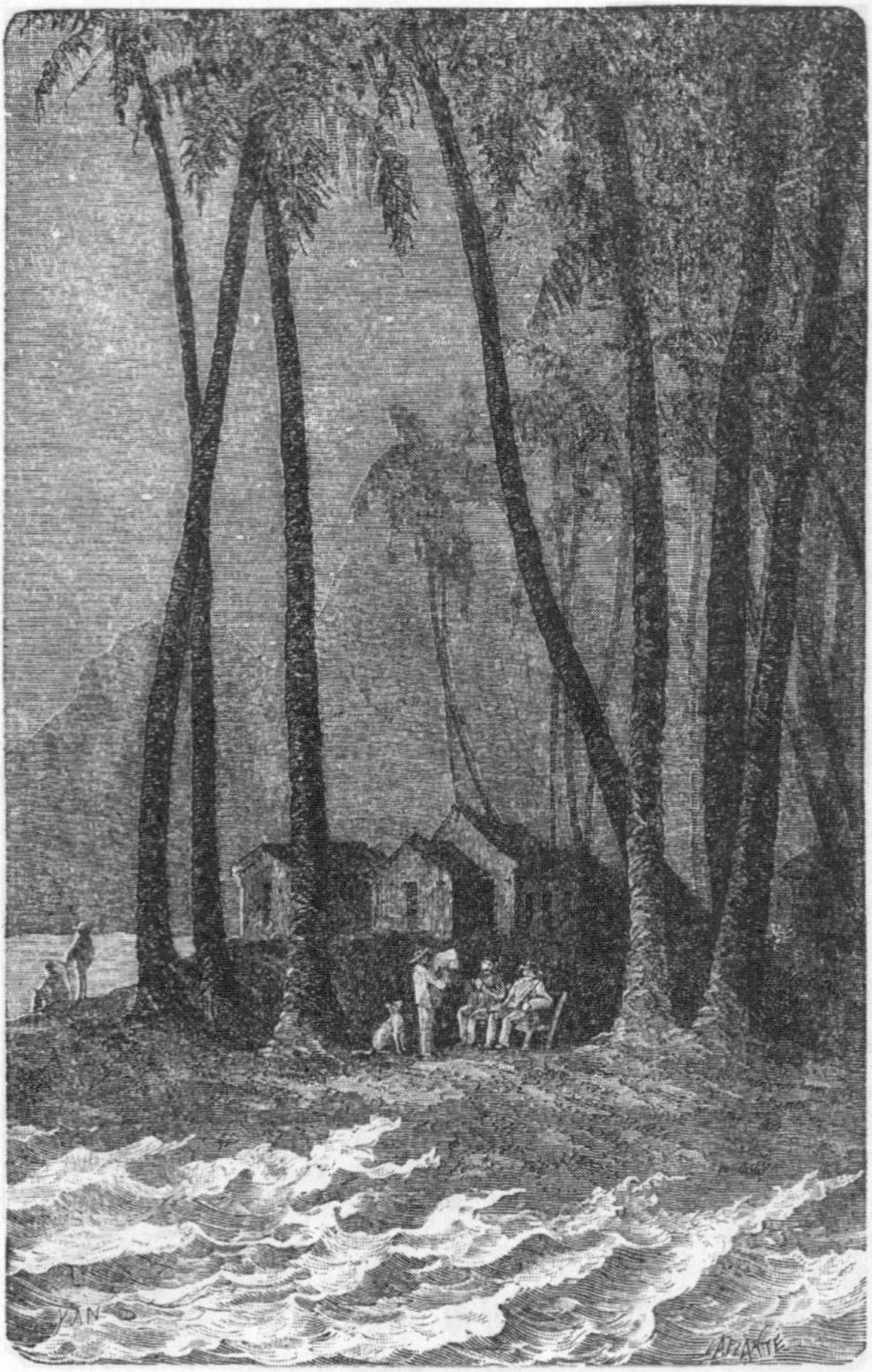

M. DE TESSAN READING BY LIGHT OF
PHOSPHORESCENT SEA.

燐光性動物により光る海の明かりで読書するM・ド・テッサン。ホルダーの『生体の発光』より

文字が読めるほど明るかった」と、次のように記述している。

その光は、私と同行者のテントを照らし出した。……波打ち際から五〇ヤード以上も離れていたのにもかかわらずである。私は光で文字を書こうとしたが、そのためには光がまたたく時間があまりにも短かった。

ホルダーは「生体の発光」について、こう記述している。

船が発光生物の間を航海するとき、その効果は絶大である。あるアメリカ人の船長によれば、彼はインド洋でこうした生物の大集団に出合ったが、その長さは三〇マイルにもおよぶほどで、無数の生物が放つ明りのために……最も明るい星の光さえかすんでしまい、天の川さえぼんやりとしか見えなかった。目の届く限り、海は真っ白い合金のように光り輝き、帆やマスト、ロープなどが辺りに不思議な影を落としていた。船が波にもまれるたびに船首から光りが跳ね上がり、生き物による明りの巨大な波が目の前に広がるのだ。それは魅惑的であると共に驚愕《きようがく》すべき光景だった……。

燐光性の微生物が放つ光が非常に強いと、それは透明な青色を呈す。しかし、波が激しいときは、白というよりは深い銀色の光の中に緑や青っぽい光の点が見られる。

フンボルトもまた『植生』の中でこの現象について述べている。

海に生息するゼラチン状の虫は、その燐光性の光によって生きていても死んでいても星のように輝くので、青い海の表面は一面燃えているように見える。太平洋の熱帯の海で静かな夜に起きるこの現象は、忘れ難いものだ。天頂にはアルゴ座（現在の船尾座）が輝き、沈みかけた南十字星が柔らかな光をエーテルのような藍色の空に投げ、イルカが泡立つ波間に輝く航跡を描きながら泳いでいく。

ポーンペイ島

24　オコネルの物語は突拍子もないもののように思えるが、その一〇年ほど後にメルヴィルが、何十年か前にはウィリアム・マリナーが同様の体験をしている。イギリス人の船員であった若きマリナーは、船の乗組員の大半が島民に殺された一八〇六年の虐殺事件を生き延びた。トンガで最も勢力のある酋長フィナウ・ウルカラ二世はマリナーを気に入り、自分の妻の一人をマリナーの「母親」兼教師に任命した。こうしてマリナーに部族の習慣を教え込むと、彼を家族の一員として迎え、死んだ息子の名前を与えた。同様に、メルヴィルは一八四二年にマルケサス諸島で船から脱走し、タイピーの谷にたどり着いた。この谷で最も力のある酋長のメヘヴィが彼を養子にし、自分の娘のペゥエ（ファヤウェイ）を教師兼愛人として与えた。

メルヴィルの物語は読者を引き付けたものの、大体においてロマンティックな創作と見なされていた。しかしメルヴィル自身はそれが真実であると主張し続けた。それから一〇〇年後にタイピーの谷を訪れた人類学者が、村人たちの口承伝説を調査してメルヴィルの物語の真実性を確認した。真実性を証明するのはオコネルの物語の方が易しかっただろう。なぜなら、オコネルがアメリカに帰り着いたとき、彼の体は頭のてっぺんからつま先まで入れ墨で覆われていたからである。実際、彼は「入れ墨のアイルランド男」としてアメリカ中を回り、自分の体験談を語った。

25 「ポリネシアの十いくつもの島で島民が謎の消滅を遂げた」ことに関してM・I・ワイスラーは、特にピトケアン島とヘンダーソン島との関係を調査した。これらの島は世界で最も外界から隔絶されており、両島とも西暦一〇〇〇年頃にマンガレーヴァ島の住民が植民したのである。ヘンダーソン島は環礁島であるため、耕す土地もわずかな上に飲み水を自給できず、五〇人以上の人口を維持することはできない。火山島であるピトケアン島には何百人かが暮らせるだけの資源があった。初めは二つの島の住民はお互いに交流し、本島であるマンガレーヴァ島とも往来があった。そして人口が島の自然資源を超えない範囲におさまっていたので、環境とバランスを取って暮らしていた。ところが、ワイスラーの仮説によれば、人口増加によってマンガレーヴァ島とピトケアン島の森林が破壊され、ヘンダーソン島の海鳥やウミガメはほとんど絶滅に追いやられた。マンガレーヴァ島の人々は生き延びたものの、ジャレド・ダイアモンドの言葉を借りれば「闘争と食人の悪習に染まり」、一四五〇年頃にはヘンダーソン島およびピトケアン島との交流は途絶えた。マンガレーヴァ島との人的、文化的な交流を失った両島の人口は減り続け、一六〇〇年頃には完全に絶えてしまった。最後の悲惨な何年かに何が起きたのだろう。ダイアモンドはこう推測する。

近親相姦のタブーを犯さないですむ結婚相手はもはや存在しなかった。……気候の変動により、すでに危機的な状況にあった島の資源ではもはや島民を養うことはできず、人々は飢餓に陥った。ヘンダーソン島の人々は、(マンガレーヴァ島やイースター島の島民と同様に)殺し合いや食人を行うようになったのかもしれない。……また、コミュニティの消失により、精神に異常をきたす者もいたであろう。

このような恐ろしい運命を逃れることができたとしても(とダイアモンドは続ける)、島民は「わずか五〇人では社会を維持できないという問題に直面したことだろう」何百人かの人口を抱える社会であっても、もし外界との接触がなければ「島だけでその文化を存続させるには人口が足りない」のだから。たとえ文化が生き延びたとしても、停滞して創造性に欠けた、文化的な「近親交配」の産物でしかないだろう。

幼い頃に切手の収集をしていた私は、特にピトケアン島の切手が好きだったし、この遠く離れた島に住むのはわずか七〇人で、しかもその人たちは皆バウンティ号の叛乱者たちの子孫なのだ、という考えに心をひかれていた。もちろん、現在ピトケアン島に暮らす人々はひんぱんに往来する船や飛行機によって外界と交流しているのだが。

26　ダーウィンは壊れやすい環礁が長く存続していることに驚きを表わしている。

海抜が低くて穴だらけの島は、周りの海の広大さに比べれば存在していないも同然だ。しかし、このように海から突き出たか弱い島が、波が決して止むことのない広大な海、間違って太平洋などと呼ばれているこの強大な海に飲み込まれてしまわないことは驚愕に値する。

27　クックは、偶然の産物である移住についても耳にした。それは西方へ吹く強い貿易風によって引き起こされたのだという。アティウに上陸したクックが出合った人々は、七〇〇マイルも離れたタヒチ島からたどり着いた人たちの生き残りだった。二〇人で船に乗り、タヒチから数マイルの距離にあるライアテア島へ向けて出航したのだが、貿易風によって航路を外れてしまったのだった。このような偶発事故が「南洋、特に大陸からも他の島からも遠く離れた島々に人間がどのようにして住みついたかを説明するだろう」、とクックは述べている。

28　その日クヌートから聞いた話と関連して、私はモンテーニュの言葉を思い出した。病気を治療したり、事故や状況を分析しようとする人は、それらを実際に経験するべきであり、私は経験に基づいた人しか信用しない。その他の人は、自分の家で机に向かって海や岩、港などの絵を描き、まったく危険とは無縁な環境で船の模型を走らせているようなものである。こういった人は、いざ現実に放り込まれてみれば、何から手を付けていいのかも分からないのだ。

29　クヌートと同様に、フランシス・フッターマンは色彩感覚の物理的、神経学的な基礎、その意味や価値などについて幅広い知識を持っている。そして彼女は、自分が色の意味や価値について関心を持つように、他の全色盲の人々もそれに興味を抱いていることに気づいたのだという。バークレーにある彼女のオフィスを訪ねた私は、本棚を埋め尽くす何百冊という本に驚かされた。その多くは彼女が盲目や弱視の人々のための教育やリハビリの指導をしていたころに入手したもので、その他に暗順応や夜間の視覚についての本もあった。壁の一面は『夜の世界――夕暮れから日の出までの素晴らしい自然のドラマ』『夜の自然』『夜の珊瑚礁』『日没の後』『夜の動物の物語』『影の本（写真と芸術の研究）』『暗闇のイメージ』『夜間の視覚』『黒は美しい（白黒の風景写真集）』といった彼女が愛し、かつ詳しく知っている分野についての本で一杯だった。

もう一面の壁に沿った本棚には、色彩感覚についての本が並んでいる。色は、彼女が感じることも本当に知ることもないものだが、それでも興味を引かれ続ける不思議な現象なのだという。何冊かは色の物理的特性や視覚の生理機能に関する科学的な研究書で、その他に色の言語学的な側面に関する本もあった。『日常生活で使う色の象徴七五〇』、『赤を見て大喜びする――日常生活の色言葉』などだ。色の美術的評価や哲学的考察に関する本もあり、人類学からヴィトゲンシュタインの色についての論文まで揃っていた。その他の本は、フランシスによれば、そのカラフルな題名に引かれて集めたのだという(『美しい色使い――身も心も鮮やかになる色使いで、自分の本当の美しさを見つけましょう』)。若者向けの本も多く、題名も『こんにちは黄色、蟻、蜂、虹――色の話』といったものや、フランシスのお気に入りの『雹《ひょう》の粒とオヒョウの骨――色の冒険』などがある。フランシスは、全色盲の子どもたちにこうした本を読むことを勧めている。なぜなら、このような本を読むことにより、全色盲の子どもたちは日常目にする物の色や、色が表わす感情の「意味」を「学ぶ」ことができるからだ。そうした知識は、正常な視覚世界で生活するのに必要なものなのである。

フランシスは、視覚に欠陥のある人向けの特別なサングラスについても詳しく、どんなサングラスをピンゲラップ島に持っていくべきかをアドバイスしてくれた。クヌートはフランシスについてこう言っている。「彼女は全色盲の人に対するあらゆる種類の補助器具について、膨大な情報を的確にまとめている。自分では科学的な人間ではないと言っているが、僕は彼女のことを本当の意味での研究者だと思うよ」

30　これと同じことが、ボブと私が共同で研究した盲目のヴァージルという男性に起こった（彼については『火星の人類学者』の中の「〝見えて〟いても〝見えない〟」を参照のこと）。手術を受ければ視力が得られるかもしれないと知って、ヴァージルは「見る」ということに強くひかれた。ところが、手術そのものは医学的には「成功」したが、ヴァージルはひどく混乱してしまった。術前の生活が視覚以外の感覚だけに頼ったものだったので、突然受けた視覚的な刺激によって、彼はショックと混乱の中に突き落とされてしまったのだ。ヴァージルを圧倒した視覚という新しい刺激は彼の理解を超えたものだった。視覚という「贈り物」はヴァージルをひどく惑わせ、五〇年間かけて培ってきた生活や習慣を混乱させた。そして手術を受けてから時間がたつにつれ、ヴァージルはますます長い時間を、目を閉じたり暗いところに座ったまま過ごすようになった。そうすることにより、この恐ろしい感覚上の攻撃を締め出して、手術で失ってしまった心の平静を取り戻そうとしていたのだ。

その一方で、私は最近ある嬉しい手紙を受け取った。差出人は内耳を移植した中年の聾の男性だった。彼も、新しい「聴覚刺激」のためにヴァージルと同じような苦しみや混乱を経験した。内耳の移植手術では、問題が残ることもしばしばあるが、彼は今では手術前には感じることも想像することもなかったメロディーやハーモニーを楽しんでいるとのことだ。

31　医学部に進んだ島の学生のほとんどは通常のカリキュラムでは卒業できなかったので、グレッグ・ディーヴァーは太平洋の島々の生活や需要に合った医学教育のカリキュラムを開発した。そのカリキュラムの初年度に、学生の三分の二が卒業したことはディーヴァーを喜ばせた。その中にはポーンペイ島初の女性の医師も含まれていた。

32　カーンの記録によれば、「天然痘はスペインに、ハンセン病はドイツに、赤痢はイギリスに、性病はアメリカに、結核は日本に、それぞれ病気を島に持ち込んだ責任がある」そうだ。特に、ハンセン病は太平洋中に蔓延し、ピンゲラップ島ではごく最近までハンセン病患者を隔離していた。グアム島には長い間もっと大きなコロニー（保護施設）があり、ハワイ諸島のモロカイ島のハンセン病患者のコロニーは劣悪な環境で知られていた。ジャック・ロンドンは『コナのシェリフ』や『らいのクーラウ』の中でモロカイ島のコロニーに触れている。

33　メルヴィルは『オムー』の補註でこの言葉について言及している。

これは太平洋の船乗り仲間で流行している言葉で、ある種の、流浪癖のある人間をこう呼ぶ。特定の船舶に常勤することなく、捕鯨船の短期航海にときたま乗りこむ。それでも、錨が海底につき次第、それがどこだろうが、正規に契約解除をさせてもらうという条件つきである。たいがいがむこうみずの、浮かれた種族で、太平洋と契りを結んだかのように離れない。だから再びホーン岬を回って戻りの旅路に就くことなど夢にも思っていない。したがって、彼らの評判は悪い。

34

私たち西洋人の持ち込んだ病気がもたらした壊滅的な影響は、軍隊による征服、商業的な搾取、キリスト教の布教にも匹敵するほどだ。メルヴィルが暮らしてから六五年後にタイピーの谷を訪れたジャック・ロンドンは、メルヴィルが賞賛した住民の素晴らしい肉体が、まったくと言っていいほど失われていたことを指摘している。

今や、タイピーの谷に住むのは、らい、象皮病、結核に冒されて悲惨な症状を示した何十人かの人間だけだ。

ロンドンは、タイピーの谷に起きたことを免疫力の獲得という面から語っている。

……

タイピーの人々は肉体的に素晴らしいだけではなかった。彼らは純粋だったのだ。私たちの住む世界と違って、谷の空気には病原菌や微生物は含まれていなかった。そこで、白人が現われると、タイピーの人々は持ち込まれた細菌に圧倒され、その前に屈した。

自然選択の現象から、このことを説明できるだろう。私たち白人は、何千世代にもわたる細菌との闘いの勝者の子孫なのだ。細菌を受け入れる奇妙な体質に生まれついた人はすぐに死んでしまい、細菌の攻撃に抵抗できる人だけが生き残った。したがって、選別された人たちは、免疫力を持ち、健康で、攻撃的な細菌が充満する世界で生き抜く体質になっていくのだ。マルケサス島の人々は、気の毒なことにそのような自然の選択にさらされたことがなかった。敵を食べる習慣を作り上げた人々は、今やあまりにも小さいために目で見ることも投げ槍で攻撃することもできない敵に食べられてしまうというわけだ。

35　ホアキンとバレンタインは二人とも、博物学者のE・O・ウィルソンが「バイオフィリア」と呼んだ非常に高い資質を示した。ウィルソンの定義では、「人間が生まれつき他の生物に対して持つ親近感」であるが、環境の感知、環境への配慮にまで広げることができる。ハワード・ガードナーは数理論的知能、視空間的知能、運動機能的知能、社会的知能などといった多重知能の概念で知られているが、「生物的知能」を特徴的な属性として類別するための研究も行っている。おそらくダーウィンやウォレスのような人はそのような知能が非常に発達していたに違いないが、このような知能は私たちの中にも様々な形で存在するのだ。博物学者以外にも、そうした知能に恵まれ、職業や趣味で開花させている人に、園芸家、森林学者、農業家、漁師、騎手、カウボーイ、動物トレーナー、野鳥観察者などがいる。作品で表現する芸術家も多い。D・H・ローレンスは生物的な知能を備えている一人だ。なぜならローレンスは、蛇やピューマであることはどういうことかを、まるで自分がその動物であるかのようにその心にまで入り込んで描写しているからだ。もしかすると、「バイオフィリア」は遺伝するのかもしれない。たとえばフッカー父子は共に卓越した生物学者だし、トゥレット症候群や自閉症の遺伝も極めて一般的である。それに対して、言語学的な能力や音楽の才能などには神経学的な基礎が必要で、そのためには先天的な感覚だけではなく、経験や教育が不可欠なのかもしれない。

36　スティーヴンソンは『南洋にて』の中で太平洋の島々の「魅力」について述べている。一度この島を知ってしまうと、ほとんどの人が島から離れられなくなる。船が着いたその場所で、彼らはそのまま白髪になって老いを迎える。そして椰子の木陰で心地よい貿易風に吹かれて、いつか再び故郷を目にすることを思い描きながら死ぬのだ。世界中で、ここくらい強烈な魅力で訪問者をとりこにする場所はない。

37　クラカタウ島はもともと長さが六マイルあり、熱帯の森林に覆われていたが、一八八三年の熱い火山の噴火によりその三分の二が消滅した。しかし火山の残りは、近くのセルトゥン島とパンジャン島と共に、海面高く突き出している。噴火により、三つの島はすべて厚さ三〇フィートの熱い火山灰に覆われ、「木一本、草一本、蝿一匹助からなかった」とイアン・ソーントンは書いている。噴火の三年後にはシダが最初の植物として生育し、その後に植物ではカジュアリーナ、動物ではオーストラリアから渡ってきた鳥、そしてトカゲの生息が確認された。

38　地質学的にも生物学的にも、ニュージーランド、マダガスカル、ニューギニアといった大きな島と海洋に浮かぶ小さな島とでは性質がまったく異なるとされる。なぜなら大陸の端が切り離された島には、（少なくとも初めは）大陸に生息する種がすべていたはずだからである。しかし、一旦大陸から切り離されると、海洋の島と同様に孤立し、独特の変化を遂げた環境の中で、非常に興味深い種が形成された。マダガスカルの霊長類やニュージーランドの「飛べない鳥」などがその良い例である。

島にはまた固有の風土病がある。それらの病気は、島の孤立した環境の中で発生し存続するという意味で、島特有の動植物と似通っている。ドイツの偉大な疫学者であるヒルシュは、この点についても一〇〇年以上前に認識している。そして、こうした病気の研究に必要なのは地理学や生物学を含んだ病理学であり、そうした完璧な形の科学が人類の医学史に加わるだろう、とヒルシュは記している。

39　ポーンペイ島には四〇種以上のバナナが生えていて、その幾つかはこの島に固有のもののようだ。バナナは突然変異を起こして「変種」を生みやすい性質がある。中には不都合なものもあるが、突然変異によって病気に対して強くなったり美味しい果実を実らせるようになるのだ。その結果、現在では世界で五〇〇種類ものバナナが植えられている。

バナナの主要な変種は種と見なされ、リンネ式動植物分類方式に従って学名が与えられる。さほど重要でないものは、地元で使われている名前が登録される。しかし、固有種と変種の違いは、ダーウィンが指摘するように程度の差でしかない。『種の起源』でダーウィンはこう書いている。「固有種と変異種は、無頓着な分類によって互いに混じり合っている。分類は、進化の経過を記録するものとして心を躍らせるものがある」早晩、多くの変種が独立種として分化するだろう。

島にバナナが移入されてからの種の進化の早さを検証することができる。「ポリネシア人がハワイにバナナを持ち込んでからまだ一〇〇〇年ほどしかたたないのに、五種類の新種のバナナがハワイで進化した」とH・W・メナードは書いている。島の環境は、植物、動物、昆虫、細菌のすべての進化を促進する。その特殊な環境の下で、本来はゆっくりした突然変異や分化のスピードが驚くほど早められるのだろう。

進化学者のJ・B・S・ホールデンは、鳥のくちばしやアンモナイトのうず巻きといった個体差を生む変化の速度を測る方法を提案し、一〇〇万年につき一パーセントの変化の単位を「ダーウィン」と決めた。一般的な進化の速度は「一ミリダーウィン」であり、このようなわずかな速度では進化を実際に観測することは、ダーウィンが考えたように、不可能であろうとホールデンは推測した。しかし、ジョナサン・ワイナーが『フィンチの嘴《くちばし》』で述べているように、自然選択の速度が速く、変化のスピードが速い環境においては、進化が非常に速い速度で起こり得ることが分かってきた。ピーターとローズメリー・グラント夫妻は、ダーウィン自身が観測したガラパゴス諸島の小さなダフネ島で、フィンチの群れを観察し研究した。洪水によって大きな被害を被ったフィンチの群れは、数カ月後にはくちばしと体の大きさに明らかな進化の兆しを見せていた。その「進化速度」はワイナーの計算によると二五〇〇〇ダーウィンにもなる。

進化の過程を観測するには、稀に発生する大災害だけに注目する必要はない。マーティン・コディーとジェイコブ・オーヴァートンは最近、ヒナギクの種子を使って素晴らしい実験を行った。カナダの太平洋岸の沖に位置する小さな島々にヒナギクの種子が風で運ばれる。種子は冠毛によって空中を漂い、大きさ以外の状況が同じなら、風で運ばれる距離は種子の大きさによって決まる。ヒナギクが島に定着すると冠毛は短くなり、風で種子が散布されなくなる。こうした変化は、フィンチのものと同様に一年から二年の間に観察された。

しかし、非常に早い速度で大規模に起こった進化の代表例は、ビクトリア湖の固有種である三〇〇種以上のカワスズメであろう。アクセル・メイヤーによるDNAの測定により、これらの種は進化という観点からは極めて最近分化したものだということが分かった。そして現在では、ビクトリア湖そのものがわずか一二〇〇〇年前に形成されたものだという有力な地質学的な証拠が挙げられている。ダーウィンが観察したガラパゴス諸島のフィンチが四〇〇万年以上かけて二〇種に分化したことを考えると、ビクトリア湖のカワスズメの分化の速度はその五〇〇〇倍にもなるのである。

40 ヴァイタペを訪れたジャック・ロンドンは、「ボラボラ島の人々が踊るときに髪に挿《さ》す奇妙な花は発光性で、またたいたり月明りに輝いたりする」と書いている。

41 ポール・セローはシャカオ（多くの島でカヴァと呼ばれる）のことを「世界で最も性質の良い麻薬」と呼んでいる。タヒチで初めてシャカオを飲んだクックも同様の指摘をした（そこでニュージーランドに生えているコショウ科の同属種の植物はキャプテンクックと名付けられた）。クックの第一回目の航海に同行した博物学者による記述があるが、シャカオを「発見」したのは第二回目の航海に同行した博物学者のフォースター父子ということになっている。そしてその学名も彼らが付けた「*Piper methysticum*《フォーストメチスティクムコショウ》」である。

シャカオの効果は、L・ルーウィンの著書『ファンタスティカ』に詳しく描かれている。私は学生時代にこの本を読み、それ以来自分でも試してみたいと思い続けていた。ルーウィンは、飲みすぎない限りシャカオは良質だと強調している。

適当な強さであれば、幸せで無頓着な気分になり、満足し、肉体的、精神的な緊張から解放される。……アルコールを飲んだときのように怒りや悲しみが込み上げたり議論を始めたり大声を挙げることはない。……シャカオを飲んだ後も、意識と理性を保ち続けることができるのだ。しかし、量が多すぎると、手足が疲れ、筋肉は意思に従わなくなり、歩みも遅くなる。他人の目には酔っぱらいに見え、本人も横になりたくなる。物を見ることはできるが、対象をはっきり認識しにくくなる。音は聞こえるが、対象を認識する能力も意思も失われる。少しずつ現実の世界が遠のき、最後には眠気に襲われて眠り込んでしまう。

私はポーンペイに着いたとき、コロニアの町を走る車や歩行者のゆっくりしたスピードに驚いたが、それは島特有ののんびりした気質、「島時間」だろうと解釈していた。しかし、その速度の遅さは明らかに身体的なもので、シャカオによって運動機能や精神機能が阻害されたのである。たしかにシャカオを飲む習慣や飲みすぎはこの町に広がっているが、その影響は悪質なものではない。G・A・ホランド博士はミクロネシアで長年開業しているが、シャカオが原因の事故は一例しか知らないという。それは老人がシャカオ・パーティーからの帰り道で何かにつまずいて転び、首の骨を折ったというものだった。

一九世紀にさえ、シャカオをアルコールと同様に扱うことはできないとされていた。しかし、近年になってシャカオの飲用に対する伝統的な規制が緩んだため、ポーンペイではビールに混ぜて飲む若者も出てきた。ところがそのようにして飲むと、血圧が急激に変化し、死に至る危険もある。シャカオの長期にわたる飲用によって、皮膚が硬く鱗《うろこ》状になることもある。私たちは魚鱗癬のある高齢のポーンペイ人をたくさん目にした。

42 ジョン・アップダイクは『百合の美しさ』の中で、ジョイスのイメージの前景と背景をひっくり返したものをさらにひっくり返し、「湿った暗い藍色の空と、手の届かないところに鈴なりになった星」について書いている。

43 私はこのような効果がシャカオを飲んだ後に普通に現われるとは知らなかった。しかし、実は最後の三日間は軽度の視力低下と偏頭痛が続いていたのだ。ピンゲラップ島に到着したときから物がゆがんで見えていたので、シャカオによってそれが悪化したのだろう。クヌートによれば、彼も時々偏頭痛に襲われるということだが、視覚異常を伴う偏頭痛を来した脳の色覚中枢に直接与えられる刺激が、果たして色覚の経験がない人の脳にも起きるものか考えさせられた。誰かがクヌートに、彼の偏頭痛による視界にピカピカする閃光は色がついているかどうか尋ねたことがあったが、クヌートは「何と答えていいのか分からない」と返事したそうだ。

44 ピンゲラップ島のエドワード氏の家の周囲には家が何軒かまとまって建てられていて、そこには全色盲の家族が住んでいたそうだ。ピンゲラップ島の住民はほとんどすべてが親戚同士だが、彼らが親戚だから近くに住んでいたのか、皆マスクンだからそうだったのかは分からない。

グアム島

45　ウィルス性の眠り病である嗜眠性脳炎は、一九一六年から一七年の冬にかけてヨーロッパで大流行した。やがて世界中に広がり、一九二〇年の半ばに終息した。私が担当した患者たちは、急性脳炎から完全に回復したのであるが、その後何年も、あるいは何十年もたってから、奇妙な（時には進行性の）脳炎後遺症に襲われたのである。一九四〇年代以前にはそのような患者が何千人といたので、当時の脳神経科医は皆、その様子を生々しく記憶していた。しかし、一九六〇年代には患者はわずか数百人に減り、またそのほとんどは障害が進行した入院患者だったために、世間から忘れ去られてしまっていた。その頃に研修を受けた医師の多くも脳炎後遺症のことを知らないほどである。一九六七年にL－DOPAがパーキンソン病の治療薬として使われるようになったときには、私が知る限り、脳炎後遺症の患者が入院している施設は世界でたった二ヵ所しか残っていなかった。それはブロンクスのベス・エイブラハム病院とロンドンのハイランド病院である。

46　ジマーマンの短い報告書は、実は米国海軍のために作成されたもので、一般には非公開であった。その存在は一〇年間も知られずにいたが、一九五〇年代の終わりになってようやく、グアムの病気についての最初の報告書として知られるようになった。

47　平野がグアムを訪れたのは今から三五年も前だが、島への長く複雑な旅、島へ着いたときの喜び、自分が診た患者、島で行なった病理解剖、顕微鏡用に採取した試料などについて、彼は鮮やかに記憶している。平野は研究の成果を一九六一年に行なわれた米国神経病理学会の年次総会で発表した。その三年後には、同じ学会でスティール、オルゼウスキー、リチャードソンの三人が、同様に「奇病」とされている進行性核上麻痺についての報告を行なっている。平野は「二つの病気の病理組織学的、細胞学的変化の特徴が本質的に同じである」事実に衝撃を受け、シンポジウムの参加者として報告書の終わりにこう述べている。

　異なる二カ所で発生したこれら二つの疾患の細胞病理学的所見には驚くべき類似性がある。臨床的、病理学的な面からのみでなく、患者の家系や疫学的な面からも注目する必要がある。

48　フレシネの記述によれば、グアム島ではソテツが自生するにもかかわらず、「スペイン人が毒のある果汁と種子を分離する方法を教えるまで」先住民はソテツを食べていなかったという。しかし、この記述には疑問がある。なぜなら他の地域においてはソテツの食用のために毒性を取り除く知恵が先史時代から存在しているからだ。デイヴィッド・ジョーンズも著書『世界のソテツ』の中で次のように述べている。

研究によれば、オーストラリアの先住民は少なくとも一万三〇〇〇年も前からソテツの実から食用に適する部分を取り出す技術を有している。……おそらく、毒素のあるソテツは、人間によって毒を取り除かれた最初の危険な植物だったであろう。……いずれにしても、強力な毒素の存在を考慮すれば、ソテツが食用にされてきた事実は驚くべきことだ。……毒を取り除く技術は比較的単純なものだが、それでも失敗の危険はある。そのような技術が発達する過程で、成功や失敗がどのように学習されていったのかは興味深い点である。

49　正しくいえば、ソテツは果実をつけない。なぜなら果実は花から発達するものであり、ソテツは花を咲かせないからである。しかし、種子はスモモのような鮮やかな色の美しい種皮（あるいはサルコテスタ）に包まれているので、それを「実」と呼んでも差し支えないだろう。

50　レイモンド・フォスバーグは熱帯植物や熱帯の島々の研究に研究者としての一生を捧げた。一九八五年のグアム大学の学位授与式において、フォスバーグはこう講演している。

子どもの頃から私には島への情熱があり、それは小学校の地理の教科書の地図や、幼い頃に読んだ『オーストラリアと海洋島』という素晴らしい本によってかきたてられました。そんなわけで、初めて島を訪れたときすっかり魅せられてしまったのです。それはカリフォルニア沖のサンタクルーズ島へのシエラクラブの旅でした。その時に見た島の美しさは、私の脳裏から離れたことがありません。

フォスバーグは第二次世界大戦中、マラリアの発生するジャングルで戦う部隊に治療薬キニーネを供給するため、南米コロンビアで九〇〇〇トンのキナ皮を調達した。戦後はミクロネシアへ赴き、植物を精密に分類すると共に、人間による開発の影響や、島へ持ち込まれる外来種が、固有の植物や動物が生息する島の繊細な環境にどのような結果をもたらすかを研究した。

51　ソテツは現在では一一属、そして二〇〇種以上に分類されている。最も新しいシグア属は、一九九〇年に南米のコロンビアでニューヨーク植物園のデニス・スティーヴンソンにより発見された。

52　レヴォルタ種は、時にサゴヤシ（またはキングサゴ）と呼ばれ、キルキナリス種は偽サゴヤシ（あるいは女王サゴ）と呼ばれることがある。「サゴ」という言葉はそれ自体が総称的なものであり、あらゆる植物から採れる食用の澱粉を意味する。私の世代の英国人が子どもの頃に食べた、いわゆる「サゴ」は、様々なヤシ（特にメトロキシロン）の樹幹から採られるが、植物学的にはまったく違うソテツの樹幹からも採れる。レヴォルタ種の雄株の樹幹の約五〇パーセントは澱粉で、雌株に含まれるのはその半分である。もちろん種子にも多くの澱粉が含まれる。種子から澱粉を採ることはできるが、樹幹から直接採取するとその木は枯れてしまう。

同様のことが「アロールート」についてもいえる。それは正しくはマランタ属のクズウコンの根から採れる澱粉であるが、ザミア属のソテツなどからも採れる。フロリダに住むセミノール・インディアンは昔から、自生するザミア（またはクーンティ）を食用にしてきた。一八八〇年代には工場が造られ、幼児用の食品やビスケット、チョコレート、スパゲッティ用に年間二〇トン以上の「フロリダ・アロールート」を製造した。澱粉の過剰採取によって一九二〇年代にソテツがほぼ絶滅すると、工場は閉鎖された。

53　レヴォルタ種から造られる酒の飲酒について、デイヴィッド・ジョーンズはこう述べている。

それはロシアンルーレットのように危険なものである。なぜならこの酒には毒がわずかに含まれており、一回の食事でその場のすべての人を殺すことになりかねないからだ。

その味はフグによく合うと言う人もいる。

54　ゲオルク・ルンプ（後にはルンフィウスとして知られている）は、二〇代の頃から博物学と植物学に情熱を注いでいた。彼はオランダ東インド会社に加わり、一六五二年にバタヴィア（現在のジャカルタ）及びモルッカ諸島へ赴いた。その後一〇年間にわたって東南アジアを広く旅し、インドのマラバル海岸に長く滞在して、一六五八年にはそこで新しい植物について報告している。それが、記録に残る最初のソテツであり、リンネがその一世紀後にソテツ属キルキナリス種と命名し、すべてのソテツの「基本的な」モデルとしたものである。ルンフィウスはマラバル海岸のソテツを記録した数年後、アンボンのオランダ総督の補佐に任命されてモルッカ諸島に赴いた。そこで代表的な著作である『アンボン地方植物標本集』に着手し、東南アジアに固有の一二〇〇種類もの植物を記述した。ルンフィウスは一六七〇年に視力を失ったが、優れた助手たちの協力を得て研究を続けた。一九五二年には、ルンフィウスの死後二五〇年を記念してH・C・D・ド・ウィットがアムステルダム植物園でルンフィウスについて講演し、絶え間ない旅と妻や娘の死を乗り越えて、四〇年をかけて『標本集』を書き上げた彼の業績を詳しく述べた。

一六七四年二月一七日の夕刻、ルンプ夫人と末の娘は、その晩に行なわれる華やかな旧正月の行列を見に、中国人の友人のところへ出かけました。その頃には完全な盲目になっていたルンフィウスが新鮮な空気を吸いに歩いていくのを二人が目にした数分後、大地震が起こり、街の大半が破壊されたのです。

夫人と娘は、崩れた壁の下敷きになって死んだ。

ルンフィウスは仕事を再開したが、一六八七年には大火災がアンボイナの街を襲い、彼の図書室と原稿のすべてを灰にした。それでもルンフィウスは屈せず、驚くべき能力と決意で『標本集』を執筆し直したのである。ようやく一六九二年に最初の六巻の原書が船に積まれ、アムステルダムへ送られた。ところが、その船が沈没してしまったのだ。幸運なことに、バタヴィアの総督カンフィスがあらかじめ原書の写しを取らせていた。ルンフィウスは後半の六巻の執筆を続けたが、一六九五年にはバタヴィアの彼の執務室から六一枚の彩色版画が盗まれ、作業はまたもや後退せざるを得なかった。一七〇二年、『標本集』を完成させた数カ月後にルンフィウスは死んだが、彼の偉大な著作が出版されたのはようやく一八世紀の半ばになってのことである。多大な災難にも関わらず、最終的に本文は一七〇〇ページ、彩色版画が七〇〇、その中には六種類の素晴らしいソテツの版画も含まれている。

55　クック船長と共にエンデヴァー号で旅した画家のシドニー・パーキンソンは、彼らが出合った植物についての記録を残している。

私たちが発見した植物の中で……ナンヨウソテツの種子を煎ると、煎り豆に似た味がするが、それを食べた人の中には病気になる者もいた。マレー諸島では、この実からサゴのようなものを採っている。

ナンヨウソテツはオーストラリアには自生しないので、エンデヴァー号の乗組員が見たソテツは、デイヴィッド・ジョーンズによれば、おそらくオーストラリア産のメディア種であろうとのことだ。

56 ラチリスムはインドの一部で長く風土病とされてきた中毒であり、ヒヨコ豆を食べることにより生じる。この小さなレンリソウ属の豆を何粒か食べたくらいでは毒にはならないが、時にはこの豆以外の食糧が手に入らないこともある。そんな時、人々はたくさんの豆を食べて中毒を起こすか、あるいは飢えるかという悲惨な選択を迫られるのである。

この中毒は、ある意味では禁酒法時代の米国で何千人もの患者を生んだ「ジェイク麻痺」に似た面がある。何とかアルコールを造ろうと、簡単に手にはいるジャマイカジンジャー（または「ジェイク」）を使ってウイスキーの代用酒を造った人々がいたが、ジャマイカジンジャーには多量の毒素（後に有毒な有機リン化合物と判明した）が含まれ、飲用すると中毒を起こして体が麻痺するのだ（私は学生時代に実験用の鶏でそのメカニズムを解明しようとしたことがある)。

日本の水俣湾を囲む漁村で水俣病が最初に明らかになったのは、一九五〇年代の半ばである。患者の最初の症状は体が不安定になることで、震えや様々な感覚障害に苦しみ、後には(最悪の場合)耳や目の機能が麻痺し、痴呆になることもある。先天異常の発生率も高い。人間ばかりでなく、家畜や海鳥も病気に冒されているようだった。まず、地元で捕れる魚が原因ではないかと考えられた。魚を与えられた猫が、確かに進行性で最終的には死に至る、水俣病と同様の神経病を発生させたからである。一九五七年に水俣湾での漁業が全面禁漁になると、発症が止った。正確な原因は当初は謎であったが、一九五八年になってようやくダグラス・マカルパインが、病気の臨床的な特徴がメチル水銀中毒(一九三〇年代の終わりに英国でいくつかの症例が報告されている)と一致することを報告した。毒素の発生源を探るために、さらに何年かが費やされ、カーランドも他の研究者と共に研究に協力した。その結果、水俣湾岸の工場が湾内に排出する塩化水銀が水中の微生物によってメチル水銀(非常に毒性が強い)に変えられていたことが分かった。それが他の微生物に食べられ、食物連鎖の長い階段を上って最終的に魚や人間にまで達していたのである。

57 リティコまたはボディグが何年もまるで静止したように進行しないことは、古典的なパーキンソン病や筋萎縮性側索硬化症が示す絶え間ない進行とはまったく異なる。しかし、病気の進行の明らかな停止は、時に脳炎後パーキンソン病や筋ジストロフィーにも見られる。

私がかつて担当した患者のセルマ・Bには、一九一七年の脳炎の流行の直後に体の片側に軽いパーキンソン病の症状が現われたが、その後七五年以上も本質的な変化は起きなかった。もう一人の患者のラルフ・Gの場合、脳炎後遺症の一部として片腕が小児麻痺のように広範囲で麻痺したが、その後五〇年間は進行も他の部位への広がりも見られなかった（ガイデュシェックが脳炎後遺症を活発な病気とみなさず、感覚の過敏性反応であるとした理由はここにある）。しかし、そのような進行の停止は例外であり、リティコーボディグは大部分の症例において執拗な進行性を見せている。

58 あらゆる生命を敬愛するダーウィンですら『ビーグル号航海記』においてナマコのことを「粘っこく気持ちの悪いナマコ。……中国の食通はこれを珍重する」と書いているのを読んだ私は悲しくなった。確かに、この生物は人々から愛されているとはいえない。サフォードは、ナマコが「巨大な茶色いナメクジのように這い回るのを見た」と記述している。ジャック・ロンドンは『スナーク号の航海』の中でナマコを「巨大な海のナメクジ」と形容し、彼の足の下で「液体をじくじくと出してねじ曲がった」と書いている。それは、ロンドンが太平洋のリーフを（「恍惚として」）眺めたときの唯一の否定的な感想である。

59 J・C・ビーグルホールは太平洋探検の歴史を著わした本の中で、ヨーロッパ人が三回にわたって太平洋に押し寄せた波について言及している。一六世紀のスペイン人の探検は

「宗教と黄金への情熱が混ざり合った衝動につき動かされて」のものであり、一七世紀のオランダ人の航海は商業的な理由から行なわれた。そして最後にやって来た英国人とフランス人は知識の獲得に情熱を注いだ。それでも、未知のものへの興味や驚きが、征服への野心と同様にあらゆる探検を支えていたとビーグルホールは考えている。アントニオ・ピガフェッタも、そうした探検家の一人だ。彼は「海の素晴らしいものごとを知りたいという欲望に駆られて」マゼランの航海に参加した紳士であり、その航海についての最も優れた記録を残した。そして、オランダ人たちは、ヨーロッパ人にはまったく未知の場所へ博物学者を運んだ。その結果、ルンフィウスとリードは一七世紀にオランダ領東インドに赴き、生物学の知識に多大な貢献をした（特にソテツや他の未知の植物を最初に記録に残し、図解した）。さらにダンピアやクックは、ある意味では一九世紀の偉大な博物学的探検の先駆者であったのだ。

ところがマゼランの航海では、物事はそのようには運ばず、特にグアム島の発見は敵意に満ちた状況の下での出来事だった。乗組員は飢えと壊血病に苦しみ、ネズミや索具用の皮革まで食べるようになっていた。彼らがようやく陸地を目にしたのは出航してから九八日、一五二一年三月六日のことである。ところが、ウマタック湾に投錨すると、住民は彼らから小船や様々なものを盗んだ。ふだんは穏やかな性格だったマゼランもこれに過剰に反応し、男たちを率いて島へとって返すと四、五〇軒の家に火を放ち、七人のチャモロ人を殺害した。そしてグアム（及びロタ）をラドロネス諸島、つまり「盗人の島々」と名付け、住民を侮辱し手ひどく扱ったのである。マゼラン自身はそれから間もなく、フィリピン諸島で挑発に怒った群衆によって殺されてしまう。それでも、その生涯の最後の数カ月にとった行動のみでマゼランを判断すべきではない。なぜなら、病気や気性の荒さから時には叛乱を起こす不穏な乗組員を、この時点までのマゼランは穏和に、そして巧みに指揮していたからである。彼はマゼラン海峡の発見という偉業を成し遂げ、あちらこちらで出合う先住民に対しては敬意を払っていた。だが、初期のあらゆるスペイン人やポルトガル人の探検家に共通する熱狂的な暴力性が、マゼランの中にもやはり存在していたのである。ビーグルホールはそれを「ある種のキリスト教的傲慢さ」と呼び、マゼランは最後にそれに打ち負かされたのだろうと考えている。

ピガフェッタはこの傲慢さとはまったく無縁だったようだ。彼は（マゼランの死に際して自身も負傷したにもかかわらず）航海全体、自然の驚異、出合った人々、乗組員の絶望などを博物学者、心理学者、歴史家としての愛情を込めて記録した。そしてマゼランの性格についても、その英雄的資質、公平さ、神秘的な深み、致命的な欠点などについて書き残している。

60　グアム島におけるハンセン（らい）病についての驚くべき描写が、アラゴが記したフレシネの航海記録の中に見られる。

アニグアから数百ヤードのところに家が数軒あり、男女のらい患者が収容されている。

病の猛毒によって、たいていは舌や手足のいくつかが失われているうえ、他人に感染させるようにもなるという。私はこれら不幸な患者のうち二人を絵に描き、人間が経験しうる最も悲惨な一面を世に伝えることにした。荒れ果て絶望に沈むこれらの家々に近づいただけで、恐怖に震える。元々は鶏小屋だった建物を広げて島じゅうの重症患者を集め、外部とのあらゆる接触を禁じることで、この恐ろしい病を島から一掃することができるかもしれない、と私は考えている。この病によって直ちに死に至ることがなくても、患者の命は縮められ、しかも残された日々を呪いながら生きることになる。（この島では、聖ラザロの病という名で呼ばれている。）なんと酷い眺めなのだろう、らい患者の母親が、腕の中ですやすやと眠る生後数日のわが子を軽率にも繰り返し撫でさする姿は！　こうした光景がどの家庭でも見られる。そして政府がそれに対してなんの手だても打たないために、赤ん坊は母親の乳とともに病と死とをも飲みこむのである。

61　サフォードが示したような、他に例を見ない島民への理解と愛情は、同時代のアントワーヌ・アルフレッド・マルシュのものと好対照をなしている。マルシュはチャモロ人についてこう報告している。

チャモロ人は真剣に働こうとしない。……知性はあるが非常に怠惰で、誇りだけは高く、不正直で、感謝することもなく、その先祖と同様にあらゆる道徳を欠いている。……

……つまらないことには際限や体面もなく関心を寄せる。……私たちの文明からいかにして恩恵を得るべきかを考える者の数は非常に少ない。

62 ウマタックは静かな町だ。今では島の中心から遠く離れているが、町のすぐ外には一五二一年春のマゼランの上陸を記念する碑が建っている。ジャーナリストで歴史家でもあるジュリア・スティール（ジョンの娘だ）にとって、村は異なる文化の最初の接触の瞬間を象徴しているのだという。

ウマタックについて考えれば考えるほど、私はもっと考えたくなる。なぜならこの小さな町は、歴史上非常に重要な役割を果たしたのだから。この場所で、島と西欧の文化が最初にぶつかり合った。その後太平洋のあらゆる島で繰り返され、その社会に激変をもたらした何千もの衝突の最初のものが、ここウマタックで起きたのである。マゼランにとってのインド諸国のように、ウマタックは私にとってのモデルであり、世界とその構造についての考察の原点である。

63 フェナ湖はグアム島では最大の高地の貯水場であるが、真水のほとんどは島の北端の地下にある帯水層の上に浮かぶ巨大な水瓶から供給されている。フェナ湖は人造湖で、補助的な役割をしている。だが、周囲の核物質貯蔵場所で事故が起きた場合の連鎖反応を防ぐための「冷却装置」として造られたのではないか、という噂もある。

64　後になって考えてみれば、これらのわずかな非チャモロ人の移民が本当のリティコ－ボディグや古典的な筋萎縮性側索硬化症、またはパーキンソン病を患っていたのかはまったく明らかでない、とジョンは言う。いずれにしても、半分チャモロ人である彼らの子どもたちは、リティコ－ボディグを発病している。一九五〇年代の技術ではカーランドが遺伝仮説を追及することは不可能だったが、現在ジョンと同僚のW・ウェイダーホルトはカリフォルニアに住むチャモロ人の子どもたちにリティコ－ボディグが現われるかどうかを調べている。

65　クールーは致命的な神経病であり、この地域で一世紀以上にわたって流行したが、ガイデュシェックはそれが死者の脳を食べる儀式によって人から人へ移ることを突き止めた。病気の媒体は最近発見されたウイルスの一種で、いわゆるスローウイルスであり、実際に症状を現わすまで細胞の中で何年も活動を停止しているのだ。ガイデュシェックがその研ぎ澄まされた高度な医学的興味と、その地域の先住民のもつ文化的な思考や伝統についての深く親近感に満ちた知識の両方を駆使することがなかったなら、クールーの完全な解明にはもっと時間がかかっていただろうと思われる。彼が行なってきたほとんどの研究の根底には、そのような医学、生物学、行動学への情熱が一つになって存在し、地理的に孤立したあらゆる地域への研究へと駆り立てたのである。その例として、ニューギニアにおいてはクールーやリティコ゠ボディグのみならず、流行性甲状腺腫（クレチン病）、てんかんを伴う流行性嚢虫症、偽雌雄同体症など、ニューブリテン島では筋ジストロフィー、ニューヘブリデス諸島においては先天性骨関節奇形、シベリアではヴィリウリスク脳炎、朝鮮においては腎臓障害を伴う出血熱、オーストラリアのアボリジニーの間では遺伝的な病気などが挙げられるが、その他にも数多くの研究を行なった（一九七二年にはアルファ・ヘリックス号という研究調査船でピンゲラップ島にも短期間立ち寄った）。ガイデュシェックは何百もの医学論文を発表した他に、過去四〇年間に驚くほど詳細な記録をつけている。きわめて科学的な研究内容ばかりでなく、土地や人々についても鮮やかに記述され、私たちと同時代の非常に優れた医学者であり博物学者のライフワークの記録としても得がたいものである。

その他のスローウイルスは様々な動物の病気（羊のスクラピー、牛の海綿状脳症または狂牛病）や人間の病気（クロイツフェルト゠ヤコブ病など）の原因になっている。これらのスローウイルスは、実際にはウイルスよりさらに小さな分子で自らのDNAを持たないプリオンと認識されている。

66　最近、グアムにおける環境破壊について幅広く取り上げたデイヴィッド・クォメンの『ドードーの歌――美しい世界の島々からの警鐘』が出版された。その中で、一九六〇年には数が豊富で種類も多かった島固有の鳥が、いかにしてその二〇年後に絶滅に瀕するまでに減ってしまったのかが説明されている。その当時、何が原因なのかは誰にも分からなかった。

鳥たちはどこへ行ってしまったのだろう？　何が鳥を殺したのだろうか？　ハワイでのように、外来の病気にやられたのだろうか？　ＤＤＴの蓄積により中毒をおこしたのだろうか？　野生化した猫や木登り豚、あるいは投降することを拒んだ旧日本軍の兵士に捕食されたのだろうか？

グアムの「生態的殺人ミステリー」が解決されたのはようやく一九八六年になってからのことである。犯人は、鳥を餌にする「木登り蛇」（ボイガ・イレギュラリス）であることが分かったのだ。これらの蛇は一九五〇年代に島南部の草原地帯から広がり、一九八〇年には北部の森まで達した。その広がりは鳥の絶滅の波と完全に一致するのである。八〇年代半ばには、一平方マイルにつき一万三〇〇〇匹、つまり島全体で推定三〇〇〇万匹の蛇がいるとされた。この頃までに鳥を食べ尽くした蛇は、新たな獲物としてトカゲ、ヤモリ、それに小型の哺乳類を襲うようになり、その結果これらの動物も激減している。それと並行して、巣を張る蜘蛛の数が激増した。複雑に編まれた巣をそこらじゅうで見かけたが、それはおそらくトカゲの減少によるものだろう。つまり、かつてはとれていた生態系のバランスが、急速に崩れつつあるのだ。

67　リン・ローラーソンは、さらに稀な巨大なタッセルシダについて教えてくれた。かつては森に数多く生えていたが、そのほとんどが家庭で鑑賞するために盗まれ、今ではほとんど見かけなくなってしまったという。このシダと大きなリボンシダはオーストラリアでも見られる。オーストラリアでソテツを探していたチェンバレンはこれらに魅せられて、一九一九年に出版した『生きているソテツ』の中で次のように記している。

巨大なタッセルシダは、飾り房《タッセル》のような球果の房を持っている。またリボンシダは着生植物の中でも最も興味深いものだ。これらの植物が着生した木の幹の直径が一フィートに満たなければ、先住民は木を切り倒してしまう。幹がそれよりも太く、上のほうに美しく傷のない、三ペンスかひょっとすると六ペンスの値が付きそうなシダが生えていれば、喜々として八〇フィートも登っていく。

68 古くは一九世紀のパリの神経学者シャルコーの記述までさかのぼることができるのだが、パーキンソン病の患者は「爬虫類のように」物をじっと見つめる（凝視する）と言われてきた。これは単に描写として分かりやすい（あるいは蔑視的な）比喩にとどまるものではなく、パーキンソン病の患者の場合には微妙な運動機能が円滑に行なわれないことを意味しているのである。その結果、患者は爆発的といってもいい突然の動きと極端な静止とをくり返すために、ある種の爬虫類を思わせるのである。

パーキンソン自身は内科医であると共に古生物学者であり、一八〇四年に著した『生き延びる生命体』は古生物学の優れた先駆的書物である。はたして彼は、パーキンソン病が「ノアの大洪水以前の」いわば先祖返りを表わす異常であると考えたのであろうか。

その問題は議論を呼ぶところであるが、脳炎後遺症の患者においては先祖返りを思わせる様々な原始的な振舞いが顕著にみられることもある。稀に、脳幹の損傷によってミオクローヌスが起きることもある。リズミカルで奇妙なパターンをとる異常運動が口蓋《こうがい》、中耳、頸部の筋肉に生じることがあるが、これらの部分は実は、水生動物の呼吸器官である鰓弓《さいきゆう》に相当する人間における唯一の痕跡なのだ。つまり、鰓《えら》ミオクローヌスとでもいえるこの異常運動は、人間の筋肉が鰓に相当する動きをすることを意味し、人間が今でも遠い祖先である魚の特徴を備えているということの証しである。

69　五年ほど前、ジョンは注視麻痺を示すリティコ－ボディグの患者に興味を抱いたそうだ。同僚で神経眼科学者のテリー・コックスが患者の眼を調査したところ、これらの症状を持つ患者の半分には網膜に奇妙にまがりくねったはん痕病巣があることが分かった（通常使われる直像検眼鏡では簡単に見ることができず、倒像検眼鏡でしか見えないので、簡単な眼の検査では見逃されてしまう）。この眼底のはん痕は、網膜色素上皮のみに影響を及ぼすが、症状を生じることはない。

「この網膜色素上皮変性はチャモロ人にしか見られない。一九四〇年代からここに住んでいるコーカソイドの移民やフィリピン人には現われないんだ。それに、五〇歳未満の人には稀で、最も若い人で一九五七年生まれなんだよ。五〇歳以上のチャモロ人の二〇パーセントに見られるが、リティコ－ボディグの患者では五〇パーセントだ。一九八〇年代の初期に網膜病変を示した患者を調べていくと、その三分の二が一〇年以内にリティコ－ボディグを発病しているんだよ。

網膜の病変は進行性ではないようだ。どちらかというと、何十年も前に眼が受けた外傷の跡のように見えるんだ。もしかするとこれがリティコ－ボディグのマーカーとなる病変かもしれない。病気と同時に発生した何か、という意味でね。いずれにしても、この研究は始まったばかりなんだ。進行性核上麻痺や脳炎後パーキンソン病の患者にも同様のものが見つかるか調べているところだよ。

この網膜のはん痕性病変は、ウマバエの幼虫がつける跡と似ているところがある。しかしグアムにはウマバエは生息していないんだ。もしかすると他のハエの幼虫がつけた跡かもしれない。そしてそのハエがリティコ－ボディグの原因になるウイルスを運んでいる可能性がある。または、毒性物質の影響かもしれない。それがリティコ－ボディグ独特のものかそうでないか、はたしてそれが重要なのかどうかはまだ分からないが、こうした偶然はとても興味深いものだよ。いずれにしても、リティコ－ボディグの原因がウイルスや、あまり注目されていない寄生生物によって運ばれているのではないかと考える理由もこれなんだ」

70　カニクイザル（cynomolgus monkey）の「cynomolgus」という言葉は、文字通りに訳せば

「犬を吸う」という意味だ。シノモロギ族は、古代リビアの部族だった。なぜ、ある種のサル（マカークザルとも呼ばれる）がこう呼ばれるのかは不明だが、ジョン・クレイによれば、より良い翻訳は「犬の乳を吸う」という意味だそうだ。実際にカニクイザルは他の動物の乳を飲むのである。

71　一九二〇年代の日本の雑誌に、サイパン島における極めて多数発生する延髄麻痺についての報告がある。しかし、それが果たしてリティコの症状であったかどうかは明らかでない。サイパン島のリティコ－ボディグはガイデュシェックとその同僚により一五例が記録されているが、二例を除いて患者はすべて第一次世界大戦以前に生まれており、最も若い患者は一九二九年に生まれている。ジョンによれば、何人かの患者の親はグアムまたはロタ生まれだということだ。

72　ソテツのもつ神経に対する毒性についての研究は一九六〇年代以降はなぜか休止状態だったが、最近いくつかの研究室で活発になっている。テキサス大学オースティン校のトム・マブリーとデリア・ブラウンソンは、ソテツとリティコ－ボディグの関係を検討するために、ラットの脳の組織標本に与えるグアムの神経毒の影響を調べている。また、オーストラリアの国立環境毒物研究所のアラン・シーライトはＭＡＭやＢＭＡＡの影響を実験動物を使って調査している。サウスウェールズ大学のマーク・ダンカンは、数年をかけてＢＭＡＡの毒性を検討したところ、ソテツとリティコ－ボディグとの間に特別な因果はない、という感触をえている。むしろデータは、鉱物が原因だとする仮説を支持する。しかし、実験に用いたグアムのソテツの粉末にはしばしば亜鉛が混入していたので、亜鉛の毒性がリティコ－ボディグの原因として直接的に関係するといえるかどうかも問題がある、とダンカンは述べている。

73 ザングは同僚と共に、地域によって症状がさまざまに変化するグアムのリティコ－ボディグを二〇年以上にわたって分析した結果、サイカシンの量が病気に深く関わっていることを突き止めた。しかし、そのような「相互関係」は、それがどれほど濃厚なものであっても、単純に原因と結果という関係を表わしていると考えることはできないことも指摘している。アルツハイマー病、パーキンソン病、筋萎縮性側索硬化症の中には稀に単純なメンデルの遺伝法則に従うケースもあるが、大多数は単純な形式の遺伝病ではない。通常、これら三つの病気は複雑な障害であり、遺伝的、環境的な様々な要素がからみあって症状が変わっていくようである。スペンサーが指摘するように、このような遺伝子と環境の相互作用は複雑で、一筋縄ではいかない。たとえば、ストレプトマイシンが稀に重い副作用を起こすのは、ミトコンドリアに属するDNAの欠陥が原因であるが、副作用はストレプトマイシンが投与されて初めて明らかになるのだ。ストレプトマイシンはもともと肺結核の治療薬として開発されたが、患者によっては、重くて完全には回復しない神経性難聴を引き起こした。

家族に現れる遺伝病の中には、通常のメンデルの遺伝法則には従わないものがある。この場合はミトコンドリアのＤＮＡの突然変異によって起きる可能性がある。このようなミトコンドリアの異常によって、聾、糖尿病、腎臓病、光ミオクローヌス、そして大脳変性が発生する。この症候群、あるいはそれに非常に類似した症状は、もともと一九六四年にヘルマン、アギラー、サックスによって紹介された。ミトコンドリアＤＮＡはもっぱら母から子へ伝えられ、父から子へ伝えられることはない。そこでウィーダーホルトたちは、一六七〇年から一七一〇年の間にチャモロ人が経験した危機的な状況化でミトコンドリアＤＮＡの突然変異が起こり、その後の世代、特に特定の家族に広まったのではないかと考えた。この期間、チャモロ人の男性は実質的に絶滅し、グアム島の人口はわずか数百人の女性にまで減少したのである。こうしたミトコンドリアの突然変異を起こした人の神経は、過敏になった結果として、通常の人にとっては良性の環境的な要素であってもリティコ－ボディグのような致命的な神経疾患を起こすのではないだろうか。

ロタ島

74　マリー・ストープスは一八八〇年にロンドンに生まれた。若い頃から科学への飽くなき情熱と才能を持ち、当時医学への女性の進出を阻んでいたものと同様の強い反対を受けたにもかかわらず、ユニヴァーシティ・カレッジへの入学を認められた。彼女はそこで植物学を学び、優秀な成績により金賞と学位を得て卒業した。古植物学に興味を持っていたストープスは、続いてミュンヘンの植物学研究所の大学院に入学したが、彼女は五〇〇名の学生中唯一の女性だった。ソテツの胚珠の研究により、ストープスは女性として初めて植物学博士号を得た。

一九〇五年にはロンドン大学から理学博士号を受け、英国で最年少の理学博士となった。その翌年、大英博物館のために膨大な二冊の『白亜紀の植物相』を執筆するかたわら、『青少年のための植物学』を出版した。植物の専門的な知識ばかりでなく、確かな文章力で綴られた楽しい本で、若者らしい広い想像力と鋭い洞察に満ちている。その後もストープスは数多くの科学論文を発表し、一九一〇年に出版した『古代の植物』は人気を集めた。その他にもロマンス小説や詩などを発表したが、『日本からの手紙』では、とある優秀な日本人植物学者への彼女自身の苦悩に満ちた愛を小説の形で語り、読む者の心に強く訴えた。

この頃になると、ストープスには植物学の他に様々な関心が芽生えていた。たとえば、タイムズ紙に宛てた手紙で女性の選挙権獲得を支持し、その後も、女性が性的、政治的、職業的に解放される必要性をますます強く感じるようになっていった。一九一四年以降は、古植物学の研究と重複する数年間を経て、最終的には人間愛とセクシュアリティに関する研究に専念した。ストープスは性行為を冷静に解説した最初の人であり、その文章にはソテツの胚珠についての説明と同じような明快さと正確さがあった。同時に、D・H・ローレンスの作品を予感させるような愛情もこめられていたのである。彼女の作品『婚姻の愛』（一九一八年）、『働く母親への手紙』（一九一九年）そして『輝ける母性』（一九二〇年）はどれも出版当時は絶大な人気を誇っていた。彼女のように格調高く権威をもって読者に語りかける人は他にはいなかったのだ。

その後、ストープスは米国の産児制限運動の草分けであるマーガレット・サンガー女史と知り合い、英国におけるこの運動のリーダーとなった。一九二三年に『避妊——その理論、歴史と実践』を出版し、ロンドンを始め全国にマリー・ストープス・クリニックを開いた。第二次世界大戦以降は、彼女のメッセージは影響力を失い、かつては誰もが知っていたその名前も忘れられていったのだった。彼女は年老いてもなお、古植物学への興味を失うことはなかった。最初の恋人は石炭の球だったと、彼女はよく話していたものである。

75 宇宙空間の大きさに関して一六、一七世紀に起きた発想のコペルニクス的転回は、人間が宇宙の中心にあるというそれまでの感覚に重大な一撃をくらわせた。それについて最も悲痛な声を上げたのがパスカルである。「人間の目に見える世界は、微細なしみにしかすぎないのだ」と彼は嘆いている。なぜなら、人間はいまや「自然界の端をさまよい、小さな牢屋に押し込められている」のだから。またケプラーは「無限の空間に投げ出されたような感覚、あるいは隠された秘密の恐怖」を記している。

一八世紀には岩石や化石に関する地質学的な歴史が関心を集め、その結果として人間時間の感覚も激しく変わることになった（特にロッシ、グールド、マクフィーがそれを強調している）。進化の時間、地質学的な時間、深遠な時間は人間が自然にかつ素直に把握することができる概念ではなく、人々の間に恐怖や抵抗を引き起こしたのである。

地球は人間のために存在し、その歴史は人間の歴史と同じであるという感覚は安心感を与えてくれる。そこでは古い過去も人間的尺度で計ることができ、最初の人間であるアダムからそう何世代もさかのぼるものではない。しかし、聖書に書かれた地球の年代記は、いまや何十億年という単位まで引き伸ばされたのである。アッシャー大主教は世界は紀元前四〇〇四年に創造されたと計算したが、ビュフォンが人間は自然界の七世の歴史の最後の一世になってようやく現われたという世俗的見解を述べて、地球の年齢に七万五〇〇〇年という前例のない長さの時を与えたのだった。ビュフォンが個人的にはこの数字の四〇倍の長さを計算していたことは、彼の手稿に残る三〇〇万年という数字からもうかがえるが、その数字を減らした理由は、ロッシの記録によれば、あまりにも大きな数字だと同時代人に理解されず、時間の「深い闇」に対して恐怖心を抱かせてしまうだろうと考えたためだという。それから五〇年ほど経っても、たとえばプレーフェアは、古代の地層の不整合面を調べていると「時間の底知れぬ深みに目まいがするようだ」と述べている。

一七五五年にカントが『天体の一般自然史ならびに理論』を出版して星雲の進化と出現に関する見解を述べ、現在の状態に至るまでには「何百万もの年月や世紀」が必要であり、創造は永遠に宇宙に存在するものだとしている。ビュフォンの言葉では、「神の手」は天体宇宙学から排除され、宇宙の年齢は桁はずれに広げられた。「フックの時代に人々が知っていた時間は六〇〇〇年を越える程度のものだったが、カントの時代には何百万年という時間の経過が認識されるようになった」とロッシは記している。

それでも、カントが唱えた何百万年という数字は理論上のもので、地球に関する確かな知識として地球物理学に根を下ろしたわけではなかった。さまざまな地上の出来事に彩られた莫大な地質学的時間という概念は、一九世紀になってライエルが『地質学原理』を著わしてやっと生まれたものである。ライエルは地質学的変化の大きさと時間とを共に一つの視野に入れ、何百万年にもわたってより遠い過去への道が続いているという時間感覚を導いたのである。

一八三〇年に出版されたライエルの著書の第一巻を携えて、ダーウィンはビーグル号の船上の人となった。悠久の時間に対する観念は、ダーウィンの学説の前提となるものである。カンブリア紀から現代の動物に至るまで、氷河の動きのように遅々とした進化の過程には少なくとも三億年かかっているであろうとダーウィンは推測したのである。

スティーヴン・ジェイ・グールドは『時間の矢、時間の環』の中で私たちの時間の概念について述べているが、最初にフロイトの有名な一節を引用している。それは、人類の「素朴な自己愛は科学によって二回も蹂躪された、コペルニクスとダーウィンによる理論革命によって」というものだ。そして、フロイトはそれに（グールドは「史上最も謙虚さを欠く宣言」としているが）自らの理論を付け加えている。しかし、そのリストからは（グールドの観察では）科学の最も偉大な進歩の一つである深遠なる時間の発見、コペルニクスとダーウィンの理論をつなぐために必要な発見を除いているのである。現在でも「フロイトの四発目の銃弾を受け入れる」ことがいかに難しいか、そして気の遠くなるような長い時間に対して、概念や象徴的な印象以外に現実感や本質的な感覚が私たちに欠けているかを、グールドは指摘する。それでも、この理論革命はあらゆるものの中で最も重要なものであると結論づけている。

76　カール・ニクラスはこの点についてこう推察している。
　ロボクを大地に根付かせる巨大な根茎については推察の域を出ないが、これらの地中の根によって何百ものロボクが互いにつながり、一つの生命体、おそらくは地球の歴史上最大の生命体を作り上げたのだろう。

　私がオーストラリアで見たナンキョクブナの森は、二万四〇〇〇年前の氷期から続いている、地球最古の生命体だと言われていた。また、すべての木が一つにつながった生命体であり、多くの幹や根を持ち匍匐茎《ほふくけい》や横枝によって広がる一つの組織を形成している。最近、ナラタケ属のアルミラリア・ブルボサという菌類が地中に張り巡らせたおそろしく大きな根茎の広がりがミシガン州で発見された。それは三〇エーカーもあり、重さは一〇〇トンを超えるほどである。そして、この地中の糸状体は遺伝的に同一であるため、地上最大の生命体と呼ばれている。

生命体あるいは個体を構成する概念そのものがこのようにあやふやになる事態は、動物界ではほぼ存在しないと考えられる（珊瑚礁のポリープのような特殊なケースを除いて）。スティーヴン・ジェイ・グールドは、著書『がんばれカミナリ竜——進化生物学と去りゆく生きものたち』でこの問題について考察している。

77　シダ、ヤシ、ソテツは外見は似ているが互いに無関係で、まったく異なる種類の植物である。その「共通の」外見は、それぞれ独自に発達したものなのだ。ダーウィンは、そのように一点に収束する進化の例を目のあたりにして大喜びした。それはつまり、さまざまな時代や状況下で直面する共通の問題を解決するために、結果として同じような機能を備えるということである。

たとえ単純な木の形であっても、木が直立姿勢を支えるための軽くて硬い材質を必要としたときに、その基本的な特徴が数多くの異なる植物種において独自に発達したのだとニクラスは強調している。その結果、木生トクサ、木生ヒカゲノカズラ、ソテツ、マツ、カシなどは木質部にそれぞれ異なる機能を備えるようになったが、シダやヤシなど真の木質部を持たない植物はその他の方法、たとえば柔らかいが筋の多い樹幹の繊維細胞や幹を支えるための外部根などを発達させている。ソテツの柔らかい樹幹はそう強くはないが、葉が枯れてもその基部が脱落せずに残って補強され、鎧に覆われているような外見を与える。その他の、たとえば大昔に絶滅したスフェノフィラレス属などは木の形をとることなく、深い森を形成していた。

収斂進化は動物界においても見られ、その例として、異なる分類群でそれぞれ独自に発達した眼の進化を挙げることができる。クラゲ、環形動物、甲殻類、昆虫、ホタテガイ、イカなどの頭足類、そして脊椎動物についてもそれは同様で、これらの動物の目は構造も起源も異なるが、同じ遺伝子の働きに依存しているのである。眼の発生に関与するPAX遺伝子や、身体や器官の形態形成を司るホメオボックス遺伝子は、私たちの予想をはるかに上回る正確さで、眼や脳の発生分化を統制する遺伝子として統一的に働いている。リチャード・ドーキンスは最近、著書『クライミング・マウント・インプロバブル』において、特に眼の発達に関する素晴らしい議論を展開している。

78 サー・ロバート・ションバーグは、オオオニバスを発見したときの喜びを、次のように述べている。

一八三七年一月一日、私たちは自然が課すさまざまな困難に打ち勝ってバルビセ川を遡り、川幅が広がって流れのない水たまりができている場所を見つけた。この水たまりの向こう岸にある何かが、私の注意を引いた。それが何であるかはすぐに分からなかったが、私は乗組員にもっと速く櫓を漕ぐよう指示し近づいて行った。すると、どうだろう！　摩訶《まか》不思議な植物ではないか。私はそれまでの困難をすべて忘れてしまったほどだ。植物学者としての私の苦労は報われたのである。巨大な浮葉は直径五、六フィートもあり、平らで縁が高く、上部は黄緑、下部は真紅である。その驚くべき葉に近づくと、華麗な花が見えた。その数多い花弁は純白から赤や桃色へとほのかに色が違っていた。

オオオニバスの池には、その巨大な葉の下に、クラスペダクスタという名の小さなクラゲが生息していることを、私は後になって知った。このクラゲは一八八〇年に発見され、初めて発見された淡水クラゲであるとされていた。しかし、その後、それはクラゲ状のヒドロであると分かった。何年もの間、クラスペダクスタは植物園の水槽といった人工の環境の中でしか見つからなかったが、現在ではグアムのフェナ湖などのいくつかの湖で見つかっている。

79　第二次世界大戦中に出版された『絵で見る英国』シリーズの美しい一冊、ジョン・ギルモア執筆の『英国の植物学者』は、私の好きな本である。ギルモアはジョゼフ・フッカーについて生き生きと感動的に描写している。フッカーは植物学の偉大な探検家かつ研究者であり、その父はグラスゴーで長年教壇に立った後にキュー王立植物園の初代園長となった名高いウィリアム・ジャクソン・フッカーである。ギルモアは、ジョゼフ・フッカーとダーウィンの関係について詳しく述べている。

「君はいつも私に親愛の気持ちを持ってくれている」と、ダーウィンはフッカーへの手紙に書いている。フッカーは、毎朝目が覚めたらすぐに読めるように『ビーグル号航海記』を枕の下に置いて眠った若い頃から、ウェストミンスター寺院で執り行われたダーウィンの葬式で棺を担ぐまで、ダーウィンの最も親しい友人であった。一八四四年にダーウィンが自然選択理論を最初に書き送ったのはフッカーであり、その一五年後、最初にダーウィン説へ転向したのもフッカーだった。一八五八年のある朝、ダーウィンはアルフレッド・ラッセル・ウォレスから、自分が発表しようとしていたのと同じ内容の自然選択についての論文を受け取った。彼はこの理論については間違いなくウォレスに先んじていたにもかかわらず、ドン・キホーテ的な騎士道精神を発揮してウォレスに名誉を譲ろうとした。このとき、リンネ協会において有名な二人の論文の同時発表を企画したのがフッカーである。また、一九〇九年のダーウィン生誕一〇〇年記念の際、フッカー自身は九二歳であったが、ケンブリッジ大学において、彼があらゆる形で手助けしたダーウィンを称える講演を力強く行った。

ところで、ジョゼフ・フッカーは、ダーウィン説の推進に果たした役割に加えて、植物系統学者、植物地理学者、探検家としても同時代の植物学者の中で際立った存在であった。

「彼ほどに植物の知識が豊富な者はこれまでも数少なかったし、これからもそうであろう」とバウアー教授は述べている。フッカーは、幼少時代を父が大学教授をしていたグラスゴーで過ごした。家には植物の標本や図書が集められていたが、これらは後にキュー王立植物園の収集物の基礎となる。家の近くには植物園があり、幼いフッカーは目覚めてから眠るまで植物学という空気を吸って育ったに違いない。グラスゴーで養った植物への強い愛情は、一生彼から離れることはなかった。

80 フィリップ・ヘンリー・ゴッスは一八五六年に執筆した（著者名のない）ガイドブック『キュー植物園散歩』の中でソテツを次のように説明している。

温室の南東の端のかなりの面積に群生しているソテツは、名称はさまざまだが外見はどれも似かよっている。アーチを描く羽状の葉は柱のような幹の頂部から放射線状に伸び、ヤシや木生シダによく似ている。しかし、ソテツはヤシやシダの優雅さを欠き、その硬さやとげで覆われた葉から受ける印象はあまり良いものではない。

一年後、ゴッスは『オムファロス《へそ》』という奇抜な本を出版した。それは『種の起源』の出版の二年前のことだが、優秀な博物学者であると同時に熱烈なキリスト教の原理主義者でもあったゴッスは、原始の時代の証拠となり得る化石と自身の宗教的な信条とを、神による瞬間的な万物創造で結び付けようとしたのだ。彼が提唱した「前時論《プロクロニズム》」とは、世界は化石植物や動物と共に一瞬にして創造されたもので、過去という外見をまとっただけであり真の過去は存在しない、したがって化石となった生物はそもそも存在しなかった、というものであっ

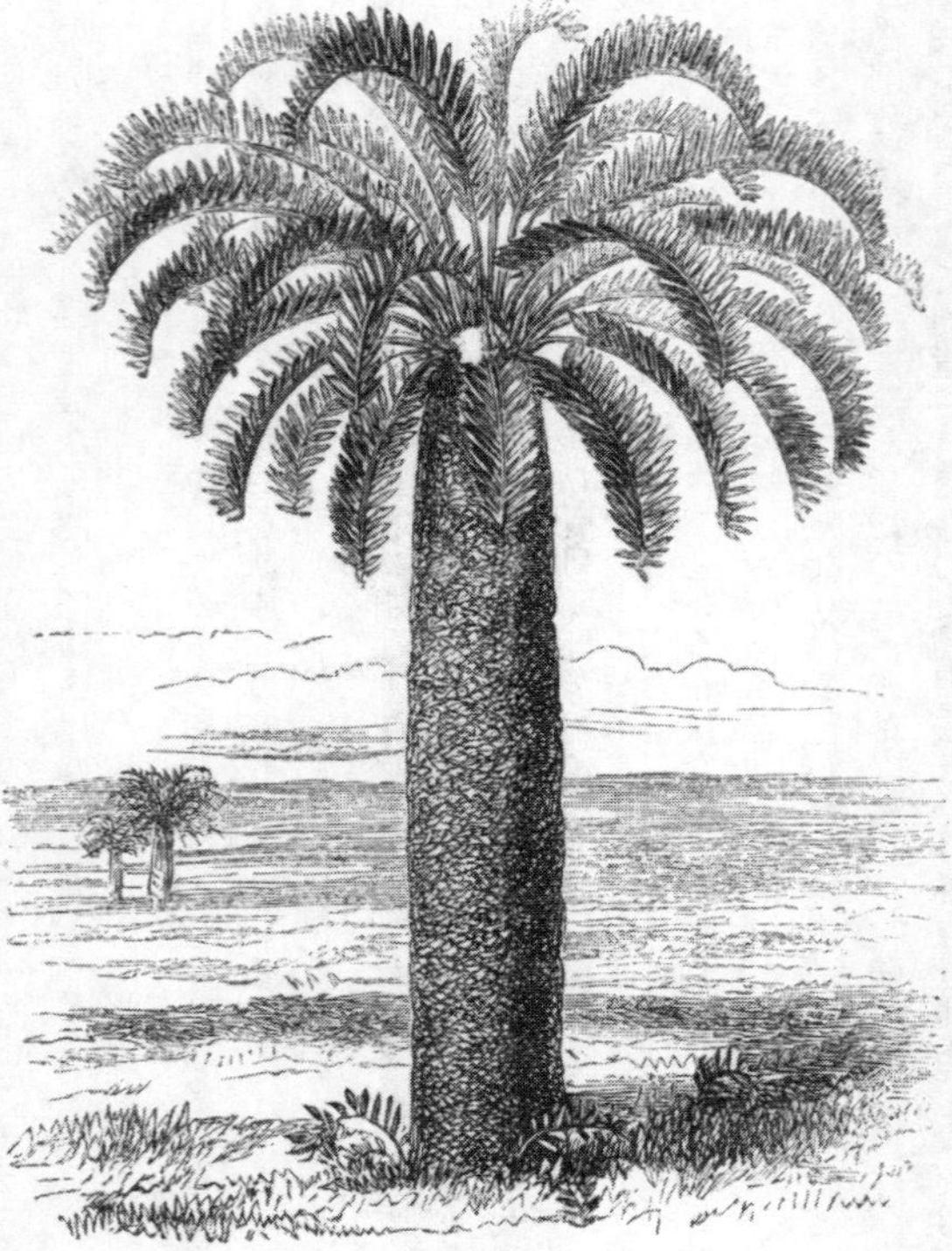

ENCEPHALARTOS.

ゴッスのいう「不細工」なエンケファラルトス、『オムファロス』より

た。アダムは一瞬にして若い男として創造された（アダムは子どもでもなく、母親から生まれ出たわけでもなく、非聖書的な遺伝暗号も有していない。それでもなお、非聖書的なへそはついていた）。いずれにしてもゴッスは、葉の基部に覆われ、樹齢が一〇〇年を超しているように見えるソテツも、アダムと同様ごく最近創造されたものだと主張した。
ゴッスは読者に動植物のパノラマを見せてくれる。さあ、万物創造から一時間後の世界を旅してみよう、と。

このソテツ科のエンケファラルトスを見よ。何と不細工な植物だろう。まるで優雅なヤシの戯画のようだ。果たして創造主がココヤシの木を鉄の鋳型で作ってみたのだろうか、と考えさせられる。分厚く、ざらざらした固い幹から十いくつもの葉がアーチを描いて伸び、そこから刀のような形をした小葉が出ている。それは角のように固く、色は灰色がかっていて、すべてがさつであまりにも味気ない。この固い冠の中心に、巨大な松ぼっくりのような果実がある。……この巨大なエンケファラルトスの樹齢が七〇〇年、または八〇〇年だと推量してもおかしくはない。……ところが、実際にはこの植物さえも、たった今創造されたばかりなのである！

この驚くべき見解を仮説と呼ぶことはできない。なぜなら、これは証明できるような問題ではないからである。いずれにしても、この見解は古生物学者からも神学者からも嘲笑を買うことになった。

81　キュー王立植物園のガイドブックの中で、ゴッスはキボティウムについても風変わりな解説を加えている。

キボティウムについては、『スキタイの羊』という名称で多くの伝説が伝えられている。それは半分動物で半分植物であり、近くにあるすべての植物をむさぼり食ってしまうというものだ。実際には、それはけば立った伏地性の幹をもつキボティウム・バロメッツというシダのことで、その外見が何か地を這う動物に見えるところからきているのだろう。

82　キュー王立植物園やアムステルダム植物園のソテツを見ると、その弱々しさ、そして特殊で稀な植物を脅かす絶滅の危険について考えさせられる。ケープタウンのキルステンボッシュ公園を訪れたときには、とりわけその思いを新たにした。そこではアフリカに自生するソテツであるエンケファラルトス属が五〇種ほど植えられていた。いくつかはよく目にするソテツだが、珍しいものもあった。その一つは、一八九五年にメドレー・ウッド博士により発見されたエンケファラルトス属ウッディィ種の雄株から派生した唯一無比のものである。このように、元の株から切り取られたソテツは存在するが（無性生殖により増やされたもの

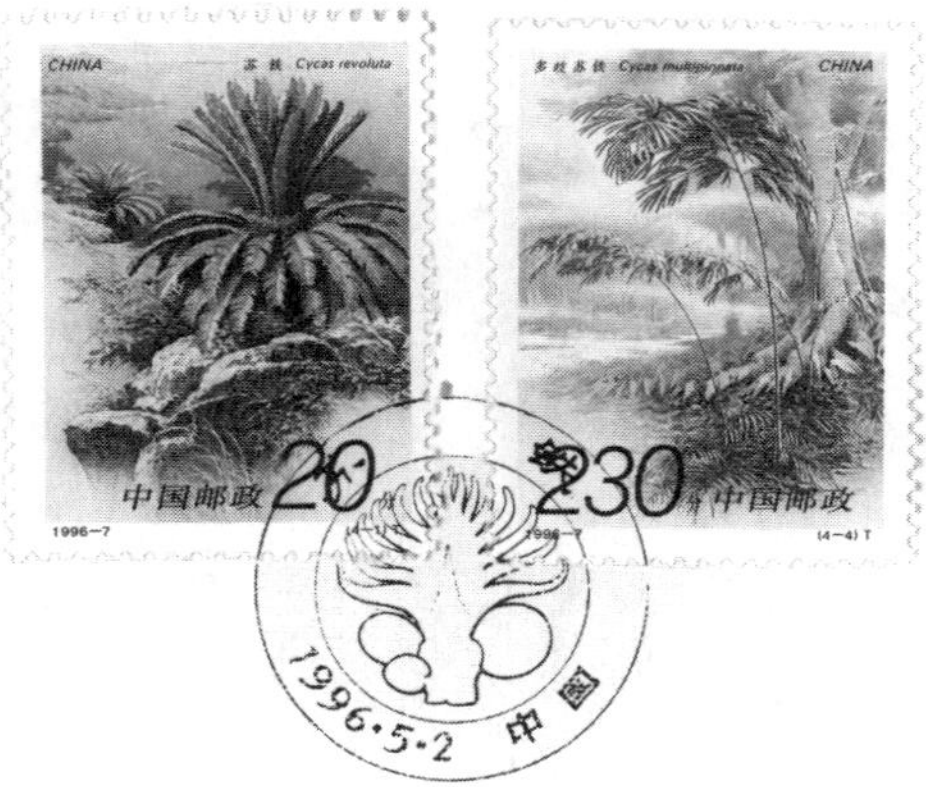

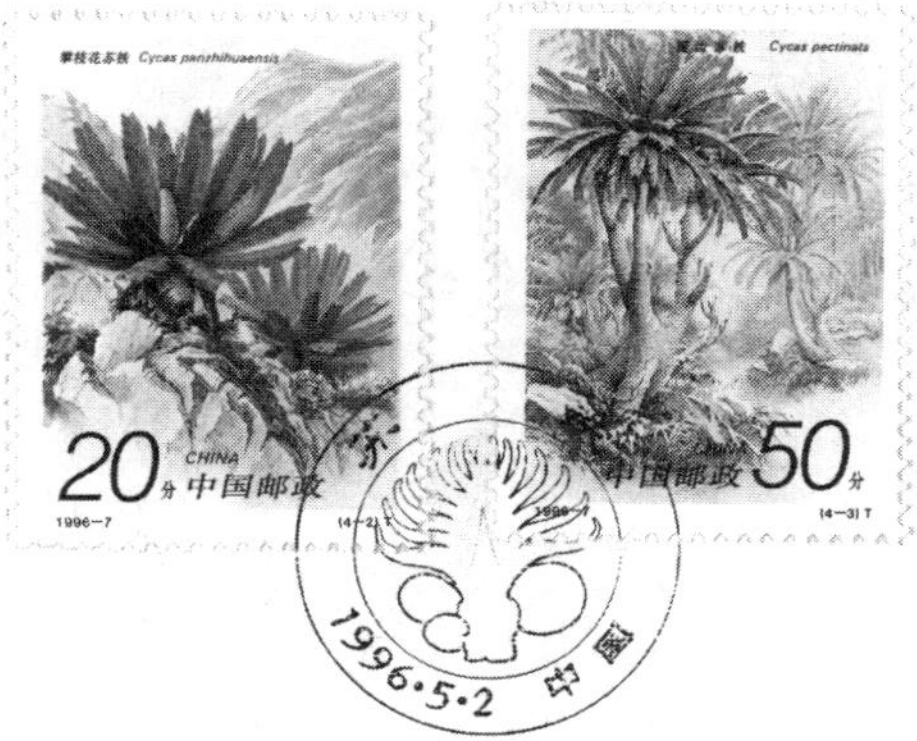

ムルティピンナタ種を含む中国固有のソテツを描いた切手。画は曾孝濂《ソウコウレン》による

で、元の株のクローンである)、この種の株は雌雄を問わず見つかっていない。したがって、いまだ見つかっていない雌の株がどこかに存在しない限り、ウッディイ種は決して受粉することもかけ合わされることもなく、地上で最後の株になってしまうのである。

キルステンボッシュ公園で、名札も貼られず、人が近づかないよう鉄柵で囲まれて隔離された素晴らしいソテツの株を見ていると、アメリカインディアンのヤヒ族の最後の一人であったイシのことを思い出した。私がこの公園で見たのはソテツのイシだった。そのことは、私に何億年も前の木生ヒカゲノカズラ、木生トクサ、ソテツシダといった偉大な植物がだんだん数を減らし、最後の一株になっていく様子を思わせた。そしてある日、最後の一株が消え去ると、石炭に含まれる寂しく圧縮された記憶だけが残るのである。

(もう一つの唯一のソテツとして、ムルティピンナタ種の雌株がある。これは中国の寺院の庭で最近見つかったもので、同じ種の他の株は見つかっていない。この株は、中国固有のソテツを記念して、他のソテツと共に一九九六年五月に発行された切手に印刷されている。)

83　グアム島北部の熱帯性乾燥林には、ソテツが繁茂している。ロタ島のソテツの森はグアムより雨量が多く、たとえばポーンペイ島の森のような真の多雨林ではないが、「中湿性」である。ここ数年、ロタ島のかけがえのない森はかつてない規模で破壊されている。そのほとんどが、日本人用のゴルフ場建設によるものである。森を歩いていてそのような開発が行われている一帯を通ると、巨大なブルドーザーが大地を割き、何百エーカーという土地の緑をなぎ倒していた。この島には既に三つのゴルフ場があり、さらに多くの建設計画がある。原生林をこのように切り倒せば、地下のリーフに酸性の土壌が雪崩のように流れ込み、リーフの環境を支える珊瑚の死滅を招く。そして森林を分割すると、森自身を支えるには面積が小さくなりすぎ、今から何十年か後には植物、動物を問わず全生態系の崩壊を招くであろう。

84　チェンバレンは『生きているソテツ』の中で、サンゴソテツの樹齢をどのように推定したか説明している。サンゴソテツは（野生の場合）成熟するのに約五〇年かかり、その後は平均で一年毎に冠状に新しい葉を出す。そこで、幹に残る芽鱗を数えて毎年出る葉の数で割れば樹齢が分かるのだ。ある美しいソテツをこの基準で測定すると、高さは五フィート足らずなのに、樹齢は九七〇年とされた。実際、チェンバレンはソテツの中にはセコイア属の樹齢に劣らないものもあるのではないかと考えたほどである。

85　ソテツ科の植物の球果の性質、形、大きさは種ごとにさまざまである。たとえば、レピドザミア属のペロフスクヤナ種やエンケファラルトス属のトランヴェノスス種の巨大な球果は一〇〇ポンド以上の重さがあるのに対し、最も小さなザミア属のソテツの球果は三〇ミリグラム以下である。しかし、球果の芽鱗はいずれも複雑で幾何学的なパターンを描き、松ぼっくりに見られるらせん状渦巻き、ソテツの円筒形の幹から出る葉の配置、ヒマワリの花蕾のようでもある。こうしたパターンを研究する葉序研究は何百年間も植物学者や数学者を悩

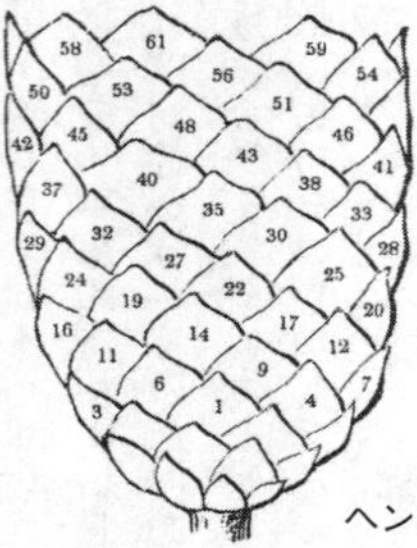

ヘンズローによる葉序の挿絵

ませてきたが、それは渦巻き自体が対数的になっているからだけでなく、反対方向に走る補助的な渦巻き（あるいは斜列）があって、二組の渦巻きがそれぞれ一定の比率で現われているからである。そこで、ソテツの球果のらせん状の渦巻きは、松ぼっくりと同様に常に五列か八列であり、斜列の端数は2/1、3/2、5/3、8/5、13/8、21/13、34/21などとなる。この級数は一三世紀の数学者フィボナッチの名を採って名付けられ、黄金分割に相等する一・六一八に収束する連続級数である。

これらのパターンは、おそらく葉や芽鱗を重ね合わせずにまとめる最高の方法なのであり、ゲーテなどが考えたような神秘的な理想形ではない。そして、こうしたパターンは見て楽しく、思考を刺激するものでもある。葉序研究に情熱を傾けたJ・S・ヘンズローはケンブリッジ大学の植物学教授でダーウィンの恩師でもあったが、著書『記述的及び生理学的な植物学原理』の中で葉序について挿絵を付けて解説し、またかなりのスペースを割いてダーシー・トンプソンの風変わりな著作『成長と形態』について考察している。一七世紀初めのネイピアによる対数の発見は、トクサの成長についての考察から始まったとされるし、偉大な植物学者ネヘミア・グルーは一七世紀後半に「植物について熟考すれば、数学の問題に到達する」と述べている。

動植物の形状や成長などの自然界の現象が数学的に決定あるいは規定されているという感覚は、ここ数十年のカオス理論や複雑系理論の発達によって、理想論や特異性の域を越えてますます強くなっている。いまやフラクタル図形は私たちの意識の一部となった。山岳風景、雪の結晶、偏頭痛、とくに植物の世界に、私たちはフラクタルを見いだす。四世紀前にネイピアが庭で対数を発見し、七世紀前にフィボナッチが黄金分割に囲まれていると感じたのと同じように。

86　植物の形状はゲーテを飽きさせなかった。現在私たちが使っている「形態学」という言葉も、彼が使い始めたものである。ゲーテには進化という概念はなかったが、ある種の論理的、形態学的な計測から、高等植物はすべて単純な原初的植物から派生したものであると見なし、植物の仮説上の祖先を原植物（*Ur-pflanze*）と呼んだのである。ゲーテ自身の記録によれば、彼はその考えをパドヴァの植物園でヤシの木を見つめていて思いついたということだ。その木は現在では「ゲーテのヤシ」と呼ばれ、専用の庭園に生育している。彼の仮説上の原植物には葉があり、それは花弁や萼《がく》、雄しべ、葯《やく》などといった、花の複雑な部分に変化することができた。もしゲーテに花を咲かせない植物についての知識があれば、マツバランを原植物としただろう、と私は考えずにはいられない。

アレクサンダー・フォン・フンボルトはゲーテの親しい友人であり、自らの著書『植生』の中でゲーテが提唱した形態変態理論を使っている（実際には、フンボルトはゲーテの理論をさらに広げ、宇宙を形成する力が、植物ばかりでなく岩石や鉱物、山岳やその他の物質にも働いているとしている）。植物界の外的特徴は「本質的には一六種類の植物の形態によって決まっている」とフンボルトは主張している。彼の考えでは、その一つである、葉がなく枝分かれしたマツバランの形は、フォキワギョリュウ（花卉《かき》植物）、マオウ（原始的な裸子植物）、トクサなどといった非常に多様な植物を一つにまとめるものだ。フンボルトは現実的で優れた植物学者であり、これらの植物の間に存在する違いをよく認識していた。しかし、彼もゲーテと同様に、生物学やすべての科学を貫くたった一つの原理を探していたのである。その原理とは、形態発生、あるいは形態学的抑制だった。

植物の樹枝状の形態は、そのきわめて原始的な原型ではなく、表面積に対する光の吸収効率を最大にして光合成を行なう面積を増やすための、単純に幾何学的な方法である。同様の経済効率の追求は多くの生物の形態に見られ、その例として、神経細胞の樹状突起や、気管支の樹枝状の形態がある。そこで、マツバランのように枝や複雑な形態をもたない原植物は例外であり、自然の中で最も基本的な構造をもつ生物の一つなのである。

（ゲーテの学説に類似したものとして、高等植物が形態学的にいかにして古生マツバランから派生したかとする最近の学説がある。これはW・ジマーマンが維管束植物の構造単位テロムの理論で提唱している。また、ゲーテの植物の形態発生理論に類似した考え方は、近年の自己統御、複雑性、一般形態発生の理論の中に見い出すことができる。）

87　グアムでソテツの森を見たサフォードも、そのような遠い過去へ運ばれていく感覚に襲われ、「落ちた葉の痕に覆われたソテツの円筒状の幹、固くとがってきらきら輝く葉は、石炭紀の古い森を思わせるのに理想的な姿である」と述べている。

ジョン・マイケルは、トクサについての同様の感覚をこう記している。

トクサの間を歩き回ることは、ある意味でSF的な経験である。私はメキシコで初めて巨大なトクサの立木を見たときのことをよく覚えている。自分が石炭紀の森へ入り込んだような気がして、トクサの間から恐竜が現われるのを思わず期待してしまったほどだ。

ニューヨークの通りを歩いていても、古生代を目にすることができる。この街でごく普通に見られるのは（もちろん汚染に耐えられる木だが）アジアンタム属のシダと、二畳紀からほとんど変化することなく現存するイチョウである。しかし、イチョウは現在では人工に増生したものばかりで、野生の木を見ることはできない。

88　ヤシガニがココナッツを食べるという、環境に対する予想外の適応習性にダーウィンは興味を抱き、『ビーグル号航海記』で次のように述べている。

ココナッツを餌としているヤシガニについてはすでに述べた。このビルゴス・ラトロと近縁か同じ種であるヤシガニは乾燥した土地ではどこでも見られ、成長すると非常に大きくなる。前脚の先端は強くて重いハサミになっているが、一番後ろの脚は他の脚と同様に弱く細いので、ココナッツの固い殻を破るのは不可能に思える。しかし、リエスク氏はそれを何度も見たと言う。ヤシガニはまず殻の繊維を引きちぎることから始める。それも三つ穴が開いている部分から始め、繊維をちぎると強い前脚を三つ穴の一つに打ち込み、開口部を作る。次に体を回転させ、細い後ろ脚を使ってアルブミンを含む白い胚乳《はいにゅう》を取り出す。これは私が知る限り最も興味深い本能的行動であり、自然界で最もかけ離れた二つの生物であるヤシガニとココナッツを結ぶ構造的な適応を示している。

ビルゴスはココナッツの実を取るために木によじ登る、と私が述べたとする文章があるが、その可能性は非常に小さいと考える。しかし、パンダナスにおいてはその作業はもっと容易であろう。リエスク氏によれば、これらの島のビルゴスは地上に落ちた実だけを食べるそうである。

（実際には、ヤシガニはヤシの木に上り、その巨大な前脚で実を切り落とすのである。）

89　かつてはソテツもシダや他の球果植物のように風によって受粉すると考えられていた。しかし、初期の植物学者は（チェンバレンを含めて）受粉期に雄のソテツの球果の中や周りに、ある種の昆虫がいるのを見て驚いている。

一九八〇年に、マイアミのフェアチャイルド熱帯植物園の職員であるクヌート・ノルストッグとデニス・スティーヴンソンは他所から持ち込んだソテツが実をつけないことに気づいた。この植物園では、元気な雄と雌のソテツが一、二ヤードしか離れていない場所に植えられていたのにもかかわらずである。しかし、土地のザミア属のソテツは実をつけた。調査の結果、ゾウムシの幼虫が雄の球果を餌にし、成虫になると小胞子葉に穴を開け、花粉だらけになって外に出てくることが分かった。これが雌の球果が受粉する方法なのだろうか？

スティーヴンソンとノルストッグはカール・ニクラス、プリシラ・フォーセット、アンドリュー・ボビデスといった他の研究者と共に、この仮説を大体において確認した。ゾウムシを観察すると、雄の球果の外側を食べ、球果の上で交尾してからその内部に入り込み、花粉ではなく小胞子葉の基部を食べ続ける。卵を産むのも幼虫が還るのも小胞子葉の中である。成虫になると、小胞子葉を嚙み破り胞子葉の上から外に出る。成虫の中には、受粉に向けて発熱し匂いを発散させている雌の球果に向かうものもいるが、雌の球果は昆虫にとっては有害なので、食べることはできない。細い裂け目を通って雌の球果に入り込むときに体に付着した花粉がこすり取れるが、雌の球果を食べられないので雄の球果に戻っていくのだ。

このように、ソテツは受粉をゾウムシに依存し、ゾウムシはソテツの球果を暖かく安全な住処としている。互いに相手がなければ生き残れないのだ。昆虫とソテツの間に築かれたこのような深い相互依存と共生化は最も原始的な受粉システムであり、おそらく古生代にさかのぼるものであろう。昆虫を魅きつける香や色を備えた顕花植物が進化するはるか昔に出来上がったことなのである。

（ソテツの受粉にはさまざまな昆虫がかかわっているが、特にテントウムシとゾウムシの果たす役割は大きい。ある種のソテツは蜂によって受粉するが、それはソテツの蜜が美味しいからだと考えることもできるだろう。）

90　こうした見事な適応能力により独自の方法を発達させたソテツの素晴らしさには感心せずにはいられない。そして、「高等」な一生を送る顕花植物に比べて、ソテツが「原始的」で「下等」な植物であると見なすことがいかに無意味であるかを感じるのである。私たちはここに安定した進化の過程を見ることができる。その最終到達点は「最高」の生物である私たちだが、そのような傾向や、地球規模での自然界の発展やその目標を実際に目にすることはできない。自然は、ダーウィン自身が強調したように、周囲の条件に対して適応するだけなのである。

自然の発展に対して私たちが抱く幻想を楽しく、また興味深く描いたのがスティーヴン・ジェイ・グールドであり、最近の『フルハウス――生命の全容――』は特に素晴らしい。彼によれば、これらの偉人によって偽りの世界の象徴へ導かれた私たちは、シダ類の時代に続いて裸子植物の時代が、それに続いて現在の顕花植物の時代が来たように考え、より古い生物形態がもはや存在しないかのように捉えている。しかし、たとえ多くの古い種が新しい種に取って代わられたとしても、中には環境に適応した形をとってうまく生き延びている種もあるのだ。たとえば、多雨林から砂漠までのあらゆる場所に生えているシダや裸子植物のように。結局、私たちが生きているのはバクテリアの時代であり、その時代はここ三〇億年間続いているのである。

進化あるいは発展についての結論を導くために、それがウマであろうがヒトであろうが、たった一本の系統を研究しても無意味であるということをグールドは示している。地上のあらゆる生命、あらゆる種を視野に入れて初めて、自然を特徴づけるのは進化ではなく、むしろ環境への無限の適応や多様な形態などであり、そのいずれが「高等」あるいは「下等」と分類することはできないことが分かるのだ。

91　ダーウィンは海水による運搬こそ重要な種子拡散の方法であると最初に唱えた人であり、種子が実際に海水に浮き、生き延びる能力があるかどうかを実験した。その結果、多くの種子は、乾燥していれば非常に長期間にわたって浮いていることが分かった。たとえば、乾燥したヘーゼルナッツは九〇日間水に浮き続け、その後に地中に埋めると発芽した。ダーウィンはこの時間を海流の速度と比較して、多くの種子は何千マイルにわたって海を漂い、しかもソテツの実のように浮子の役目を果たす繊維層を必要としない、と考えた。そして、「大きな種子または果実をつける植物は、一般的に種子の分散方法が限られていて、それ以外の方法で種子を運ぶことは非常に難しい」と結論づけている。

また、流木が時には海を超えて種子を運ぶこともある、とダーウィンは考察し、氷山も同じような役目をするとして、「アゾレス諸島の植物の一部は、氷期に氷山によって運ばれた種子が発芽したものだろう」と記している。しかし、リン・ローラーソンは、海洋による種子拡散の方法に関してダーウィンが見逃した事柄（もし気が付けば夢中になったであろうが）を指摘する。それは火山の噴火により海に吹き飛ばされた軽石によるものだ。こうした軽石は海上を何年も漂い、大きな種子ばかりでなく植物や動物を丸ごと運ぶこともできる。クラカタウ火山の噴火の三年後には、ココヤシなどの植物が生えた巨大な軽石が筏《いかだ》のようにコスラエ島の沖を水平線いっぱいに広がって漂っていたと報告されている。

もちろん、種子にとっては陸地にたどり着くだけでは充分でない。繁殖に適した場所を見つけなければならないのだ。「種子が繁殖に適した土壌に落ちて成熟する可能性の何と小さなことか！」とダーウィンは述べている。マリアナ諸島の北部に位置するパガン、アグリハン、アラマガン、アナタハン、アスンシオン、マウグ、ウラカスの各島にもソテツの種子がたどり着いたのは間違いないが、これらの島々はあまりにも環境の変動が大きく、火山活動も活発なために、ソテツが定着して群生するまでに至らなかったのであろう。

92　太平洋におけるソテツの歴史とその命名は興味深く、同時に混乱を招くものでもある。

マゼランと共に航海したピガフェッタは、もちろんグアムやロタのソテツを目にしたであろう。しかし、たとえソテツを見たとしても、彼の描写はあまりにも漠然としているので、はっきりしたことは分からない。周囲を取り巻くヤシからソテツを見分けるためにまず必要とされるのは、植物分類学的な視点である。そのような植物学的分類は、ようやく一七世紀になってからリードとルンフィウスによってほぼ同時に採用されたものである。この二人の経歴と関心は多くの点で一致し、共にオランダ東インド会社の官吏だった。ルンフィウスは一六五八年にインドのマラバル海岸でソテツに関する最初の記述を残した。ルンフィウスより年下のリードは、後年マラバルの知事となり、一六八〇年代に『マラバル地方に見られる植物標本集』を著わしているが、それはルンフィウスの『マラバル地方植物標本集』の原稿が火事で焼失した後のことである。ルンフィウスとリードが記載したソテツは同じものと考えられ、どちらもリンネによってキルキナリス種と名付けられた。海岸や島に生えるソテツは最初はすべてキルキナリス種と呼ばれたので、一八〇四年にフランス人の植物学者ルイ・ドゥ・プチトゥアールがアフリカ東海岸で新しいソテツを同定したときも当然この名で呼ばれた。しかし、この種は四半世紀後に別種であることが認められ、トゥアルシイ種と命名された。そしてルンフィウスの名前も、彼の死から一世紀半たった一八五九年に、モルッカ諸島で彼が初めて記載したソテツに冠されたのである。

ここ数年、太平洋種のソテツの分類を見直す努力がなされている。だが、その仕事がいかに複雑かについて、ケン・ヒルは次のように述べている。「遺伝的には異なるソテツが同じ地域にかわるがわる生える。……これは海水に浮いて漂う種子によって遠隔あるいは近隣への種子の分散が容易なためである」

現在では、ほとんどの植物学者はキルキナリス種という名称を、リードの『マラバル地方に見られる植物標本集』に最初に記載された背の高いインドのソテツにのみ使っている。これは少なくともヒルの分類体系に準じたもので、彼は西太平洋のソテツはルンフィイ種群に属すると見なしており、ミクロネシカ種と名付けられたマリアナ諸島のソテツはこの種群の中の特異な種であるとしている。シラキューーズ大学の分類学者デイヴィッド・デ・ローバンフェルは、キルキナリス種がインドとスリランカにのみ自生することに同意はするが、グアム島のソテツは初期に名付けられたセレビカ種に属するのではないかと考えている。いずれにしても、グアムのソテツは二〇〇年にわたってキルキナリス種と呼ばれてきたので、今後も同じ名前で呼ばれ続けるだろう。そして「正しい」名称に固執するのは植物学者だけに違いない。

93　原生林やソテツの森は、どの地域でも脅威、崇敬、宗教的、神秘的といった感情を抱かせるもののようだ。ブルース・チャトウィンはオーストラリアにあるソテツの谷が先住民の詩歌では「この上なく大切な場所」であり、彼らが死を迎える前に最後の巡礼を行う神聖な場所だと記している。「威厳を増した木生シダのような」ソテツの下で最後の集会を行ったり死を迎える場面が、チャトウィンの『歌 詞《ソングライン》』の結末となっている。

94　「深遠な時間《ディープ・タイム》」という表現を初めて使ったのはジョン・マクフィーであり、著書『盆地と山脈』の中で、常に深遠な時間について考えている地質学者は、その時間の感覚を自らの内面に吸収しているのだろうと推測している。そして一人の地質学者の言葉が引用されている。「自分の時間感覚を地球の時間感覚に合わせるのです。今ではほとんど無意識のうちにそうしていますが、時間感覚を地球と共有しているようなものです」

地質学や古生物学の専門家ではない私たちでさえ、その生存を維持するための基本的なパターンを何億年も保ってきたシダ、イチョウ、ソテツといった植物を見ていると、自らの最も内面的な感覚や無意識の心理が変化し、そこから自らを越えた新しい概念が生まれるに違いない。

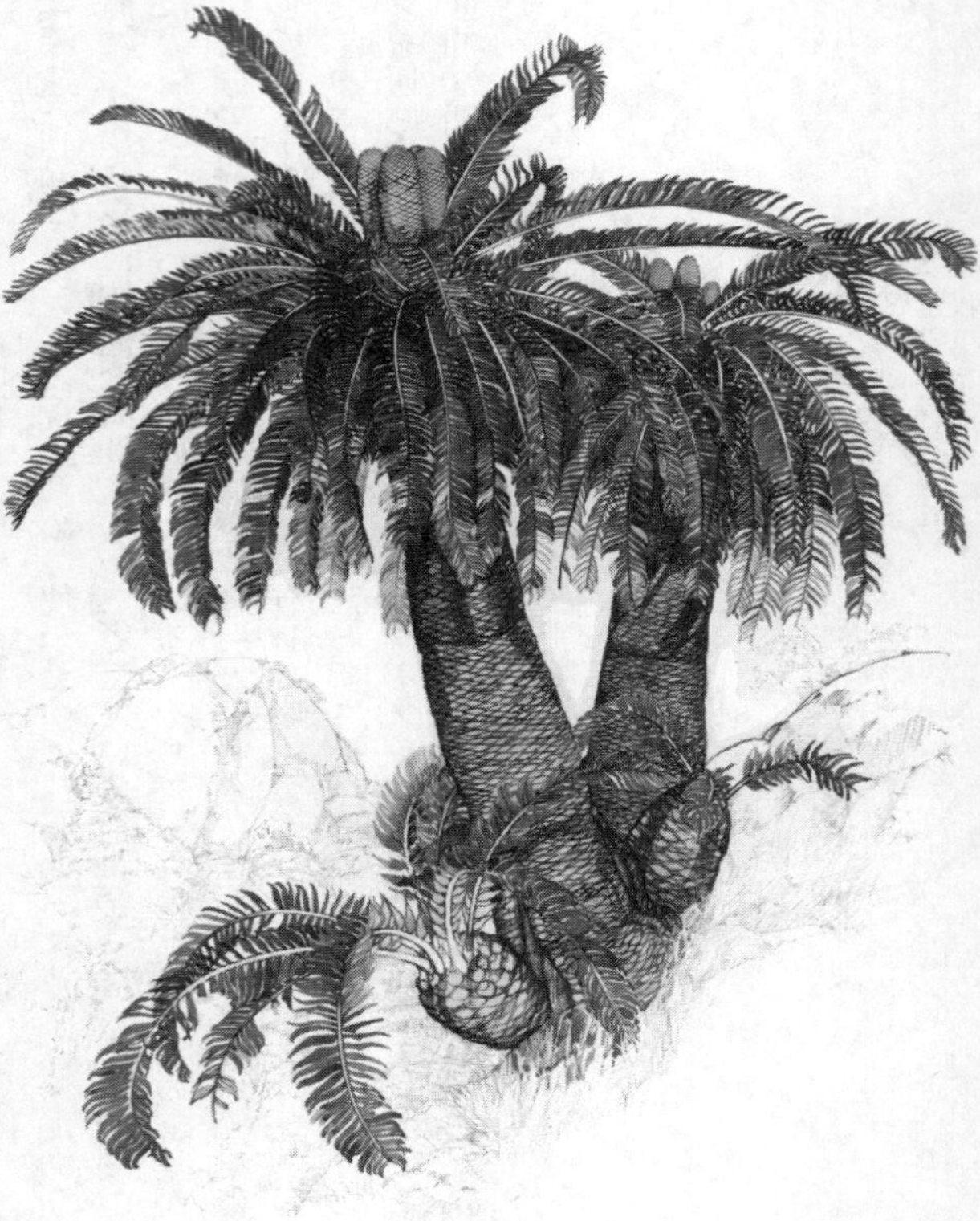

エンケファラルトス、ダグラス・グッドの『アフリカのソテツ』より

監訳者あとがき

平成医療短期大学教授・眼科専門医
大庭紀雄

本書はオリヴァー・サックスの最新作である。サックスは一九三三年にロンドンで生まれ、一九六〇年代はじめにアメリカに渡った。ニューヨークで神経学を学び、専門の脳神経科医として診療に携わるかたわら、作家として目覚ましい活躍をしている。これまで、映画にもなった『レナードの朝』をはじめ、『妻を帽子とまちがえた男』『手話の世界へ』『火星の人類学者』など、数多くの作品で世界中に驚きと感動を与えてきた。さまざまな神経症状を示す人びとについて、きめ細かな臨床的観察もさることながら、彼らをとりまく家族や社会にまで視野を広げ、人間の生き方を共感をもって描く彼の作品は、日本でも多くの読者を魅了している。

本書はミクロネシアに数多く住んでいる全色盲と神経病の患者たちを訪ねて、彼らの日常生活をベテランの脳神経科医の視点から観察するとともに、地理的・文化的に隔離された社会における病気の発生や社会の対応を縦糸に、そして島の美しい自然や歴史を横糸に、「島の生活と自然環境」を叙情豊かな筆致で描きあげたものである。かなり専門的な医学的問題を題材としているが、その底流に常にあるのは人間存在に対するサックスの深い愛情である。それゆえ読者は容易に本書の世界に入っていくことができ、理解を深めることができると思われるが、ここでいくつかの医学的背景を補足しておこう。

本書の前半に登場する「全色盲」とは、一般的な色盲や色弱のことではなくて、際立った色覚異常と弱視をきたす、一〇万人に一人程度にしかみられない稀な遺伝病である。監訳者自身、三〇年以上にわたって大学病院で眼科の診療に従事し、この種の遺伝病に関心をもってきたのであるが、全色盲については五人ほどに出合ったにすぎない。ところが、きわめて興味深いことに、そのような稀な患者が多数集まっている地域が世界に二カ所もあるのだ。その一つが本書の舞台となったミクロネシアのピンゲラップ島である。

この病気は劣性遺伝病である。われわれは両親の双方から遺伝子を受け継ぐが、それらが共に病的遺伝子である時に、はじめて劣性病として子供に現われる。受け継いだ遺伝子の片方だけが病的遺伝子である場合は、子供は病気にはならず病的遺伝子を子孫に伝えるだけの保因者にとどまる。全色盲の保因者は一〇〇人に一人くらいの割合で発生し、病的遺伝子はその子供らによって受け継がれていく。したがって、地理的に隔離された離島や文化的に閉鎖された社会では、一人でも病的遺伝子をもつ人が発生すると、その子孫の代では保因者同士が結婚する確率が高くなることから、劣性遺伝病がよく見られるのである。監訳者の長年の友人でもあり、本書にもたびたび登場するジョンズ・ホプキンズ大学のアイリーン・モーメニー・ハッセルズらのグループは実際に一九七〇年前後に、ピンゲラップ島の全色盲を綿密に調査して、人口の五％という医学的にいえば驚くほど多くの患者が存在することをつきとめた。さらに遺伝学的な調査をした結果、一八世紀に島に起こった大規模な自然災害の九名の生存者が病的遺伝子をその後の世代に広めて患者が多発したにちがいない、という趣旨の学術論文を発表している。しかし今後は、隔離の打開が進み他島との交流が盛んになって近親結婚が少なくなるにつれ、このような稀な病気は減少していくものと思われる。

サックスは前作『火星の人類学者』で、脳の後天的な病気が原因で色覚だけを失った画家の生活を詳しく描いているが、「生まれつき色のない」世界に住む人たちが、自然の色や人工的な色彩にいかに対応して日常を送っているのか、これはサックスならずとも関心をもつところである。サックスは今回の旅行にノルウェーの視覚心理学者クヌート・ノルドビーを特に誘っている。本書で紹介されているとおり、ノルドビーは自身が全色盲であり、幼児期からの視覚体験を学術誌に発表しているが、全色盲の目が島の色彩をどのように認識するのかをサックスは彼から具体的に学ぶことができた。さらにノルドビーの存在は、島の人たちの胸襟を開いた協力を得るのに大いに役立ったのである。

ちなみに、全色盲の視覚は医学的にみればいわば白黒写真あるいは白黒テレビの世界に相当するのであるが、標準的な色覚をもつ人間が彼らの色彩感覚そのものに立ち入るのは困難である。サックスの観察からわかるのは、彼らの光に対する感受性はむしろ一般人を上回っており、しかも明暗の変化に対する感覚は一般人よりも鋭いということである。したがって、彼らは一般人が見落とすような自然界のきめ細かな美しさを満喫しているであろうし、自然環境への対応力は想像以上に優れているにちがいない。そのような点をサックスは印象深く描写しており、全色盲の患者のもつ日常の視覚生活を余すところなく伝えた記述は、医学的にも価値の高い貴重な資料となっている。

ノルドビーは旅の印象を「ピンゲラップで出かけた夜釣りだね。あれは素晴らしかった。水平線の雲の流れ、澄みきった空、消えていく明りと深まっていく闇、珊瑚礁のリーフの輝くような波、星空と天の川の壮観さ、かがり火に照らされた、水から跳び上がるトビウオ」とまとめているが、このように鮮やかな視覚の世界を全色盲の人たちがもっていることを、この本によって私たちは知らされるのである。

本書のもう一つのテーマはグアム島の神経病である。グアムにおいて特異な神経病が多発することは第二次大戦後に米軍が医療関係者を送り込んでから明らかになり、カーランドを主任とする研究陣によって研究がすすめられた。「グアムの神経病」としてわが国でも注目されたが、文中にも再三紹介されているように、同様な神経病が日本の紀伊半島にもみられることが判明して、日米共同研究も展開されたのである。八瀬善郎は当時の研究を振り返って次のように書いている。「私の取り組んできた分野は、筋萎縮性側索硬化症と言う原因不明の神経病である。興味あることに、紀伊半島とグアム島に集積発病する。そのために、研究の第一歩はこの両地区の発病状況の実態調査から始まった。第二次大戦直後の一九五〇年からで、日本は敗戦後の混乱の中にあった。アメリカのＮＩＨ科学研究費の補助を受けた日米共同研究がその発端である。私は、患者がいると聞けば、日本やアメリカだけでなく、世界中に出かけた。たった一人の患者を診るためにスイスの山奥、ニューギニアの高地へ出かけたこともあった。自然の中で、日常生活の中でどのように発病したのかが、最大の関心事であった……」（メディカルトリビューン、一九八九年一二月一七日号）。

グアムの神経病は、筋萎縮性側索硬化症とパーキンソン病に痴呆を加えた複合的な疾病として、今なお研究が継続されている。本書でリティコと呼ばれているのは筋萎縮性側索硬化症に似た風土病で、その病状は本文中で克明に描かれている。最終的には四肢の麻痺がひどくなり、呼吸筋の麻痺が加わって死亡することが多い。ベーブ・ルースとともにニューヨーク・ヤンキースの黄金時代を築いたルー・ゲーリッグが突然発病して引退を余儀なくされたのがこの病気であり、米国ではルー・ゲーリッグ病とも呼ばれている。最近では著名な物理学者ホーキングが罹病しながらも研究活動を続けて、難病に苦しむ人々にメッセージを送っていることもよく知られている。

一方、本書でボディグと呼ばれている病気はパーキンソン病ときわめて似た症状を示す。パーキンソン病では四肢の運動をコントロールする脳の神経細胞が変性するために、手足のふるえ、筋肉のこわばり、緩慢な動作などが起こる。一八七一年にロンドンの内科医ジェームズ・パーキンソンにより発見されたのだが、紀元前五世紀の古代インドでも記載のある古くから知られた疾病である。日本人では人口一〇万人当たり一〇〇人程度、白人では二〇〇人程度に起こる、アルツハイマー病と並んで最も多い神経疾患である。

これらグアムの神経病に対する過去二〇年以上にわたる原因究明のための研究の流れも、本書で詳しく述べられている。島に古くから自生して食用にもされるソテツの成分であるサイカシンが槍玉にあげられたが、毒性レベルが低いために今ではおおむね否定されている。飲料水に含まれる金属が原因だとする説もあったが、すっきりとは解明されていない。ニューギニア高地民族に多発した神経難病クールーの原因を究明してノーベル賞を得たガイデュシェックも、島に乗り込んできて研究に加わったが、彼のスローウイルス説も受け入れられていない。最近では特定の遺伝子が関係していることも想定されて研究が進められている。また、病理学的にはアルツハイマー病に類似する変化が見られることが注目されている。

このような高齢者の医療に直結する問題は、グアム島の問題に限らず現代の重要な研究課題である。現在では、分子遺伝学と分子生物学の知識や研究技術を駆使した、新しい研究が進められている。これら難病の原因が全面的に解明され、予防法や治療法が生まれるのも遠い先のことではないであろう。

サックスは実際の患者の生活ぶりを見事に描写すると同時に、離島の医療や福祉の現状についても、自然環境、人々の生活習慣、食事の変化までも盛り込んで分析している。ミクロネシアの医療サービスが遅れているのは事実である。しかし、患者たちは家族や地域の物質的・精神的な連帯にささえられて、人間としての尊厳を保ち続けることができることも、私たちはこの本によって改めて認識させられるのである。このような全人的な介護のありようは、わが国や米国のような先進諸国における問題を考えるうえで参考にすべきことである。

ところで、本書を価値あるものとした鍵は、ピンゲラップ島に同行したノルドビーの役割、およびグアム島で医療活動に従事するジョン・スティールの存在であった。特に医学者として前途洋々だった米国での地位を捨ててグアムに定住し、神経難病の原因究明と患者救済に骨身を惜しまないスティールの姿には、深い感銘を覚える。疾病の原因究明に加えて、本書ではグアム島における患者の療養の状況が生き生きと語られており、地域医療と高齢者医療との問題について考えさせる重大な内容を含んでいることを、今一度強調したい。

さらに忘れられないのは、ミクロネシア諸島の自然に対するサックスの深い思いである。ソテツやシダ、さらにはナマコといった生物に向けられるサックスの目には、人間に対するそれと変わらない深い愛情が込められている。特に、幼い時から抱き続けた「偉大な植物」ソテツへの敬慕の念を語る彼の語り口は、私たちの心を惹き付けてやまない。与えられたいかなる環境でも生き残り、着実に子孫を残していくソテツの強靭な生命力を、私たちは本書を読むことによって納得させられるのである。本書のもう一つの主題は、自然と人間との共生への願いではないかと思えてならない。

（一九九九年五月発行の単行本より一部改変、転載）

文庫版への追記

オリヴァー・サックスがミクロネシアの風土病を紹介してから二〇年が経つが、内容は少しも古くなっていない。ピンゲラップ島の全色盲、グアム島のリティコ－ボディグの最近までの医学的研究成果から付け加えるべき新しい知見にふれてみよう。

一九九〇年中頃から飛躍的に進歩した画像分析技術によって全色盲の患者の網膜視細胞を生体で直接観察すると、錐体視細胞をまったく欠く事例、細胞数がひどく少ない事例、形が変形している事例などさまざまな構造上の異常が明らかになった。劣性遺伝病であるピンゲラップの全色盲の患者において遺伝子解析技術を駆使して研究を進めると、錐体視細胞のフォトトランスダクション（光情報伝達）のプロセスに重要な役割を担う環状ヌクレオチド感受性チャネルを構成するＣＮＧＢ３という蛋白質を作る遺伝子に一定の変異があることが発見され、錐体視細胞の機能に支障をきたすことが明らかにされた。こうしたタイプの遺伝子変異は欧米諸国に散在する全色盲患者のみならずアラスカ産の犬の全色盲にも見られる。特筆に値するのは、全色盲のイヌの眼内に正常のＣＮＧＢ遺伝子を注射すると治癒することが検証されたことである。生まれつき重い視覚障害に悩む全色盲の患者にも遺伝子治療が現実となる時代がくるかもしれない。

グアム島の神経難病リティコ－ボディグの原因については実にさまざまな仮説が提唱されてきた。カリフォルニア州立大学の環境生態学者ポール・コックスとオリヴァー・サックスは二〇〇〇年代初頭に、食物連鎖により濃縮されたソテツの神経毒を食用することが原因であるという仮説を再び浮上させた。島に生息するオオコウモリがソテツの種子を摂取すると、体内で神経毒BMAAが一万倍にも濃縮される。リティコ－ボディグが多発したチャモロの人々はオオコウモリが大好物であり、子どもの時から高濃度のBMAAを食べ続けると脳や脊髄に蓄積してやがてリティコ－ボディグを発症するとした仮説である。リティコ－ボディグの患者の脳にBMAAが蓄積していることも突き止められた。この考え方によれば、患者は一九六〇年頃をピークとしてどんどん減少したことや一九五〇年以後に生まれた島民からは出ていないことは、オオコウモリが食用とされて激減したためにチャモロの人々が食べなくなった結果であると合理的に説明することができる。しかし、毒物に曝されてから何十年も経ってから疾病が現れるような神経毒は他に類例がないことなど、リティコ－ボディグのソテツ原因説では説明できない現象もいくつかある。つまりソテツ中毒説がコンセンサスを得たとは言い切れない。

なお、グアム島のリティコ－ボディグに類似した患者が紀伊半島、西ニューギニア、カリブ諸島などで集積することはサックスが指摘するとおりである。こうした神経変性風土病も、グローバルに見られる筋萎縮性側索硬化症、パーキンソン病、アルツハイマー病、認知症のモデル疾患としても注目され、環境要因を標的とした研究が世界各国で精力的に展開されているが一筋縄では行かないようである。

二〇一五年二月

大庭紀雄

本書は、一九九九年五月に早川書房より単行本として刊行された作品を文庫化したものです。

◎監訳者略歴
大庭紀雄　おおば・のりお
1937年静岡県生まれ。1962年東京大学医学部卒業後、眼科を専攻して同大学講師を経て1978年から2002年にかけて鹿児島大学医学部教授として眼科の診療・教育・研究に従事した後、愛知淑徳大学医療福祉学部教授を経て現在は平成医療短期大学教授として眼科学と視能矯正学を教えている。日本眼科学会、日本神経眼科学会、日本小児眼科学会の各学会の名誉会員。編著書に『遺伝性眼底疾患』、『眼科診療に役立つ遺伝学』（共編著）、『眼科学大系：眼の発生と遺伝』（共編著）、『眼科学の歴史』など。

◎訳者略歴
春日井晶子　かすがい・あきこ
東京外国語大学卒、英米文学翻訳家　訳書にリプチンスキ『ねじとねじ回し』、アドラー『ランダム・ハーツ』（以上早川書房刊）、シャクター『なぜ「あれ」が思い出せなくなるのか』、フロスト＆スティケティー『ホーダー捨てられない・片づけられない病』、ナショナルジオグラフィック『ウーマン・オブ・ビジョン』ほか多数

HM=Hayakawa Mystery
SF=Science Fiction
JA=Japanese Author
NV=Novel
NF=Nonfiction
FT=Fantasy

色《いろ》のない島《しま》へ
脳神経科医のミクロネシア探訪記

〈NF426〉

二〇一五年三月二十日 印刷
二〇一五年三月二十五日 発行
（定価はカバーに表示してあります）

著者 オリヴァー・サックス
監訳者 大庭《おおば》紀雄《のりお》
訳者 春日井《かすがい》晶子《あきこ》
発行者 早川浩
発行所 株式会社 早川書房
郵便番号 一〇一‐〇〇四六
東京都千代田区神田多町二ノ二
電話 〇三‐三二五二‐三一一一（大代表）
振替 〇〇一六〇‐三‐四七七九九
http://www.hayakawa-online.co.jp

乱丁・落丁本は小社制作部宛お送り下さい。
送料小社負担にてお取りかえいたします。

印刷・精文堂印刷株式会社　製本・株式会社川島製本所
Printed and bound in Japan
ISBN978-4-15-050426-7 C0147

本書は活字が大きく読みやすい〈トールサイズ〉です。